Margret L. Tyler

Wichtige Krankheitszustände und ihre homöopathischen Mittel

Margret L. Tyler

Wichtige Krankheitszustände und ihre homöopathischen Mittel

Übersetzung: Aleksandar Stefanovic; Eckhard Krüger
Dieses Buch ist zu beziehen bei:
Silvia Stefanovic
Verlag für homöopathische Literatur
Wulfsbreede 33, 4800 Bielefeld 1
Tel.: 05 21/10 94 90; Fax: 05 21/10 94 82

Satz/Konvertierung: satzbau Bielefeld
Druck: AJZ Druck & Verlag GmbH, Bielefeld
Bindung: Gehring GmbH & Co. KG, Bielefeld

ISBN 3-980 20 53-5-5

Margret L. Tyler

Wichtige Krankheitszustände und ihre homöopathischen Mittel

Stefanovic
Homöopathische Literatur
Bielefeld

Inhaltsverzeichnis

Zur Verordnung der homöopathischen Arzneimittel

Es gibt viele Arzneimittel, die Symptome einer akuten Erkältung in der Arzneimittelprüfung hervorrufen und diese daher auch heilen können. Aber – nur das *eine* Arzneimittel, das diesen besonderen Zustand hervorgerufen hat, wird den Patienten auch *heilen*. Das heißt, die Krankheit nicht nur beschönigen, sondern wirklich heilen.
Warum? Es steht ein Gesetz hinter diesen Heilungen, und wenn wir diese Kraft nutzen wollen, müssen wir ihren Bedingungen gemäß vorgehen. Das einzige bekannte Heilgesetz ist *Hahnemann's similia similibus curentur*. Und wenn es uns bei der Behandlung gelingt, die Symptome des erkrankten Patienten mit denen, die bei der Arzneimittelprüfung am Gesunden hervorgebracht wurden, in genaue Übereinstimmung zu bringen, besteht die mathematische Sicherheit, daß sich Heilung einstellt – aufgrund des *Ähnlichkeitsgesetzes*. Gesetze irren nicht. Wir sind es, die Fehler begehen, bei dem Versuch, das Gesetz zur Anwendung zu bringen. Wenn wir schlechte Arbeit leisten und dies Homöopathie nennen, bringen wir diese Wissenschaft in Mißkredit – weil es dann nämlich *keine* Homöopathie war! Wenn ein Flugzeug abstürzt, sagt auch niemand, daß die Gesetze der Gravitation, des Antriebs, die der Physik in *diesem* Fall keine Gültigkeit gehabt hätten. – Der Fehler liegt in der mangelhaften Anwendung; das Gesetz selbst ist unerbittlich.
Es gibt Zeiten, da stellt sich die Frage der Behandlung epidemischer Krankheiten. *Hahnemann* sagt, daß durch die Beurteilung der Symptome einer gewissen Anzahl von Patienten ein Arzneimittel gefunden werden kann, das eine große Zahl der Erkrankten heilen wird – praktisch jeden Fall *dieser* Epidemie. Wir wissen auch alle, daß ein Arzneimittel, das in dem einen Jahr so weitgehend geheilt hat, im nächsten Jahr ohne Wirkung blieb. Man hat schon oft gehört: „Dies war ein *Bryonia* Jahr; *Mercurius* heilt zur Zeit alle Erkältungen ..." Dann ändert sich das Wetter, und andere Arzneimittel werden nötig – für eine neue Gruppe von Patienten.

Wenn der Kälteeinfluß, der bestimmte Menschen trifft, der eines kalten, *trockenen* Ostwindes war, so bieten sich Arzneimittel wie *Aconitum, Bryonia, Hepar sulfuris* und *Nux vomica* ganz von selbst an. Wogegen plötzliche kalte, *nasse* Witterungseinflüsse zu Beschwerden bei anderen Patienten füh-

ren, die eben diese Art von Wetter nicht vertragen.
Hier kommen dann andere Arzneimittel in Betracht. – *Dulcamara, Natrium sulfuricum* oder *Rhus tox.*

Wie kommt es außerdem, daß gute Homöopathen feststellen, daß sie plötzlich so viele *Lycopodium* Fälle bekommen? Der Grund ist nicht der, daß sie ihre Fragen in Richtung dieses einen Arzneimittels formulieren, nein, es liegt in den aufgetretenen Krankheitszuständen begründet. Es können soziale, wirtschaftliche oder physikalische Einflüsse sein, die einen krankmachenden Einfluß auf gerade diese Art von Patienten mit eben den *Lycopodium* Eigenschaften ausgeübt haben.
Von den Arzneimitteln für Erkältungen passen also einige für Erkrankungen, die durch trockene Kälte hervorgerufen werden, andere für Erkrankungen durch feuchte Kälte und andere sogar für Beschwerden durch warme Feuchtigkeit. Die betroffenen Schleimhäute können trocken sein oder Absonderungen aufweisen. Es kann weiterhin sein, daß der eine Patient Erleichterung durch Kälte erfährt, der andere durch frische Luft etc. Ein anderer wiederum verträgt überhaupt keine kalte Luft, Zugluft, das Unbedecktsein etc. Bei genauer Individualisierung werden die Erfolge daher nicht ausbleiben.

Erkältungen

Campher

- Der Patient hat sich unterkühlt und wird nicht wieder warm. Das Mittel sollte im Kältestadium verabreicht werden, bevor die katarrhalischen Symptome einsetzen.
- Ein paar Tropfen Campher (von der starken Tinktur), auf einem Zuckerwürfel gegeben, wird wiederholt, bis der Patient wieder warm wird.
- Aber: „Da Campher die meisten unserer Arzneimittel *antidotiert*, sollte das Campherfläschchen in einem entlegenen Winkel des Hauses aufbewahrt werden.“ *(Kent).*

Aconitum

- *Plötzliches* Einsetzen der Symptomatik nach *Kälteeinwirkung; durch kalten, trockenen Wind.*

Nase – Trockener Schnupfen mit Kopfschmerzen. Dröhnen in den Ohren, Fieber, Durst und Schlaflosigkeit. Stockschnupfen, > im Freien, < beim Sprechen. Stockschnupfen, häufiges Niesen; tropfende, klare, heiße Absonderung; morgens wässerig.

Innerer Hals – Akute Entzündung des Rachens mit hohem Fieber, dunkelroter Schleimhaut sowie Brennen und Stechen im Rachen.

Kehlkopf – Empfindlich gegen Berührung und eingeatmete Luft; Empfindung wie roh. Laryngitis mit hektischem Fieber; auch mit erstickenden Krämpfen (Stimmritzenkrampf).

Krupp – Das Kind hat heftige Schmerzen, wirft sich umher. Trockener, hackender Husten, wenig Röcheln.
Folgen von trockenem, kaltem Wind.

Brust – Enge- und Druckgefühl. Stiche beim Atmen.

Husten – Wird hervorgerufen durch ein Brennen und Stechen im Kehlkopf und in der Trachea; deutliches Rasseln und Pfeifen. Heiserer, trockener, lauter Husten; spasmodisch. Heißer Atem. Der Husten weckt den Kranken aus dem Schlaf, ist trocken, kruppös, erstickend. *Große Ängstlichkeit.*

Sputum – Fehlend bis spärlich; blutig oder blutgestreift;

hellrotes Blut. Anfangsstadien v. Pneumonie, Bronchitis, Krupp. *Acon.* ist *unruhig, furchtsam und ängstlich.* Plötzliches Einsetzen der Symptomatik. Nächtliche <.

Allium cepa

- Schnupfen, Absonderungen strömen aus Augen und Nase, mit Kopfschmerzen; häufiges Niesen.
- Reichliche scharfe Absonderungen aus der Nase führen zu Wundheit an Lippen und Nase. Der Tränenfluß ist ebenso reichlich, jedoch mild (Gegenteil von *Euphr.*).
- Heiß und durstig; < abends; in einem warmen Raum. > in der frischen Luft.
- Heftige katarrhalische Laryngitis. Kitzeln im Kehlkopf.
- *Gefühl, als ob der Husten den Kehlkopf zersplittern und zerreißen würde*; greift deshalb beim Husten an den Kehlkopf.
- Husten beim Einatmen kalter Luft.

Belladonna

- Unterdrückter Katarrh mit verrückt machenden Kopfschmerzen.
- Der Rachen ist wie roh und wund; hochrot, glänzend. Heiserkeit mit schmerzhafter Trockenheit des Kehlkopfes.
- Als sei der Kehlkopf entzündet und geschwollen; mit schnarchender Atmung und Gefahr des Erstickens.
- Akute katarrhalische Laryngitis.
- Husten mit roter, injizierter Rachenschleimhaut.
- Trockener, reißender Husten; verursacht kratziges Gefühl im Schlund.
- *Bell.* ist *rot, heiß und trocken.*

Bryonia

- Anfangsstadium meist in der Nase, mit Niesen, Schnupfen, laufender Nase, Tränenfluß, schmerzhaftem Kopf, Augen und Nase während des ersten Tages. Daraufhin verlagert sich die Symptomatik auf Choanen, Rachen und Kehlkopf, hier mit Heiserkeit. Schließlich entwickelt sich eine Bronchitis, die zu einer Pleuritis und Pneumonie führen kann.
- Die Beschwerden bewegen sich vom Eingang des Respirationstraktes nach unten (Gegenteil von *Lyc.*).

- Trockener, spasmodischer Husten; < nachts, nach dem Essen und Trinken, beim Betreten eines warmen Raumes, bei tiefer Inspiration.
- Husten mit *Stichen in der Brust* und Kopfschmerzen mit dem Gefühl, als ob der Kopf in Stücke springen würde.
- Der Husten erschüttert den ganzen Körper.
- Stiche in Brust und Pleura; < durch Atmung und Husten.
- Harter, trockener, quälender Husten mit spärlichem Auswurf.
- *Bry.* ist reizbar; Durst auf große Mengen; will *ruhig* liegen und allein gelassen werden. Trockenheit der Schleimhäute *(Bell.).*
- Lippen spröde und trocken.
- < durch kaltes, trockenes Wetter.

Euphrasia

- Milde Nasenabsonderungen mit wundmachendem Tränenfluß.
  (Genau das Gegenteil von *All- c.*)
- Heftiger Fließschnupfen; hat die Tendenz, sich auf den Kehlkopf zu erstrecken und einen harten Husten hervorzurufen.
- Schnupfen < nachts; beim Liegen; der Husten > sich im Liegen, wird < am Tag.

Hepar sulfuris

- Folgen von kaltem, trockenen Wetter *(Acon., Nux-v.).* Katarrhe der Ohren, Nase, Rachen, Kehlkopf und Brust.
- Erkältung der Nase mit reichlichen Absonderungen; *dauerndes Niesen in kaltem Wind.*
- Niesen und zunächst wässerige Absonderung; später dick, gelb und übelriechend.
- Heiserkeit und Husten jedesmal, wenn er *kaltem, trockenem* Wind ausgesetzt war; < beim Einatmen kalter Luft; oder wenn er eine Hand oder einen Fuß aus dem Bett streckt.
- Schwitzt die ganze Nacht ohne Erleichterung *(Merc.).*
- Überempfindlich gegen Berührung, Schmerz, Luftzug, kalte Luft. Hat das Verlangen, jeden zu schlagen, der einen Luftzug im Raum verursacht.

- > bei feuchtem, nassem Wetter (Gegenteil von *Gels.*).
- (Nach *Farrington* ist *Hep.* nicht im Anfangsstadium einer Erkältung angezeigt; es vermag die Symptomatik in der Nase aufzuhalten, während sich die Erkältung schon auf die Brust legt: „Hier folgt *Phos.* und heilt den Fall.“)

Nux vomica

- Erkältungen durch *trockenes, kaltes Wetter (Acon.)*; (Gegenteil von *Dulc.*). *Acon.* ist ängstlich; *Nux-v.* ist reizbar.
- Im Anfangsstadium ist die Nase verstopft und trocken; rauhes, abgeschabtes Gefühl im Rachen; wund und roh.
- Niesen, wobei die Nase nachts und in frischer Luft verstopft ist.
- Fließschnupfen in einem warmen Raum und am Tag.
- Kälte des gesamten Körpers, die weder durch Ofenwärme noch durch zahlreiche Decken gebessert werden kann.
- Fröste des Rückens, der Extremitäten oder des ganzen Körpers, was sich nicht durch Wärme >.
- Kann sich nicht vom Ofen rühren.
- Kälteschauer nach Trinken oder durch den leisesten Kontakt mit frischer Luft; durch die leichteste Bewegung.
- Frösteln, sobald der Patient aufgedeckt wird. Frösteln abwechselnd mit Hitze. Hitze mit innerlicher Kälte.
- *Nux-v.* ist überempfindlich; reizbar, verletzlich und empfindlich gegen den leisesten Luftzug *(Hep.)*.

Dulcamara

- Erkältungen durch *kaltes, nasses Wetter (Rhus-t.)* und durch Schnee.
- Folgen von Durchnässung oder Verkühlung nachdem er geschwitzt hat.
- < durch plötzlichen Wechsel von heiß nach kalt.
- Trockener Schnupfen, Wundheit des Rachens, steifer Hals.
- < des Schnupfens in frischer Luft. Fließschnupfen im Zimmer, in der Wärme; weniger flüssig in kalter Luft oder im kalten Zimmer *(Nux-v.)*.
- Fängt an zu niesen, wenn er sich in einem kalten Zimmer aufhält.
- Rötung und Wundheit der Augen bei jeder Erkältung.

- Verstopfte Nase bei kaltem Regen.
- Reichliche, wäßrige Absonderung aus Nase und Augen, < in frischer Luft.
- Steifer Hals; Wundheit des Rachens; Rücken und Extremitäten sind schmerzhaft.

Mercurius

- *Kriechender Frost* zu Beginn der Erkältung.
- Häufiges Niesen, wäßrige Absonderungen, *wundmachend.*
- Scharfer, übelriechender Eiter fließt aus der Nase: grünlicher, übelriechender Eiter.
- Nase rot, geschwollen, glänzend.
- Katarrhalische Entzündung der Stirnhöhlen etc.
- Heisere Stimme; trockener, rauher Kitzelhusten.
- < im warmen Zimmer, kann jedoch auch keine Kälte vertragen.
- Mundgeschmack: süß, salzig, metallisch, eitrig.
- Kriechende Fröste.
- Starke, übelriechende Schweiße, bei gleichzeitiger < durch Schweiße (Gegenteil von *Nat-c.).*
- Geschwollene, schlaffe Zunge; Zahneindrücke.
- Übelriechender Atem, übelriechender *Speichelfluß.*

Gelsemium

- Katarrhe durch *warmes, feuchtes, mildes Wetter (Carb-v.),* (Gegenteil von *Hep.* und *Dulc.*).
- Wundmachende Absonderungen; wunde Nasenlöcher.
- Gefühl, als ob kochend heißes Wasser durch die Nasenlöcher fließt.
- Die Erkältungen von *Gels.* entwickeln sich mehrere Tage nach dem Witterungseinfluß, während *Acon.*-Erkältungen innerhalb von Stunden auftreten.
- Paßt bei Erkältungen und fieberhaften Zuständen, die während eines milden Winters auftreten.
- Quälender, kitzelnder Husten, > in der Nähe einer Feuerstelle.
- Starkes Schweregefühl und Müdigkeit des ganzen Körpers.
- Kälteschauer laufen den Rücken auf und ab.
- Kopfschmerzen. (Eines der größten Influenza-Mittel.)

Jodum

- Verlust des Geruchsinns. Nase trocken und verstopft. Trokkener Schnupfen, mit Fieber, starken Kopfschmerzen, extrem starken Absonderungen und häufigem Niesen.
- Dünnflüssige, wundmachende Katarrhe.
- Der *Jod.*-Patient ist abgemagert und hungrig. Er kann keine Hitze vertragen.

Kalium jodatum

- Erkältung jedesmal, wenn er sich Feuchtigkeit aussetzt. Rötung, Schwellung der Nase. *Wundmachende*, wäßrige Absonderungen.
- Schmerzhafte und tränende Augen.
- Katarrhalische Kopfschmerzen mit Entzündung der Schleimhäute, der *Stirnhöhlen*, der Augen, des Rachens und der Brust.
- Schweregefühl in der Stirn; stumpfsinnig und teilnahmslos.
- Heftiges Niesen, Augen aufgedunsen, reichlicher Tränenfluß. Heftiger, wundmachender Schnupfen.
- Die Nase ist empfindlich, das Gesicht gerötet. Unruhe, weiß belegte Zunge.
- Nasale Stimme; heftiger Durst.
- Katarrhalische Entzündung der Stirnhöhlen, der Kieferhöhlen und des Rachens.
- Die Haut ist heiß und trocken, abwechselnd mit starken Schweißen. Abwechselnd Hitze und Frost.
- Hitze mit intermittierenden Kälteschauern.

Arsenicum album

- *Dünne, wäßrige Absonderungen aus der Nase, die die Oberlippe wundmachen, wobei die Nase ständig verstopft ist.*
- Heftiges Niesen, das keine Erleichterung bringt. Das Niesen wird durch Reizung einer Stelle (wie durch eine kitzelnde Feder) hervorgerufen. Die Reizung bleibt trotz Niesen bestehen.
- Erkältungen befallen immer die Nase. Niesanfälle bei jedem *Wetterwechsel.*
- Die Erkältungen beginnen in der Nase und legen sich dann auf die Brust.

- Ständiges Frösteln, leidet unter Luftzug *(Hep.)*.
- Friert immer, hält sich immer in der Nähe des Ofens auf. Kann sich nicht warm genug anziehen. *(Nux-v.)*.
- *Ars.* ist frostig; *Gefühl von Brennen, das durch Hitze* > wird.
- Ruhelosigkeit. Ängstlichkeit. Krankhaft anspruchsvoll. Während der Schüttelfröste und Fröste besteht das Gefühl, als würde Eiswasser in den Adern fließen; als würde der Körper von eiskalten Wellen durchströmt.
- Intensive Hitze während des Fiebers, mit dem Gefühl, es ströme kochendes Wasser durch die Blutgefäße.

Natrium muriaticum

- Die Katarrhe sind wäßrig oder weißlich dick, wie „gekochtes oder rohes" Eiweiß.
- Katarrhe mit reichlichen Mengen Sekret. Niesanfälle.
- Fließschnupfen wechselt mit Stockschnupfen.
- < in der frischen Luft.
- Wasserhaltige Bläschen auf den Lippen und an den Nasenflügeln.
- Husten mit berstenden Kopfschmerzen *(Bry.)*.
- Heiserkeit.
- Herausspritzen von Urin beim Husten *(Caust., Scil.)*.
- *Nat-m.* hat ein starkes Verlangen nach Salz; ist weinerlich, will aber nicht, daß es jemand sieht. Niedergeschlagen, bedrückt.

Pulsatilla

- „Eines unserer Hauptmittel bei alten Katarrhen mit Geruchsverlust, dicken, gelben Absonderungen und > im Freien (bei nervösen, ängstlichen, nachgiebigen Patienten). Die Absonderungen sind *nicht* wundmachend.
- Verstopfung der Nase nachts und starke Absonderungen morgens."
- Fließschnupfen in frischer Luft, verstopfte Nase im Haus (Gegenteil von *Nux-v.*).
- Wohlbefinden im Freien, jedoch heftiger Katarrh, sobald er ein Zimmer betritt und abends.
- Die Lippen sind rissig und schälen sich.
- Stockschnupfen, mit Ausschneuzen von Blut.

- Weinerliche Patienten: starkes Verlangen nach Zuwendung; nach kühler Luft; > durch Bewegung.

Rhus toxicodendron

- Folgen von kaltem, feuchtem Wetter. *Nach Einwirkung kalter Feuchtigkeit* während des Schwitzens *(Dulc.)*.
- Heftiger Schnupfen; Rötung und ödematöse Schwellung des Rachens.
- Verstopfte Nase bei jeder Erkältung.
- < durch Kälte, > durch Wärme.
- Dicker, gelber, übelriechender Schleim.
- Angst und *Ruhelosigkeit*, nachts.
- Heiserkeit, Wundheit, Rauheit: < wenn er *beginnt* zu sprechen oder zu singen.
- > sich wieder, wenn er ein paar Töne gesungen hat oder ein wenig gesprochen hat.
- Verlangen nach kalten Getränken, besonders nachts. Kalte Getränke rufen jedoch Frösteln und Husten hervor.
- < beim Aufdecken.
- Schmerzen der Knochen; Niesen und Husten; < abends und nachts; Kitzeln hinter dem oberen Teils des Sternums.

Ipecacuanha

- Einfache, gewöhnliche Erkältungen der Nase. Ausschneuzen von Blut aus der Nase mit häufigem Niesen.
- Bronchitis bei Kindern bzw. um diese abzukürzen (in späteren Stadien: *Ant-t.*).
- Erkältungen beginnen in der Nase und befallen sehr rasch die Brust.
- Verstopfte Nase.
- Heftige Fröste, erschüttern das Bettgestell; Zähneklappern.
- Kein Durst; überwältigende *Übelkeit*.
  Übelkeit ist bei vielen Erkrankungen ein Hinweis auf *Ip.*

Carbo vegetabilis

- < bei *warmem, feuchtem Wetter*.
- < abends.
- Aphonie tritt jeden Abend auf *(Phos.)*.
- Trockener Kitzelhusten.

- Wundheit des Kehlkopfes und des Rachens.

Natrium carbonicum

- Fließschnupfen, wird durch den leisesten Luftzug hervorgerufen.
- Periodische < an *jedem zweiten Tag.*
- Enorme Erleichterung durch Schweiße (Gegenteil von *Merc.*).

Phosphorus

- Häufiger Wechsel zwischen Fließ- und Stockschnupfen *(Nux-v., Puls.).*
- Wunder Rachen, dumpfes Gefühl im Kopf, fiebrig.
- Die Absonderungen trocknen und werden zu Krusten, die nur schwer abzulösen sind.
- Heiserkeit und Bronchialkatarrh.
- Absonderung aus dem einen Nasenloch und Verstopfung des anderen.
- Niesen verursacht Schmerzen im Rachen oder im Kopf.
- Ausschneuzen von Blut aus der Nase.
  Die Nase ist rot, glänzend und schmerzhaft.
- Engegefühl der Brust.
- Harter, festsitzender, trockener Husten, der den Patienten quält; < im Freien.
- *Phos.*- Erkältungen beginnen in der Regel in der Brust oder im Kehlkopf.

Kalium bichromicum

- Katarrhe mit dicken gelben oder grünlichen, *fadenziehenden*, klebrigen, schleimigen Absonderungen; oder zäh und gallertartig.
- Übelriechende Absonderungen.
- Klebriger Schleim, der sich in *langen Fäden* ziehen läßt.
- Verstopfung der Nase.
- Trockenheit der Nase mit drückenden Schmerzen an der Nasenwurzel.

Sulfur

- Empfänglich f. Schnupfen; ständiges Niesen, Stockschnupfen.

- Flüssiges, wäßriges Sekret tropft aus der Nase.
- Die Absonderungen aus der Nase sind wundmachend und brennend.
- Kann nicht baden, darf sich nicht überhitzen; kann an keinem kühlen Ort verweilen, kann sich nicht überanstrengen, ohne sich diese Erkältung zuzuziehen.
- Der typische *Sulf.*-Patient ißt gerne Fett, wird gegen 11 Uhr vormittags hungrig und schwitzt leicht.

Calcarea carbonica

- Schleichende Katarrhe; dicke gelbe Absonderungen.
- Große Borken werden aus der Nase abgesondert.
- Atmet einen Teil der Nacht durch die Nase, die dann verstopft, so daß er schließlich durch den Mund atmen muß.
- Frostig; schwitzt stark.
- Er ist derart empfindlich gegen Kälte, daß er Schwierigkeiten hat, sich warm genug anzuziehen.

Tuberculinum

- Patienten mit Tuberkulose in der Familienanamnese.
- Erkältet sich ständig.
- Immer müde.
- < im warmen Zimmer.
- [Furcht bzw. Abscheu vor Katzen, Hunden; Verlangen nach kalter Milch, nach Geräuchertem.]

Kurzgefaßtes Repertorium der Arzneimittel für gewöhnliche Erkältungen:

Schnell frostig: Ars., Bry., Hep., Merc., Nat-m., Nux-v., Phos., Puls.

Kälte, Verschlimmerung durch:

kalte Luft: All-c., Ars., Dulc., Hep., Nux-v., Phos.

kaltes, trockenes Wetter: Acon., Bry., Hep., Nux-v., Caust.

kalte Nässe: Calc., Dulc., Rhus-t., Nat-s.

beim Einatmen kalter Luft: All-c., Hep., Phos., Rumx.

Luftzug: Ars., Bell., Hep., Nat-c., Nux-v., Sulf., Dulc., Merc.

Nässe, Verschlimmerung durch:

Nässe: Calc., Dulc., Kali-j., Merc., Rhus-t., Puls., Sulf.,

warme Nässe: Gels., Carb-v.

Besser in warmer Nässe: Hep.

Warmes Zimmer, Verschlimmerung: Puls., Tub., All-c., Merc., Nux-v. (Fließschnupfen).

Warmes Zimmer, Verschlimmerung beim Betreten eines: Bry., Puls.

Frische Luft, Verschlimmerung: Nux-v., Nat-m., Phos., Bry., Hep.

Frische Luft, Besserung: All-c., Puls., Acon. (siehe Ars., Dulc.).

Entblößen des Kopfes, Verschlimmerung durch: Hep., Nat-m.

Häufiges Niesen: All-c., Dulc., Hep., Ip., Kali-j., Merc., Nat-m., Phos., Rhus-t., Sulf.

Schnupfen mit reichlicher Absonderung: All-c., Ars., Kali-j., Nat-m.

Fließschnupfen: Acon., All-c., Ars., Nat-c., Hep., Nux-v.

Fließschnupfen in Wärme: Dulc., Sulf.

Fließschnupfen abwechselnd mit Stockschnupfen: Ars., Nat-m., Nux-v., Phos., Puls., Sulf.

Schnupfen, trocken: Bell., Bry., Nux-v. (früh), Dulc. (in kalter Luft), Kali-bi.

Nase verstopft: Nux-v., Dulc., Puls., Rhus-t., Ip., Carb-v.

Mit Tränenfluß: All-c., Bry., Euphr. (scharfe Tränen), Kali-j.

Absonderung scharf: All-c., Ars., Gels., Kali-j., Merc., Nux-v., Sulf.
Absonderung mild: Euphr., Puls.
Absonderung mild mit scharfer Tränenflüssigkeit: Euphr.
Absonderung übelriechend: Hep., Merc., Calc., Kali-bi., Nat-c., Puls.

Absonderung borkig: Calc., Kali-bi., Kali-j., Merc., Puls.
Absonderung eitrig: Calc., Hep., Kali-bi., Kali-j., Merc., Phos., Puls., Tub.
Absonderung grünlich: Kali-bi., Kali-j., Merc., Puls.
Ausschneuzen von Blut: All-c., Ars., Bell., Hep., Phos., Puls.
mit Frösteligkeit: Nux-v., Ars., Gels., Merc., Rhus-t., Calc., Bry., Phos.
Mit Frösten: Nux-v., Gels., Ip.
Mit Schüttelfrost: Kali-j., Ip., Bry., Nux-v., Rhus-t.
Hitze und Frost abwechselnd: Kali-j.
Schweiße, Besserung durch: Nat-c., Kali-j.
Schweiße, Verschlimmerung durch, oder keine Besserung: Hep., Merc.
Mit Übelkeit: Ip., Ant-t.
Erkältung wandert nach innen: Bry., Ip., Carb-v., Ars. etc.
Heiserkeit: Bell., Phos. etc.
Fängt in der Brust an und wandert aufwärts: Phos.
Stirnhöhlen betroffen: Merc., Kali-j., Ars., Lyc., Sil.
Kehlkopf betroffen: Acon., All-c., Bell., Bry., Carb-v., Euphr., Hep., Merc., Nat-m., Phos., Rhus-t.

Niesen oder Husten verursacht Schmerzen im Kopf: Bry., Nat-m., Phos.

Niesen oder Husten verursacht Schmerzen im Abdomen: Bry., Dros.

Mit Wundheit des Rachens: Merc., Nux-v., Phos.

Die Arzneimittel rufen eigentümliche bzw. charakteristische Symptome hervor. Wenn diese bei Patient und Arzneimittel übereinstimmen, wird das Leiden getilgt, woraus Gesundheit resultiert. (Das kann in beeindruckendster Weise bei akuten und unkomplizierten Fällen beobachtet werden.)

Geben wir einem Patienten ein Arzneimittel, das beim Gesunden die Symptome erzeugen kann, unter denen er leidet, so müssen wir dieses in einer solch kleinen Gabe verabreichen, daß der Patient in seinem empfänglichen Zustand darauf reagiert, ohne eine Verschlimmerung des Leidens ertragen zu müssen.

Influenza

Aconitum

- *Plötzliches Einsetzen* von Fieber, mit Frostigkeit, pochendem Puls und starker Unruhe *durch Ängstlichkeit.*
- Ein Mittel für *kaltes, trockenes Wetter, eisige Winde* (Gegenteil von *Gels.*)

Gelsemium

- Schweregefühl und Müdigkeit im Körper und in den Extremitäten.
- *Der Kopf ist schwer, die Augenlider sind schwer, die Extremitäten sind schwer.*
- Erkältungen und fieberhafte Zustände, die während eines *milden* Winters auftreten (Gegenteil von *Acon.*).
- Fröste des Rückens. „Kälteschauer und Hitze folgen schnell aufeinander."
- Berstende Kopfschmerzen, die sich vom Nacken über den Kopf zu den Augen und in die Stirn erstrecken.
- Abgang von reichlichem Urin bringt Erleichterung.
- Kein Durst.

Eupatorium perfoliatum

- Intensive Schmerzen der Extremitäten und des Rückens. Gefühl, als seien die Knochen *gebrochen.*
- Wagt sich vor Schmerzen nicht, sich zu bewegen (Gegenteil von *Pyrog.*).
- Schmerzen in allen Knochen, mit Wundheitsgefühl der Weichteile.
- Gefühl, als seien die Knochen gebrochen, verrenkt oder als würden sie brechen.
- Schüttelfrost; Fröste des Rückens *(Gels., Pyrog.).*
- Die Fröste beginnen zwischen 7 und 9 Uhr morgens.
- Wundheit der Augäpfel *(Bry., Gels.).*
- Es kann Galleerbrechen bestehen.
- Erscheinungen wie beim *Dengue-Fieber.*

Pyrogenium

- *Bei fieberhaften Zuständen mit heftigem Pulsieren und intensi-*

ver Ruhelosigkeit.
- Der Puls ist stark beschleunigt. Mißverhältnis zwischen Puls und Körpertemperatur. Hohe Temperaturen mit verlangsamtem Puls oder umgekehrt.
- Frostigkeit, kein Ofen kann ihn erwärmen *(Nux-v., Gels.)*.
- Kriechende Fröste des Rückens, mit heftig schlagendem Herzen.
- Gefühl, als sei das Bett zu hart. Fühlt sich wie zerschlagen, geprellt *(Arn.)*.
- > zu Beginn der Bewegung (Gegenteil von *Rhus-t.*), muß in Bewegung bleiben, schaukeln, zappeln, was kurzweilige Erleichterung bringt.*
- Reichlicher Abgang von klarem, wäßrigem Urin, bei Fieber.

* In einem schlimmen Jahr mit vielen Influenzafällen, klärten sich alle Fälle innerhalb von 24 bis 48 Stunden durch *Pyrog.* 6 in sechs-stündigem Abstand. Außer dem Herzklopfen und dem Fieber bestanden folgende Symptome: quälende Schmerzen in der Lumbal- und Oberschenkelmuskulatur, so daß es den Patienten unmöglich war, auch nur einen Augenblick lang still zu halten.

Baptisia

- Die Symptome setzen plötzlich ein. Verfällt rasch in einen stumpfsinnigen, typhoiden Zustand.
- *Teilnahmsloses, gerötetes Gesicht; betäubte, berauschte Erscheinung.*
- Hohe Körpertemperatur; rot; dämmeriger, komatöser Zustand.
- Schläft beim Sprechen ein.
- „Darmgrippe“: plötzliche Anfälle mit heftiger Diarrhoe und Erbrechen. Starke Entkräftung. (In solchen Fällen wird *Bapt.* für eine ebenso schnelle Genesung sorgen.)
- Grippe-Pneumonien mit berauschter Erscheinung des Patienten.

  In den schlimmsten Fällen besteht übler Geruch aus Mund und Rachen mit sehr übelriechenden Absonderungen *(Merc.)*.
- Eigentümliches Symptom: Gefühl, als seien Körperteile abgetrennt, verstreut, und er kann sie nicht wieder zusam-

menbringen *(Petr., Pyrog.)*.

Bryonia

- Weiße Zunge. Durst auf große Mengen kalter Flüssigkeit *(Phos.)*.
- Auf jede Bewegung, jedes Geräusch, folgen Anfälle mit trockener Hitze (Gegenteil von *Nux-v., Gels.* etc.).
- *Will völlig still liegen und allein gelassen werden.*
- Besonders bei Pleuritiden oder bei Pleuro-Pneumonien.
- Die Kopfschmerzen und Schmerzen > sich bei Druck, < bei Bewegung *(Eup-per.)*.
- Die Ängstlichkeit, die Träume und das Delirium drehen sich bei *Bry.* um Geschäftsangelegenheiten. Im Delirium „will er nach Hause gehen".
- Schmerzen im Kopf durch Husten. Reizbarkeit.

Rhus toxicodendron

- Steif, lahm und Zerschlagenheitsgefühl am Anfang einer Bewegung (Gegenteil von *Pyrog.*), nimmt bei fortgesetzter Bewegung ab, bis er so schwach ist, daß er ruhen muß. Dann folgen wieder *Unruhe* und Unbehagen, die ihn wieder dazu treiben, sich zu bewegen.
- Die stärkste < seiner Beschwerden erfährt er *beim Ruhen* und wenn er sich nicht bewegen kann (Gegenteil von *Bry.*).
- Krankheiten durch *kaltes, feuchtes Wetter*; wenn er sich in einem verschwitzten Zustand kalter Feuchtigkeit aussetzt *(Dulc.)*.
- Ängstlichkeit, Furcht: < nachts *(Acon.)*.
- Ruhelosigkeit, hohes Fieber, Durst, starke körperliche Erschöpfung. Weint, ohne zu wissen warum *(Puls.)*.
- Typhoide Fieber *(Bapt.)*.
- Heftige Schmerzen in den Knochen *(Eup-per.)*.
- Ein Gemütssymptom von *Rhus-t.* ist die Furcht vor Gift.

Mercurius

- Reichliche, sehr *übelriechende* Schweiße.
- Übler Mundgeruch *(Bapt.)*.
- Speichelfluß, übelriechend.
- < durch Schweiße oder keine > durch Schweiße.

- Erkältungen legen sich auf die Brust.
- < nachts; durch Wärme; Bettwärme; und < durch Kälte.

Campher

- *Hahnemann* beschreibt die Wirkung von *Campher* bei Influenza-Epidemien, „endemisch in Sibirien", die auch bei uns hin und wieder auftreten. Er sagt: „*Campher* ist sicherlich nur als Palliativum dienlich – in Anbetracht der Tatsache, daß diese Seuche nur von kurzer Dauer ist, ist es jedoch ein unschätzbares Palliativum."
  „*Auf der anderen Seite wird Nux-v. mit einer einfachen Gabe, und diese so gering wie möglich, die Krankheit innerhalb weniger Stunden homöopathisch beseitigen.*"
  Lesen Sie das Krankheitsbild von *Nux-v.*, und sie werden feststellen, daß dem so ist...

Nux vomica

- „*Schüttelfröste und Kälteschauer unmittelbar nach dem Trinken.*
- Kälteschauer bei der geringsten Bewegung. Nachdem er nur ganz leicht der frischen Luft ausgesetzt war, folgen eine Stunde lang Schüttelfröste und Kälteschauer. Ihm graut davor, an die frische Luft zu gehen.
- Er verkühlt sich durch den leisesten Luftzug.
- Er kann sich nicht erwärmen. Starkes Kältegefühl, das nicht durch Ofenwärme oder Bettdecken beseitigt werden kann.
- Fieberhafte Zustände: Schüttelfröste und Gliederschmerzen..."
  Kein Wunder, daß *Hahnemann* sagte: „Ernste Leiden, die durch Verkühlung aufgetreten sind, werden häufig durch *Nux-v.* geheilt."

Zustände schlechter Genesung nach einer Influenza:

Gelsemium

- Manchmal kommen Patienten in die Sprechstunde, die sich von ihrer Grippe, die sie vor ein paar Wochen hatten, nicht richtig erholt haben. Sie haben häufig eine Tempera-

tur von ungefähr 37,5 C. Nicht krank, aber auch nicht gesund.
- Fröstelige Patienten, mit Hitzewellen und Kälteschauern, die sich schwach fühlen [schwache, zittrige Knie] und ein Gefühl der Schwere in den Gliedern und Augenlidern haben, werden durch *Gels.* rasch wieder hergestellt sein.

China

- *Fortdauernde Schwächung, mit Fröstеligkeit.*
- Anämisch, bleich, schwach.
- Empfindlich gegen Berührung, Bewegung, kalte Luft.
- < an jedem zweiten Tag.
- Schwächegefühl in den Gliedern, mit dem Verlangen, sich zu strecken, sich zu bewegen oder die Lage zu ändern.

Kalium phosphoricum

- Allgemeine Schwäche und Trübsinn.

Arsenicum album

- *Fröstеligkeit, Ruhelosigkeit, Ängstlichkeit, Furcht, Furcht vor dem Tod (Acon.), Erschöpfung.*
- Brennen, das durch Hitze > wird.
- Überempfindlich, sehr anspruchsvoll.
- Seltsames Symptom: Schmerzen wie von glühend heißen Nadeln.
- Gefühl, als fließe Eiswasser durch die Venen, oder als fließe kochend heißes Wasser durch die Blutgefäße.
- Durst auf kleine Schlucke kaltes Wasser.

Pulsatilla

- Fliegende Fröste; Kälteschauer an einzelnen Stellen.
- Kälte kriecht den Rücken hoch. Frost im warmen Zimmer.
- Reichliche morgendliche Schweiße.
- Hitzegefühl, als würde kochendes Wasser über ihn geschüttet.
- Einseitige Frostigkeit, Hitze und Schweiße.
- *Äußerliche Wärme ist unerträglich.* < im geschlossenen Raum.
- Herzklopfen mit Angst, muß sich entkleiden.

- > im Freien.
- > bei langsamer Bewegung (Gegenteil von *Bry.*, *Eup-per.* etc.).
- Trockener Husten nachts, der sich beim Aufrichten > und beim Hinlegen wiederkehrt *(Hyos.)*.
- Durstlosigkeit, kein Appetit. Weinerlich, verdrießlich.

Sulfur

- Nach einer teilweisen Genesung kommt es zum Rückfall.
- Häufige Hitzewallungen. Unruhiges Gefühl.
- Sehr empfindlich gegen frische Luft, gegen Luftzug (Gegenteil von *Puls.*). < durch Waschen und Baden; erkältet sich.
- Beklemmungsgefühl, Brennen, Stechen, Blutandrang zur Brust.
- Hitzegefühl auf dem Scheitel mit *kalten* Füßen.
- Brennen der Fußsohlen nachts, muß sie aus dem Bett strekken.
- Um 11 Uhr: Hunger – kommt vor Hunger um.
- Schläfrig während des Tages, Ruhelosigkeit nachts. Erschrickt durch ängstliche Träume.

Cypripedium pubescens

- *Cypripedin* und *Scutellaria lat.* waren meine hilfreichsten Mittel bei Neurosen als Folgezustände von Influenza.“ *(Burnett)*.

Hier einer dieser Fälle, der die Aussage von *Burnett* stützt:
J.M. war ein Jahr lang krank und konnte nicht mehr arbeiten, seit er an einer Grippe erkrankt war, die sechs Wochen gedauert hatte, bis er schließlich zusammenbrach. Er sagte, sein Herz sei sehr schwach. Er konnte nicht laufen; war suizidgefährdet. „Er konnte sich kaum beherrschen.“ Der Patient klagte über Depressionen, Mutlosigkeit. Er hatte das Gefühl, sein Gehirn würde platzen. Er bekam *Scut.* 30.
Eine Woche später: „Verändert, lebhafter, kräftiger.“ Er kehrte zu seiner Arbeit zurück und war wieder völlig er selbst.

Halsentzündungen

Aconitum

- Stark geröteter Rachen. Kribbeln.
- Gefühl, als sei die Uvula vergrößert, als berühre sie die Zunge.
- „Akute Entzündung von allem, was als Rachen betrachtet werden kann.“ *(Kent).*
- Brennen, Schmerzen, Trockenheit, starke Rötung.
- *„Plötzliches Einsetzen in der Nacht, nach Einwirkung von kaltem, rauhen Wind.“*
- Plethorische Personen, erwachen nachts mit heftigen, brennenden, reißenden Halsschmerzen.
- Kann nicht schlucken. Hohes Fieber mit starkem Durst auf kaltes Wasser.
- „*Ängstlichkeit* und Fieber.“

Gelsemium

- *Gels.* entwickelt sich erst mehrere Tage nach dem Witterungseinfluß. Die *Acon.*-Symptomatik entwickelt sich innerhalb weniger Stunden.
- *Gels.* paßt bei Erkältungen und fieberhaften Zuständen, die während eines *milden* Winters auftreten. *Acon.* paßt bei den Zuständen, die während eines *kalten* Winters und *heftigen*, kalten Winden auftreten *(Bell.).*
- *Gels.*-Katarrhe werden durch *warmes, feuchtes, mildes Wetter* hervorgerufen.
- Halsentzündung, gerötete Tonsillen: Schwierigkeiten beim Schlucken durch Schwäche der Schluckmuskulatur. (*Bell.* durch Krämpfe, nicht durch Schwäche.)
- Kälteschauer, als ob Eis den Rücken hinauf gerieben würde.
- Heiße Haut: Hohe Temperaturen mit Kälte der Extremitäten *(Bell.).*
- Schweregefühl und Müdigkeit des gesamten Körpers.
- Halsentzündungen entwickeln sich langsam, mit Muskelschwäche, so daß Nahrung und Flüssigkeit wieder durch die Nase austreten. (*Bell.* durch Spasmen.)
- *Ein großes Mittel bei diphtherischen Lähmungen (Phyt.).*

Belladonna

- Entzündung des Rachens. Die Zunge ist hellrot; Erdbeerzunge; brennende Trockenheit.
- Schlundenge und Tonsillen sind entzündet und hell rot, insbesondere auf der Rechten Seite; breitet sich nach links aus *(Lyc.)*.
- Rasches Fortschreiten. Zusammenschnürungsgefühl bei dem Versuch zu schlucken: Nahrung und Flüssigkeit tritt durch Nase und Mund wieder aus. (*Gels.* durch Lähmung, *Bell.* durch Krampf.)
- *Trockenheit* des Rachens. Abneigung gegen Flüssigkeiten.
- Bei einem typischen *Bell.*-Zustand sind Gesicht und Haut rot und heiß [Extremitäten kalt]. Erweiterte Pupillen, ausgeprägte Hitze und Trockenheit.

Phytolacca

- Halsentzündung. Schleimhaut des Rachens injiziert und dunkelrot.
- Dunkelrote Entzündung des Rachens; Schwellung der Tonsillen.
- Gefühl eines Klumpens beim Schlucken von Speichel oder wenn der Kopf nach links gedreht wird.
- Trockenheit, Rauheit, Brennen und *stechende* Schmerzen im Rachen.
- „Als ob ein rotglühender Eisenball im Rachen stecken würde."
- Völlegefühl im Rachen, als ob er ersticken müßte, oder Trockenheit des Rachens mit dem Gefühl, als sei dort ein Hohlraum.
- Einschießende Schmerzen, *die sich zu den Ohren erstrecken,* bei jedem Versuch zu schlucken *(Nit-ac.)*.
- Unfähig, auch nur Wasser zu schlucken.
- Diphtherische Entzündungen und Ulzerationen im Rachen.
- Diphtherie zusammen mit den obengenannten Symptomen. *Phyt.* hat in solchen Fällen bemerkenswerte Heilungen bewirkt.
- Die Zunge ist feurig rot. Gefühl, als sei sie verbrannt. Schmerzen an der Zungenwurzel, die *beim Schlucken ins*

Ohr ausstrahlen.
- Bei weniger schweren, also normalen Halsentzündungen, besteht nicht die gleichmäßig rote Schwellung wie bei *Bell.*, sondern eine bläulich-rote Entzündung *(Lach.)*.

Nux vomica

- Halsentzündung.
- Erkältungen setzen sich in der Nase, im Rachen, in der Brust, in den Ohren fest.
- Empfindlich gegen den *leisesten Luftzug*: Niesen durch Jukkreiz in der Nase; breitet sich zum Rachen und zur Brust hin aus.
- „Starke Hitze; brennende Hitze, kann sich jedoch nicht im geringsten bewegen oder abdecken ohne zu frieren."
- *Nux-v.* ist überempfindlich *(Hep.)*, reizbar.

Apis

- Brennende, *stechende* Schmerzen im Rachen, > durch Kälte, < *durch Hitze.*
- Ödematöse Zustände: Uvula und Rachen sehen aus, als würde Wasser herauslaufen, wenn man hineinstechen würde.
- Schmerzen wie durch Bienenstiche, gefolgt von Bohren und Brennen.
- *Durstlosigkeit (Gels.).*
- Verlangen nach Kühlung. < durch Hitze. Verlangen nach kühlen Dingen.
- < insbesondere durch Feuer und Ofenwärme.
- Viele Krankheiten des Rachens, bis hin zur Diphtherie, in Verbindung mit den obengenannten Symptomen.

Kalium carbonicum

- Heiserkeit und Verlust der Stimme *(Phos., Dros.).*
- Erkältet sich jedesmal, wenn er an die frische Luft kommt.
- „Ein Klumpen im Rachen, den er schlucken muß."
- *Stechende* Schmerzen beim Schlucken *(Apis)*.
- Verlängerte Uvula, steifer Hals.
- Erkältet sich ständig, setzt sich im Rachen fest.
- Frostigkeit; starke Schweiße. < durch kalte Luft, Wasser,

Luftzug. > durch Wärme.
- „Gefühl einer Fischgräte im Rachen“, sobald er sich erkältet oder friert. (*Hep., Merc., Nit-ac.* etc.).
- Räuspert sich.

Hepar sulfuris

- „Selten hilfreich bei beginnenden Erkältungen und Halsentzündungen – besser bei fortgeschrittenen Erkältungen.“
- Gefühl von einer Gräte oder einem Krumen *(Merc., Alum., Nit-ac., Arg-n.).*
- < durch *kalten, trockenen Wind.*
- Ausgeprägte Empfindlichkeit des Geistes und des Körpers.
- Leicht verärgert, beleidigend.
- Der Rachen ist ausgesprochen empfindlich gegen Berührung *(Lach.).*
- Schmerzen mit dem Gefühl, als sei alles voller Splitter *(Nit-ac.).* Schmerzen beim Schlucken.
- Der gesamte Rachen befindet sich in einem katarrhalischen Zustand mit reichlichen Absonderungen.
- Schmerzhaftigkeit des Kehlkopfes; Schmerzen, wenn feste Nahrung durch den Kehlkopf gleitet.
- Die Schmerzen im Kehlkopf und der Husten < sich, wenn er die Hand unter der Bettdecke hervorstreckt. Krupp nach Einwirkung von kaltem, trockenen Wind *(Acon.).*

Dulcamara

- Halsentzündung durch *feuchtes, kaltes Wetter.*
- Neigung zu fressenden Geschwüren, die sich ausbreiten.
- Nach Verkühlung kommt es zu einer katarrhalischen Angina.
- Halsentzündung; Ansammlung von Schleim, von gelbem Schleim.
- Entzündung der Tonsillen, sogar Halsbräune *(Bar-c.).*

Phosphorus

- Kehlkopf wund, roh, pelzig. „Baumwolle“ im Rachen.
- Tonsillen und Uvula stark geschwollen. Uvula verlängert, mit trockenem, brennendem Gefühl.
- < beim Wechsel von warmer zu kalter Luft.

- < beim Sprechen und Husten.
- Heiserkeit und Aphonie, < abends.

Arum triphyllum

- *Halsentzündungen bei Rednern und Sängern.*
  "Die Halsentzündungen der Geistlichen", durch Überbeanspruchung der Stimme oder durch Kälte.
- *Arum-t.* hat eine deutliche Wirkung auf den Kehlkopf.
- Heiserkeit; kann nur unzureichend Einfluß auf die Stimmbänder nehmen.
  Wenn er zum Sprechen ansetzt, überschlägt sich seine Stimme mit einem Piepsen.
- *Graph.* paßt ebenfalls bei „Unsicherheit der Stimme; hat keine Kontrolle über seine Stimmbänder; die Stimme bricht".
- *Carb-v.* hat „eine tiefe Stimme, die versagt, wenn er zum Sprechen ansetzt".
- Das gleiche gilt für *Phyt.*, bei sehr schlimmen Halsentzündungen.
- Mundwinkel und Zungenränder sind eingerissen.
- Wundmachender Speichel.
- Kribbeln und Prickeln der Lippen, der Zunge, des Rachens und der Nase: „Trotz Wundheit kneifen, kratzen, *zupfen und bohren sie an den wunden Körperstellen.*"
- Stechende Schmerzen im Rachen mit Geschwüren, Wundheit und Blutungen.

Alumina

- „Die Halsentzündung der Geistlichen" *(Arum-t.).*
- Trockener Rachen beim Erwachen, mit heiserer, schwacher Stimme.
- Der Rachen ist dunkelrot; verlängerte Uvula.
- > durch heiße Getränke.
- Splittergefühl beim Schlucken (*Hep., Nit-ac.* etc.).

Ignatia

- „Gefühl, als ob ein Pflock im Hals steckt", < durch *Nicht*-Schlucken.
- Tonsillen übersät mit kleinen, oberflächlichen Geschwüren.

- Zusammenschnürungsgefühl mit Nervosität und Schlaflosigkeit.
- (Halsentzündung mit Aphten.)
- Zusammenschnürungsgefühl im Kehlkopf: „als sei dort eine Feder."
- Je mehr er hustet, desto < wird der Kitzel.

Capsicum

- Gefühl, als sei der Rachen „zusammengeschnürt und durch einen Krampf verschlossen".
- < durch *Nicht*-Schlucken *(Ign.)*.
- Beißender Schmerz, *wie durch Cayenne Pfeffer.*
- Frost oder Kälteschauer jedesmal nach dem Trinken.
- Kadaverartiger Mundgeruch.
- „*Caps.* ist schlacksig, schlaff, rot, fett und kalt."
- „Der Rachen ist so rot, daß man meint, er würde bluten. Er ist verfärbt, violett, gesprenkelt."
- Die Wundheit des Rachens bleibt lange nach der Erkältung oder Halsentzündung bestehen *(Sulf.)*. Es ist nicht besonders schlimm, wird aber auch nicht besser.
- Nase und Wangen sind rot und kalt.

Aesculus

- Nützlich bei Schnupfen und Halsentzündung.
- Der Schnupfen ist dünn, wäßrig, brennend; *mit Rohheitsgefühl.*
- Empfindlich gegen eingeatmete kalte Luft *(Phos., Rumx.)*.
- Heftiges Brennen im Rachen mit Rohheitsgefühl.
- Rachen dunkel, blutüberfüllt.
- „Nach einer Halsentzündung sind die Venen linksseitig überfüllt."
- *Heiß, trocken, steif, rauh.* Innerliches Völlegefühl, in Rachen und Anus.
- Chronische Halsentzündungen mit *Hämorrhoiden.*

Pulsatilla

- Rachenkatarrh. Erweiterte Venen; der Rachen ist bläulich-rot.
- Rötung und variköser Zustand der Tonsillen.
- Stechende Schmerzen *(Apis)*, < beim Schlucken von

Speichel.
- > *in kalter, frischer Luft* (Gegenteil von *Phos.*).
- < in warmer Luft, im Zimmer. < durch nasse Füße. (Der *Puls.*-Patient ist weinerlich, verlangt nach Zuspruch und Hilfe.)

Sulfur

- Halsentzündung mit starkem Brennen und Trockenheit. Chronische Halsentzündungen. Vergrößerte Tonsillen, die wochen- und monatelang eine violette Einfärbung behalten. Wunder und schmerzhaft empfindlicher Rachen.
- Entzündung mit leicht violetter, venöser Färbung.
- Der *Sulf.*-Patient: „Der zerlumpte Philosoph"; streitsüchtig und theoretisierend. Kann keine Hitze vertragen. Verlangen nach Fett. Stößt die Bettdecke weg und streckt die Füße heraus.

Baryta muriatica

- „Weniger fettige Haut als *Merc.*" Warme, feuchte Haut.
- Speichel klebt im Bereich der Tonsillen.
- Die Tonsillen sind sehr groß, sehen aus wie große Pflaumen.
- Schmerzen, „wie durch einen Klumpen im Rachen".
- Schmerzen schießen bis in den Nacken (*Phyt.* in die Ohren).

Baryta carbonica

- Jeder kleine Aufenthalt in *Feuchtigkeit oder Kälte* führt zu erneuten Entzündungen der Tonsillen, des Rachens *(Dulc.)*.
- Granulationen im Rachen; < durch jeden Kälteeinfluß.
- Starke Wundheit des Rachens, die sich langsam, Tage nach der Kälteeinwirkung, ausbildet.
- Kinder mit großen Tonsillen; *intellektuelle und körperliche Zwergenhaftigkeit*; entwickeln sich nur langsam.
- Sogar die Halsentzündung entwickelt sich langsam.

Sepia

- Linksseitige Entzündung; starke Schwellung, aber geringe Rötung.
- Gefühl eines Klumpens im Rachen *(Ign.)*.

- Erwacht mit dem Gefühl, als hätte sie etwas verschluckt, das im Rachen festsitzt.
- Zusammenschnürung des Rachens beim Schlucken.
- *Sep.* ist frostig; gleichgültig; verträgt weder kalte noch geschlossene Orte (Zimmer).

Cinnabaris

- Schwellung des Rachens; die Tonsillen sind vergrößert und rot.
- „Gefühl, als ob etwas auf die Nase drückt, wie eine schwere Brille."
- Starke Trockenheit des Rachens, beim Erwachen aus dem Schlaf.

Natrium arsenicosum

- Der Rachen ist dunkelrot, geschwollen, mit einem gelben gelantineartigen Schleim bedeckt, der den Patienten würgen läßt, wenn er versucht, ihn auszuräuspern.
- Niesen durch Zugluft, oder beim Atmen kalter Luft.

Mercurius

- Stechender, roher, wunder Rachen.
- Halsentzündung bei jeder Erkältung.
- Dicker, gelber, feuchter Zungenbelag.
- Starke Schweiße *ohne* zu >.
  Durst mit *Speichelfluß*.
- Übler Mundgeruch.
- Gelblich-grüne, dicke, schleimig-eitrige Absonderungen (der Nase).
- < nachts; < im Bett.
  ("*Merc.* darf nur in den seltensten Fällen gegeben werden, wenn die Zunge trocken ist.")

Acidum nitricum

- Eines der Mittel mit dem Gefühl einer Gräte im Hals.
- Geschwüre im Rachen mit unregelmäßig begrenzten Rändern.
- Gefühl, als sei ein Bissen im Rachen stecken geblieben, Gefühl der Einschnürung im Rachen.

- Schlucken erschwert: Verzieht das Gesicht und zieht den Kopf nach unten.
- Selbst das Schlucken eines Teelöffels voll Flüssigkeit verursacht heftige Schmerzen, *die zum Ohr ziehen (Phyt.).*
- Plötzlich auftretende oder langsam schleichend sich entwikkelnde Geschwüre im Rachen oder am weichen Gaumen.
- Große, tiefe Geschwüre mit bläulichen Rändern.
- *Nit- ac.* ist frostig; liebt Salz und Fett; ist niedergeschlagen und ängstlich. Schmerzen wie durch *Splitter*, die in den Körperteilen stecken, mit < durch Berührung.

Aurum

- Tonsillen rot und geschwollen; die Ohrspeicheldrüse auf der befallenen Seite fühlt sich wund an *(Phyt.).*
- Ulzerationen des Gaumens und des Rachens *(Nit-ac.)*, insbesondere nach Quecksilber und Syphilis.
- *Aur.* ist insbesondere dann angezeigt, wenn der Patient so depressiv ist, daß er kurz vor dem Selbstmord steht. Verabscheut das Leben.

Kalium bichromicum

- Geschwüre im Rachen, die dazu neigen, zu perforieren.
- Tonsillen geschwollen und entzündet; ulzeriert; tiefe Geschwüre; ödematös, glänzend, rot, geschwollen.
- *Die Absonderungen sind zäh und fadenziehend.*
- Nase, Rachen, Bronchien, Blase können bei diesen katarrhalischen Zuständen alle beteiligt sein, mit dicken, gelben, fadenziehenden und klebrigen Absonderungen. Zäh, gallertartig: bilden eine harte Masse.
- Das Exsudat im Rachen sieht aus, als seien kleine Aschepartikel darüber verstreut.

Cantharis

- Entzündung des Rachens mit heftigem *Brennen* und Wundheit. Blasenbildung.
- Starke Einschnürung des Rachens und Kehlkopfes. Gefahr zu ersticken, bei jedem Versuch, Wasser zu trinken. *(Bell., Merc-c., Ars., Arum-t., Caps.).*

Mercurius corrosivus

- Die Symptome sind „fast identisch mit *Canth. Merc-c.* hat jedoch stärkere Schwellung des Rachens und der Zunge, sowie tiefe Geschwüre, wogegen die starke Blasenbildung bei *Canth.* ausgeprägter ist".
- Intensives Brennen im Rachen *(Ars., Ars-j., Caps.).*
- Die Uvula ist geschwollen, verlängert und dunkelrot.
- Die Rachensymptome sind sehr heftig.
- „Bei jedem Versuch zu schlucken treten heftige Krämpfe im Rachen auf *(Bell.)* mit Auswerfen der festen oder flüssigen Nahrung; es unterscheidet sich jedoch durch seine intensiv *zerstörende* Entzündung des Rachens von *Bell.*"

Mercurius cyanatus

- Gefühl von Rohheit und Wundheit im Rachen.
- Sieht an einzelnen Stellen roh aus, *wie gehäutet.*
- Die Schleimhäute erscheinen *zersetzt*, grenzen an Eiterung.
- Eines unserer meist gebrauchten Mittel bei *follikulärer Tonsillitis*; bei Diphtherie hat es einen gleichfalls großen Namen.
- Bei Vergiftungen mit *Merc-cy.* ist Pseudomembranbildung im Rachen beobachtet worden, die mit Diphtherie verwechselt wurde.

Lycopodium

- *Lyc.* hat die charakteristische Verschlimmerungszeit von 16 bis 20 Uhr.
- Die *rechte Seite* ist betroffen (bei Halsentzündungen, Rachenbräune, Diphtherie); erstreckt sich häufig zur linken Seite.
- Ausbreitung *von oben nach unten.* Eine Diphtherie z.B. kann sich vom oberen Teil des Rachens oder der Nase nach unten ausbreiten.
- Im Allgemeinen > sich die Symptomatik beim Schlucken warmer Getränke; oder > wenn er kaltes Wasser im Mund behält.

  (*Lach.* wird durch Kälte gebessert und bekommt Krämpfe im Rachen bei dem Versuch, etwas Warmes zu trinken.)
- „Der Rachen ist extrem schmerzhaft. Bei diesem Mittel fin-

den wir die Heftigkeit, die wir nur von den schwersten Diphtheriefällen kennen."

Lachesis

- Die *linke Seite* des Rachens ist besonders betroffen; linke Tonsille; neigt dazu, von *links nach rechts* zu ziehen (Gegenteil von *Lyc.*, wo sich die Symptomatik von rechts nach links ausbreitet). *Lac-c.* wechselt von *einer Seite zur anderen und wieder zurück* (bei Halsentzündungen und bei Diphtherie).
- Der Rachen ist *bläulich-rot (Phyt., Nat-a., Lach.).*
- Zusammenschnürungsgefühl: „Plötzlicher Verschluß des Rachens" oder „Kloßgefühl im Rachen, weshalb er ständig schlucken muß".
- Wundheit und Brennen.
- Der äußere Hals ist *extrem empfindlich gegenüber Berührung (Hep.).*
- Kann feste Speise besser schlucken als Flüssigkeiten; < beim Leerschlucken. > durch das Schlucken von fester Nahrung.
- *Rachen oder Kehlkopf dürfen nicht im geringsten berührt werden.*
- Alles < sich nach dem *Schlaf*; schläft in die < hinein, oder erwacht nach Luft ringend.
- Eines unserer großen Mittel bei Diphtherie, wobei die linke Seite betroffen ist oder sich die Symptomatik von links nach rechts ausbreitet; in Verbindung mit den obengenannten Symptomen; aber ohne den üblen Geruch des Mundes oder der Zunge von *Merc.*

Mercurius jodatus flavus

- Zunächst ist die *rechte Seite* des Rachens betroffen, dann die linke *(Lyc.).* Von links nach rechts: *Lach., Merc-j-r.*
- Gelber Zungengrund. > durch kalte Getränke.

Lac caninum

- „Der Rachen verschließt sich, er droht zu ersticken!"
- Sehr empfindlich gegen äußere Berührung *(Lach.).*
- Schlucken ist fast unmöglich.

- Die Schmerzen im Rachen *strahlen zum linken Ohr aus.* (*Phyt.*: Schmerz schießt in die Ohren.)
- Die Schmerzen und der Belag wandern von einer Seite zur anderen *und wieder zurück.*
- Der Rachen ist trocken, rauh, wie verbrüht.
- Seit einer Diphtherie: Halsentzündung vor der Menstruation, mit Flecken von Exsudat auf den Tonsillen. Rachen wie lackiert, glänzend und rot. Grauer, schlieriger Belag. > durch kalte oder warme Getränke; < beim Leerschlucken.
- Tonsillitiden und Diphtherie wurden mit diesem Mittel geheilt; wurde prophylaktisch gegen Diphtherie verwendet.
- *Lac-c.* ist äußerst empfindlich und geplagt: sieht Gesichter; sieht Spinnen, Schlangen, Ungeziefer.
- Kann es nicht ertragen, allein zu sein.
- Glaubt, sie habe eine ekelhafte Krankheit; glaubt, alles was sie sagt, sei eine Lüge.

Baptisia

- Schmerzen und Wundheit im Rachen.
- Rachen *dunkelrot*; dunkle, eitrige Geschwüre; Tonsillen und Parotis geschwollen.
- *Ungewöhnliche Schmerzlosigkeit* bei sehr schlimmen Halsentzündungen ist ein Charakteristikum von *Bapt.*
- Einschnürungsgefühl im Ösophagus; kann nur Wasser schlucken.
- All das zusammen mit dem „typhoiden Zustand" von *Bapt.*: benommen, stumpfsinnig, rot; wie durch Drogen betäubt; verfällt in einen komatösen Zustand. *Rasche Ausbildung sehr schwerer Symptome und ebenso schnelle Heilung bei einem Bapt.-Fall.*

Pyrogenium

- Septische Halsentzündungen mit extremem Mundgeruch.
- Geschmack, als sei der Mund voller Eiter. *Kadaverartiger Geruch.* Übelriechende Schweiße.
- Die Zunge ist rot glänzend; dann dunkelrot; intensive Trokkenheit; oder schlaff; gelb-brauner Streifen in der Mitte.
- Stark beschleunigter Puls; oder *Mißverhältnis zwischen Puls und Körpertemperatur.*

- Diphtherie mit sehr starkem Mundgeruch.
- Rachenbräune mit rascher Eiterung.
- Ein charakteristisches Symptom von *Pyrog.* ist die extreme *Unruhe*.

Husten

Aconitum

- Beständiger, hackender, *trockener* Husten mit Erstickungsgefühl, der bei jedem Atemzug zunimmt.
- Heiserer, trockener, lauter Husten; spasmodisch: trocken, hart klingend.
- Trockener, kruppöser, erstickender Husten weckt ihn aus dem Schlaf.
- *Ängstliche Unruhe und Furcht.* Ruhelosigkeit. < nachts.
- Setzt plötzlich ein, *nach Aufenthalt in kaltem, trockenem Wind.*
- Trockener Husten. Gefühl der Trockenheit in der ganzen Brust.
- „Kein Auswurf, außer ein wenig wäßrigem Schleim und Blut. Ansonsten trocken."

Belladonna

- *Trockener* Husten, durch *Trockenheit* im Kehlkopf.
- Husten mit roter, injizierter Rachenschleimhaut.
- Heftiges Kratzen im Kehlkopf, das einen trockenen Husten hervorruft.
- Kitzeln und Brennen im Kehlkopf mit heftigen Hustenanfällen. Gefühl, als wolle der Kopf bersten (*Phos., Nux-v., Bry.* etc.).
- Das Kind fängt unmittelbar bevor der Husten einsetzt an zu weinen.
- Hustenanfälle enden mit Niesen.
- Der typische *Bell.*-Patient ist rot, brennend heiß mit erweiterten Pupillen.
- Der Husten beginnt mit einem eigentümlichen Gefühl im Kehlkopf, als ob irgendein Teilchen dort hinein gelangt wäre.
- Trockener Husten: spasmodisch bellend, kurz.
- *Kent*: „Der *Bell.*-Husten ist eigentümlich. Sobald der Patient unter großer Anstrengung und Heftigkeit etwas Schleim herausgebracht hat, beruhigt sich der Husten und der Patient hört auf zu husten. *Dann werden die Atemwege zunehmend trockener und ein Kitzeln setzt ein. Dann folgt der*

Krampf, als ob die gesamten Atemwege daran beteiligt wären, mit Keuchen, Würgen und Erbrechen. (Ein großes Keuchhustenmittel mit Krämpfen des Kehlkopfes, die Keuchen und erschwerte Atmung nach sich ziehen.)

Bryonia

- Harter, *trockener* Husten, mit Wundheitsgefühl in der Brust.
- Trockener, spasmodischer Husten: < nachts; nach dem Essen und Trinken; beim Betreten eines warmen Raumes; durch tiefes Einatmen.
- Husten mit Stichen in der Brust; mit Kopfschmerzen, als ob der Kopf in Stücke zerspringen würde (*Bell.*, *Phos.* etc.).
- Muß beim Husten die Hand auf das Brustbein drücken.
- Der Husten zwingt ihn, aus dem Bett aufzuspringen.
- Der Husten erschüttert den ganzen Körper.
- Möchte seufzen, tief atmen, was Schmerzen verursacht.
- *Bry. ist eines der Mittel mit* < durch Kälte und Trockenheit; < durch Ostwind (*Hep.*, *Nux-v.*, *Spong.* etc.).
- *Bry.* hat immer < *durch Bewegung*; > *durch Druck.*
- Reizbarkeit; will allein gelassen werden. Durstig.

Nux vomica

- Trockener, quälender Husten mit starkem Wundheitsgefühl in der Brust.
- Schnupfen wandert nach unten und legt sich auf die Brust.
- Fiebrigkeit. *Der Patient kann sich nicht bewegen oder abdecken ohne zu frieren.*
- Spasmodischer Husten mit Würgen *(Dros., Rumx.).*
- < *durch kaltes, trockenes, windiges Wetter.*
- Der Husten verursacht Kopfschmerzen, als wollte der Schädel bersten (*Bell.*, *Phos.* etc.) oder Zerschlagenheitsschmerz in der Nabelgegend, wie zerschmettert und zerrissen.
- Kitzeln und Schmerzen im Kehlkopf mit Husten.
- Akute katarrhalische Laryngitis; Asthma; Keuchhusten.
- „Gefühl, als sei etwas in der Brust losgerissen."
- *Nux-v.* ist überempfindlich, geistig und körperlich. Ärgerlich und leicht beleidigt.

Hepar sulfuris

- < *durch kaltes, trockenes Wetter.*
- > durch warmes, feuchtes Wetter.
- Husten beim Entblößen irgendeines Körperteiles *(Rhus-t., Rumx.).*
- < beim Atmen kalter Luft *(Rumx.).* <, wenn er eine Hand aus dem Bett streckt.
- Erstickende Hustenanfälle.
- Krupp durch kalte, trockene Winde oder durch kalte Luft.
- Bei Krupp folgt es nach *Acon.* und *Spong.*

Phosphorus

- Trockener, kitzelnder Husten: Reizung des Kehlkopfes und unterhalb des Sternums.
- Harter, trockener, enger Husten, der den Patienten quält und ihn sehr erschöpft.
- Quälender Husten; heftiger Husten.
- Trockener Husten, mit Schmerzen im Kopf, als wolle dieser zerspringen (*Bell., Nux-v.* etc.).
- Heftige Schmerzen in der Brust beim Husten zwingen den Patienten, seine Brust mit den Händen zu halten *(Bry.).*
- Husten mit Schmerzen in Brust und Abdomen, die ihn zwingen, den Bauch mit den Händen zu halten *(Dros.).*
- Möglicherweise besteht unwillkürlicher Abgang von Stuhl beim Husten.
- Druckgefühl und Einschnürungsgefühl, als laste ein großes Gewicht auf der Brust.
- Engegefühl erstreckt sich über die Brust, > durch äußeren Druck.
- Heftiger, erschütternder Husten. Zittert beim Husten.
- Der Husten wird < durch Lachen, Sprechen, lautes Lesen, Essen, beim Liegen auf der linken Seite.
- Sputum: salzig, gelb, sauer, eitrig, blutig, rostfarben. Kaltes Sputum, schmeckt sauer, salzig oder süß.
- < in frischer Luft. < beim Wechsel von warmer zu kalter Luft *(Rumx.)* oder umgekehrt.
- Der typische *Phos.*-Patient ist frostig. Er hat Durst auf kalte Getränke. Durst auf eiskalte Getränke. Verlangen nach Salz.

- Furcht vor Donner.
- Nervös, wenn er allein ist oder in der Dunkelheit.
- Mißtrauisch. Ängstlich. Gleichgültig.

Causticum

- Trockenheit, Wundheit, Heiserkeit, Aphonie.
- Harter Husten, erschüttert die ganze Brust.
- Die Brust scheint mit Schleim gefüllt zu sein: „Hat das Gefühl, den Schleim abhusten zu können, wenn er nur etwas tiefer husten könnte. Müht sich ab und hustet, bis er völlig erschöpft ist oder bis er feststellt, daß etwas kaltes Wasser Erleichterung bringt – eiskaltes Wasser."
- Abgang von Urin bei jedem Hustenstoß.
- Muß das gelöste Sputum herunterschlucken.
- Unfähig, abzuhusten: Folge der lokalen Lähmung bei *Caust.*
- Der abgehustete Schleim schmeckt ölig.

Spongia

- Brust trocken. Kein Pfeifen oder Rasseln beim Husten oder während der Atmung.
- Kruppartiger Husten: klingt wie das Sägen eines Brettes.
- Erwacht aus dem Schlaf: erstickend, laut und heftig hustend, sehr aufgebracht, mit Ängstlichkeit und erschwerter Atmung *(Acon.)*.
- Der Husten < sich beim Sprechen, Lesen, Singen, Schlukken und wenn er mit dem Kopf niedrig liegt.
- Später bildet sich zäher Schleim, der nur schwer abgehustet werden kann: muß den Schleim herunterschlucken *(Caust.)*.

Rhus toxicodendron

- Trockener, quälender Husten, hervorgerufen durch ein Kitzeln in den Bronchien. Kann ausgelöst werden, wenn nur die Hand aus dem Bett gestreckt wird.
- Nächtlicher, trockener Husten.
- Husten mit blutigem Geschmack, obwohl kein Blut sichtbar ist.
- Husten während des Schlafes.

- < *bei kaltem, feuchtem Wetter.* < durch Entblößen.
- Unruhe, *muß sich bewegen.*

Sepia

- Heftiger Husten, begleitet von Würgen und Brechreiz.
- Dicker, zäher, gelber Auswurf.
- Schwerer Husten beim Aufstehen morgens, begleitet von viel Auswurf.
- Abends besteht kein Auswurf.
- Oder Auswurf während der Nacht, dafür nicht am Tage.
- Der *Sep.*-Patient ist müde, gleichgültig, will mit nichts etwas zu tun haben.
- Übelriechender Achselschweiß.

Scilla

- Starker Tränenfluß beim Husten.
- Husten verursacht Niesen, Tränenfluß, Abgang von Urin (*Caust., Phos., Rumx.* etc.), sogar unwillkürlichen Abgang von Stuhl *(Phos.)*.
- Husten mit Auswurf morgens, kein Auswurf abends.

Stannum

- Loser Husten, mit reichlichem, *grünem, süßem* Auswurf (oder salzig).
- Starkes *Schwächegefühl* in der Brust.
  Leeregefühl in der Brust.

Drosera

- Der Husten wird durch ein Kribbeln im Kehlkopf hervorgerufen.
- Spasmodischer Husten, *endet mit Würgen und Erbrechen.*
- Tiefsitzender Husten.
- Husten verursacht Schmerzen im Hypochondrium: muß es beim Husten festhalten.
- Beklemmendes Gefühl der Brust, das nicht gestattet, auszuatmen.
- Die einzelnen Hustenstöße folgen so heftig aufeinander, daß er kaum Luft holen kann.
- Heiserkeit. Kehlkopf wie umklammert, krampfend, einge-

schnürt und brennend.
- Husten < nachts.
- Husten bei Schwindsucht; Asthma. *Keuchhusten*: (Hier empfiehlt *Hahnemann* eine einfache Gabe *Dros.* 30, die nicht leichtfertig wiederholt werden sollte.)
- *Dros.* ist besonders angezeigt, wenn eine *tuberkulöse Diathese* in der Vergangenheit eine Rolle spielte.

Rumex

- Husten beim Betreten eines Zimmers, *durch Einatmen kalter Luft (Phos.)*.
- Der Husten wird durch einen Wechsel vom Warmen ins Kalte hervorgerufen.
- Bedeckt den Mund.
- Jeder Hustenanfall wird vom Abgang einiger Tropfen Urin begleitet (*Caust.* etc.).
- Fester, fadenziehender, zäher Schleim.
- (Die Symptome sind denen von *Dros.* sehr ähnlich.)
- Ansammlung von festsitzendem Schleim im Kehlkopf, mit dem ständigen Bedürfnis, diesen abzuhusten, jedoch ohne Erleichterung.
- Heiserkeit.
- Trockener, spasmodischer Husten, wie in den Anfangsstadien des Keuchhustens *(Dros.)*.
- Zunächst trockener, anfallsweiser Husten, dem ein Kitzeln in der Rachenhöhle vorausgeht, mit Blutandrang und leichten Schmerzen im Kopf, sowie reißenden Schmerzen in der rechten Brusthälfte. Die heftigsten Anfälle traten einige Minuten nachdem er sich abends hingelegt hatte auf (23 Uhr). Danach schlief er die ganze Nacht. Anfälle treten ebenfalls beim Erwachen auf und während des Tages. Später folgt Auswurf kleiner Mengen klebrigen Schleims, der sich nur schwer löst.
- Atemlosigkeit. Empfindlich gegen frische Luft.

Ipecacuanha

S. 8

- Spasmodischer oder asthmatischer Husten. Erstickender Husten.
- Das Kind wird blau und steif.

- Pfeifende Atmung. Rasseln.
- Schwere Dyspnoe mit Pfeifen und einem großen Gewicht und Ängstlichkeit in der Brust.
- Gerät beim Husten außer Atem; *Brechreiz ohne* Übelkeit.
- Häufiger aber ist bei *Ip.* eine *intensive Übelkeit* vorhanden. Übelkeit, die durch Erbrechen *nicht* erleichtert wird, mit sauberer Zunge.

Arsenicum album

- Pfeifende Atmung mit Husten und schaumigem Auswurf.
- Die Atemwege scheinen zugeschnürt, kann nicht durchatmen.
- Asthmatischer Husten.
- Starke körperliche *Erschöpfung* und *Schwäche.*
- Sehr empfindlich gegen Kälte.
- „Der Katarrh wandert immer weiter abwärts. Von der Nase zum Kehlkopf, begleitet von Heiserkeit; über die Trachea, begleitet von Brennen und Beißen, < durch Husten. Dann kommt es zu einem Einschnürungsgefühl der Brust, asthmatischer Dyspnoe, begleitet von einem hackenden Husten, ohne Auswurf. Zusammen mit der Ängstlichkeit, Schwäche, Unruhe, Erschöpfung und den Schweißen von *Ars.*"

  „Dann folgen Einschnürungsgefühl, pfeifende Atmung und Erstickungsgefühl. Große Mengen von dünnem, wäßrigem Auswurf. Der Auswurf ist fressend. Brennen in der Brust."
- < nach Mitternacht. Um 1 Uhr.

Kalium carbonicum

- Husten um 3 Uhr nachts; oder < um 3 Uhr nachts.
- Asthmatischer Husten: muß sich nach vorne beugen, Kopf auf die Knie.
- Husten mit schneidenden oder stechenden Schmerzen *(Bry.)* in der Brust, bei der Atmung oder zwischen den Atemzügen. (*Bry.* nur *während* der Atmung.)
- Sputum: kleine, runde Klumpen; blutstreifiger Schleim; Eiter.

Kalium bichromicum

- Husten mit weißem Schleim: „Zäh wie Pech, kann in lange Fäden gezogen werden."
- Schleimhautfetzen gehen beim Husten ab.

Pulsatilla

- Husten wird ausgelöst durch Einatmung.
- < *in warmen Räumen; beim Betreten warmer Räume.*
- Husten abends; im Liegen; verhindert das Einschlafen.
- Trockener Husten abends, morgens locker.
- Husten durch Kitzel oder Kratzen im Kehlkopf.
- Anfallsweise. Würgend und nach Luft ringend.
- Trockener, quälender Husten; will Fenster und Türen weit geöffnet haben *(Sulf.)*.
- Die Absonderungen sind dick, mild, gelblich-grün.
- Der typische *Puls.*-Patient ist weinerlich; verträgt keine Hitze und keine geschlossenen Räume; fühlt sich > an der kühlen, frischen Luft. Weder hungrig, noch durstig.

Sulfur

- Erstickend. Will Fenster und Türen nachts weit offen haben *(Puls.)*. Nächtlicher Husten.
- Blutandrang zur Brust; zum Kopf.
- Brennen in der Brust, im Kopf, im Gesicht. Brennen der Fußsohlen nachts.
- Starker Hunger, ungefähr um 11 Uhr vormittags.
- Rote Lippen, rote Augenlider, rote Körperöffnungen. < durch Baden.

Calcarea carbonica

- Kitzelhusten.
- Sputum: schleimig, eitrig, gelb, sauer, übelriechend.
- < durch Kälte, Feuchtigkeit und Wind.
- Nächtliche Schweiße, hauptsächlich am Kopf und im Nacken.
- Kalte, feuchte Füße *(Sep.)*.

Tuberculinum

- Harter, trockener Husten. Verlangen nach Luft *(Puls.)*.

- > durch kalten Wind. Erstickungsgefühl im warmen Raum. Beseitigt langwierigen Husten oder Pneumonien bei tuberkulöser Vorgeschichte.
- Nachtschweiße.
- [Verlangen nach kalter Milch etc.]

Spasmodischer Krupp

Es gibt eine Reihe hervorragender homöopathischer Arzneimittel für spasmodischen Krupp, die jahrelang als „*Bönninghausens Krupp Pülverchen*“ bekannt waren.

Aconitum, Hepar sulfuris, Spongia, Hepar sulfuris, Spongia – in dieser Reihenfolge, falls so viele Gaben nötig sein sollten.
Diese sollten in zwei bis vierstündigen Abständen gegeben werden, je nach Schwere des Falles.
(Siehe auch unter Husten, S. 33, 35, 36.)

Akute Zustände der Atemwege

Bronchitis, Broncho-Pneumonie, Pneumonie, Pleuritis, Pleuro-Pneumonie

Aconitum

- *Plötzliches* Auftreten; Folgen von Verkühlung; bei kaltem, *trockenem* Wetter.
- Anfangsstadien bei Pneumonie, Bronchitis, Pleuritis.
- Harter, trockener, schmerzhafter Husten. Engegefühl der Brust.
- Trockene, heiße Haut.
- Voller, harter Puls. Beschleunigte und erschwerte Atmung.
- Nächtliche <.
- Hepatisation der Lungen. Sitzt aufrecht *(Chel., Lach.).*
- Greift sich möglicherweise an die Kehle *(Ant-c., Phos.).*
- Bei *Acon. besteht immer gleichzeitig Ruhelosigkeit, Ängstlichkeit, Furcht.*

Ferrum phosphoricum

- *Frühe* Stadien bei entzündlichen Erkrankungen: Pneumonie etc., wenn nur sehr wenige Hinweise vorhanden sind.
- Hier finden wir weder die ängstliche Unruhe von *Acon.*, noch das Brennen und die Hirnsymptome von *Bell.*, noch den intensiven Durst von *Phos.*
- Erschwerte, kurze, hechelnde Atmung.
- Reines Blut wird abgehustet.
- Schmerzen und Blutungen, die durch eine Blutüberfülle hervorgerufen werden.

Veratrum viride

- Plötzliche, heftige Kongestionen der Lungen.
- Aufgedunsenes, livides Gesicht. Schwächegefühl; versucht, sich aufzurichten.
- Langsame, schwere Atmung. Muß sich aufrichten *(Ant-c.).*
- *Trockener, roter Mittelstreifen auf der Zunge.*
- Schnelle Temperaturschwankungen.
- Hyperpyrexie mit Schweißen.

- Rascher, voller Puls. Schwere Hepatisation, mit heftiger Erregung des Herzens.

Belladonna

- Pneumonie etc. mit zerebralen Komplikationen.
- Ausgeprägte Nervosität; Delirium.
- Schläfrig, kann jedoch nicht schlafen.
- Erweiterte Pupillen.
- Rötung des Gesichts, injizierte Augen; trockene, heiße Haut.
- Anfallsweiser, trockener, harter, spasmodischer Husten bei Bronchitis.
- Pleuritis, insbesondere der rechten Seite. Starke Schmerzen, extremes Wundheitsgefühl. < durch Erschütterungen des Bettes.
- Kann nicht auf der wunden Seite liegen (Gegenteil von *Bry.*).

Ipecacuanha

- „Insbesondere ein Freund der Kinder, der häufig bei Bronchitiden während der Kindheit angezeigt ist."
- Bronchitis, Broncho-Pneumonie, Pneumonie.
- „Das Kind hustet, würgt und ringt nach Luft. Häufig ist ein grobes Rasseln im Raum hörbar."
- Spasmodischer Husten mit Übelkeit und Erbrechen.
- *Rasches Einsetzen der Symptomatik (Acon., Verat-v., Bapt.).* (Vergleiche *Ant-t.*; bei beiden Mitteln besteht rasselnder Husten, rasselnde Atmung und Erbrechen. *Ip.* sollte im Stadium der Reizung gegeben werden, *Ant-t.* im Stadium der Erschlaffung.
- *Ip.* bildet sich rasch aus. *Ant-t.* wird am Ende einer Bronchitis oder einer Broncho-Pneumonie, *bei drohender Paralyse der Lungen* benötigt: obwohl die Brust voller Schleim ist, kann dieser nicht abgehustet werden.)

Chelidonium

- Die Pneumonien sind normalerweise rechtsseitig.
- Das Lungenfell ist meist beteiligt (auch das Zwerchfell?).
- Wenn er sich rührt, schießt der Schmerz wie ein Messer

durch ihn hindurch.
- Richtet sich unter Schmerzen auf, als würde seine Brust durchbohrt. < bei Bewegung (*Bry.*, aber *Bry.* muß still liegen).
- Zusammenschnürungsgefühl. Neigung zu Ikterus.
- Belegte Zunge; Zahneindrücke (*Merc.* etc.).
- Tiefsitzender Schmerz in der gesamten rechten Brusthälfte.
- *Schmerz am unteren Winkel des rechten Schulterblattes; zieht von der Brust zum Schulterblatt.*
- Loser und rasselnder Husten, trotzdem erschwerter Auswurf *(Ant-t., Am-c., Kali-c.).*
- „*Bei katarrhalischen Pneumonien kleiner Kinder* ist es *Ant-t.* sehr ähnlich; die Brust scheint mit Schleim gefüllt zu sein, der nicht ohne weiteres abgehustet werden kann."

Gelsemium

- Grippöse Pneumonie. Kälteschauer laufen den Rücken auf und ab.
- Paralytische Schwäche. Schwere Extremitäten, Schwere der Augenlider.
- Dunkelrotes Gesicht *(Bapt.)*. Verwirrt, dumpf, benebelt, durstlos; heftige, kongestive Kopfschmerzen.

Baptisia

- Plötzliches Einsetzen der Symptomatik; gerät rasch in einen typhösen Zustand.
- Grippöse Pneumonien; typhöse Pneumonien.
- Berauschter Gesichtsausdruck; dunkel gefärbt; violett *(Lach.)*; gedunsen.
- Trockene Zunge mit braunem Mittelstreifen.
- Berauscht; geistig verwirrt. Versucht zu antworten oder zu sprechen, verfällt aber in Benommenheit.
- Gespaltene Persönlichkeit während des Deliriums; versucht, die einzelnen Körperteile zusammenzubringen.
- Die Absonderungen sind scharf; eitrig.

Pyrogenium

- „Wie *Bapt.*, nur ausgeprägter."
- Allgemeines Gefühl von Schmerzhaftigkeit und Wundheit.

- „Das Bett ist zu hart" *(Arn.)*.
- Intensive *Unruhe*. (Wie *Rhus-t.*, nur ausgeprägter.)
- Übler Geruch *(Bapt., Kreos.)*.
- Feurig-rote, glatte Zunge.
- Rasche Temperaturschwankungen.
- Beschleunigter Puls, oder das Gegenteil: Mißverhältnis von Puls und Körpertemperatur. Delirium mit Persönlichkeitsspaltung.

Opium

- Unempfindlich. Komatös.
- Stertoröse Atmung; bläst die Wangen während der Exspiration auf.
- Heißer Schweiß.

Acidum nitricum

- Das Einatmen der Dämpfe von Salzpetersäure ruft rasch Kongestionen und Entzündungen der Lungen hervor.
- Gefühl, als sei die Brust überfüllt: Beklemmung, < beim Zurückneigen. Gefühl, als hätte sich eine (Sprung)Feder gelöst; Gefühl eines großen Loches in der *rechten* Schläfe.
- Erschütternder Husten.
- Sputum sitzt fest, wie Klebstoff: gelb, scharf, bitter, salzig; flattert bei der Atmung.
- Schwarzes, geronnenes Blut wird abgehustet.
- *Stiche* in der rechten Brust.
- Furcht vor dem Tod, besorgt wegen seiner Krankheit *(Acon.)*.
- Der typische *Nit-ac.*-Patient ist braunäugig, fröstelig, verträgt keine Aufregung; Verlangen nach Fett und Salz.

Mercurius

- Bronchitis; < des Hustens abends und nachts.
- Kitzelgefühl in der Brust; Gefühl, als sei sie trocken.
- „Gefühl, als wolle die Brust bersten."
- Reichliche Schweiße, die keinerlei Erleichterung bringen: „Je mehr er schwitzt, um so schlechter geht es ihm."
- „*Merc.* ist in den seltensten Fällen angezeigt, wenn die Zunge trocken ist."

- „Pneumonie mit starkem, übelriechendem Schweiß, üblem Mundgeruch und übelriechendem Auswurf.“ (Die Wirkung von *Merc.* ist in solchen Fällen beeindruckend!)
- Broncho-Pneumonie, Broncho-Pneumonie bei Kindern, biliöse Pneumonie *(Chel.)*.
- Übelriechende Zunge; Zahneindrücke *(Chel.)*.
- Stechende Schmerzen, erstrecken sich von der rechten Lungenbasis zum Rücken.
- Blutiger, dicklich-grüner Auswurf.
- Eiterung der Lungen: große Mengen Eiter.

Fortgeschrittenere Fälle:

Bryonia

- Tritt an die Stelle von *Acon.*, wenn die Hepatisation eingesetzt hat.
- Harter, schmerzhafter Husten. Zäher Auswurf.
- Qual durch beengte Atmung (*Acon.* durch Fieber).
- Liegt absolut still (Gegenteil von *Rhus-t.*).
- Bei einer Pneumonie oder Pleuro-Pneumonie verursacht *jeder Atemzug* intensive Schmerzen *(Kali-c.)*.
- Kurze, beschleunigte Atmung, da tiefes Atmen starke Schmerzen verursacht.
- Liegt auf der schmerzhaften Seite, um diese ruhig zu halten (Gegenteil von *Bell.*).
- Stechende Schmerzen, > durch Druck. (*Bell.* hat pulsierende Schmerzen, die durch Druck < werden.)
- Trockene Lippen. Belegte Zunge; trocken.
- Durst auf große Mengen.
- Verstopfung; trockene, dunkle, harte Stühle.
- *Wahrscheinlich ist Bry. das am häufigsten angezeigte Mittel bei Pneumonien.*

Kalium carbonicum

- Pneumonie oder Pleuro-Pneumonie mit *stechenden* Schmerzen (Brust), < durch Bewegung, < durch Atmung *(Bry.)*, aber (im Gegensatz zu *Bry.*) *auch unabhängig von der Atmung.*

- Hepatisation der Lungen mit starken Rasselgeräuschen beim Husten.
- Die *untere rechte Lunge* ist am häufigsten betroffen *(Phos., Merc.)*.
- Hepatisation der rechten Lunge, kann nicht auf der rechten Seite liegen. (*Bry.* liegt auf der betroffenen Seite, oder auf dem Rücken.)
- Pneumonie oder Broncho-Pneumonie bei Kindern mit intensiver Dyspnoe, viel Schleim, der trotz ständigen Hustens nur schwer abgehustet wird.
- Das Kind hat Beklemmungen, kann weder schlafen noch trinken.
- Ziehender, pfeifender, erstickender Husten *(Ant-t.)*.
- < um 2, 3 oder 5 Uhr.

Natrium sulfuricum

- Pneumonie der *linken Lunge* und des *linken, unteren Lappens*.
- Pneumonie mit Asthma.
- „Feuchtes Asthma bei Kindern."
- Wichtige *zeitliche* <: um 4 oder 5 Uhr morgens.
- *Nat-s.* < sich bei feuchtem Wetter; und durch Wohnen in feuchten Räumen.

Phosphorus

- „Großes Gewicht auf der Brust." Einschnürungsgefühl.
- Pneumonie mit Ängstlichkeit und Beklemmung.
- Hellrotes Blut wird ausgeworfen; oder rostfarbenes Sputum; eitrig; salzig, süß, kalt.
- Bei *Phos.* ist insbesondere der untere rechte Lungenlappen befallen *(Kali-c., Merc.)*, aber *Phos.* liegt auf der rechten Seite, *Merc.* auf der linken Seite.
- Stechende Schmerzen in der Brust; in der linken Brust, > beim Liegen auf der rechten Seite. (*Bry. hat die* > beim Liegen auf der betroffenen Seite durch Ruhigstellen ; Gegenteil von *Kali-c.*).
- Pleuritis, Pleuro- oder Broncho-Pneumonie, typhöse Pneumonie mit *Phos.*-Symptomen.
- Zur Klärung der Hepatisation (*Tub., Sulf.* etc.).

- Trockenheit der Atemwege.
- Harter, trockener, enger Husten; erschöpft ihn. Zittert beim Husten. Der Husten ist so schmerzhaft, daß er ihn unterdrückt.
- Bronchitis mit gelbem, blutgestreiftem Sputum.
- Durst auf kaltes Wasser *(Bry.)*.
- > durch Schlaf (Gegenteil von *Lach.*).
- Verlangen nach Gesellschaft: Furcht vor dem Alleinsein.
- Der typische *Phos.*-Patient ist groß, schlank, ein „künstlerischer“ Typ.

Ranunculus bulbosus

- Akute, stechende Schmerzen in der Brust mit Exsudation.
- Ängstlichkeit, Atemnot und Schmerzen.
- Wunde Stellen verbleiben nach einer Pneumonie in der Brust.
- Gefühl von Geschwüren unter der Haut.
- Alles ist wund, wie zerschlagen, *sehr berührungsempfindlich.*
- Hellrote Wangen mit sauberer Zunge *(Ip.)*.
- Kurze, sehr beklemmte Atmung.
- Trockene Hitze; von Anfang an körperliche Entkräftung.
- Kleiner, sehr schneller Puls.
- Erregung von Herz und Kreislauf; Übelkeit, sogar Ohnmacht, durch Bewegung *(Bry.)*.

Rhus toxicodendron

- Die Pneumonie hat eine typhöse Verlaufsform angenommen *(Bapt.)*.
- Pleuro-Pneumonie mit stechenden Schmerzen (*Bry.*, *Kali-c.* etc.)
- Starkes Fieber; schmerzende Knochen; deutliche Entkräftung. Trockene, heiße Haut.
- *Ruhelosigkeit;* > durch Bewegung.
- *Schmerzen und Dyspnoe < sich in Ruhe* (Gegenteil von *Bry.*).
- Blutiger Auswurf; oder kaltes, grünes, eitrig riechendes Sputum.
- Gerötete Zungenspitze; trocken. (Roter Mittelstreifen: *Verat-v.*)

- Inkontinenz von Stuhl und Urin (?).

Lachesis

- < nach dem *Schlaf. Schläft in die < hinein.*
- Hals sehr berührungsempfindlich.
- Zyanose.
- Erstickungsanfälle: muß sich aufrichten; oder < beim aufrechten Sitzen, muß sich nach vorne beugen *(Kali-c.)*.
- Alles, was zu sehr in die Nähe des Mundes kommt, ruft eine erstickende Atemnot hervor.
- Beklemmung der Brust; Einschnürungsgefühl *(Phos.)*, < nachmittags; < nach dem Schlaf. < beim Liegen auf der linken Seite *(Phos.)*. < beim Bedecken des Mundes oder der Nase.
- Asthma *während* des Schlafes *(Sulf.)*.
- Trockener, hackender Husten, < bei Berührung des Halses; nach dem Schlaf.
- Kitzelhusten.
- Husten, „als ob Nahrung in den falschen Kanal gelangt wäre".
- Hepatisation, besonders der *linken* Lunge.
- Drohende Paralyse der Lungen mit starker Dyspnoe und langdauernden Erstickungsanfällen.
- (< durch Druck: *Lach.*; > durch Druck: *Bry.*)
- Linksseitig, kann sich auf die rechte Seite verlagern.
- Gesicht gedunsen, violett, marmoriert *(Bapt., Ant-t.)*.

Lycopodium

- Ungelöste Pneumonie.
- < des Fiebers zwischen 16 und 20 Uhr.
- Zieht die Stirn bei Brustbeschwerden in Falten.
- Fächerartige Bewegung der Nasenflügel.
- Kurze, rasselnde Atmung.
- Erwacht ärgerlich und schlecht gelaunt.
- Sättigung schon nach kleinen Mengen Nahrung.
- Völlegefühl und geräuschvolle Flatulenz.
- < durch Essen und Trinken kalter Nahrung.
- Bronchitis, Bronchiolitis, Broncho-Pneumonie, Pneumonie, *in Verbindung mit den obengenannten Symptomen.*

Kalium bichromicum

- Gelbe, dicke, klumpige, zähe, fadenziehende oder klebrige Absonderungen *(Sang.)*. Sputum klebt an Zähnen, Zunge, Lippen, läßt sich in *Fäden* ziehen; hustet feste Klumpen ab.
- < um 2-3 Uhr.
- < durch Kälte.

Capsicum

- Gefühl, als sei die Brust zu voll; als sei dort nicht genug Platz.
- Kann die Luft nicht tief genug in die Lungen bekommen.
- Bei jedem explosionsartigen Hustenstoß entweicht beißende, übelriechende Luft *(Sang.)*.
- Husten verursacht *Schmerzen an entfernten Körperstellen*, oder läßt *stinkende Luft* entweichen.
- Sputum schmutzig-braun, nicht rostfarben.
- „Kinder von Biertrinkern; von überstimulierten Männern."
- Fett; schlaff; rotes, kaltes Gesicht. (Rot und heiß: *Bell.*)

Sanguinaria

- Der Husten läßt nach, sobald Blähungen abgehen.
- *Umschriebene* Röte der Wangen.
- Quälende Atemnot. Rostfarbenes Sputum.
- Brennen oder Kälte der Hände und Füße. Die Zunge ist rot und brennend.
- Der Husten läßt übelriechende Atemluft aufsteigen *(Caps.)*; zähe, blutige Pfröpfe oder eitriges Sputum; endet mit Rülpsen.
- Fühlt sich sehr schwach, mit Schweißen und Übelkeit.
- „Plötzliche Fröste; Brennen in der Brust; Symptome einer Pneumonie; rostfarbenes Sputum; heftiger Husten, wird als Erschütterung an der Bifurkation der Trachea wahrgenommen; Gefühl, als stecke ein Messer in den Körperteilen; Gefühl, als ob in Stücke gerissen. Nach dem Husten häufiges, lautes, leeres Aufstoßen, wie es bei keinem anderen Mittel zu finden ist." *(Kent)*.

Verzweifelte Fälle:

Cantharis

- Gangränöse Entzündung der Lungen, körperliche Entkräftung. *Die betroffene Lunge brennt wie Feuer (Ter., Kreos., Carb-v.)* oder Gefühl, als sei sie mit kochendem Wasser gefüllt.
- Insbesondere, wenn gleichzeitig häufiges Wasserlassen besteht, begleitet von einem brennenden, schneidenden Schmerz.

Antimonium tartaricum

- Plötzliche und alarmierende Erstickungssymptomatik; Beklemmung und Kurzatmigkeit; muß aufrecht sitzen.
- Ansammlung von Schleim in der Brust mit *groben Rasselgeräuschen.* Nach großer Anstrengung wird dicker, weißer Schleim ausgeworfen. Zunehmende Völle der Brust: *drohende Lähmung der Lungen.*
- Bronchiolitis; Broncho-Pneumonie.
- Insbesondere bei Kindern und bei alten Leuten.
- Schläfrigkeit. Schwäche. Reaktionsmangel.
- Muß aufrecht sitzen.
- Kränkliches, eingesunkenes, blasses, bläuliches Gesicht; Zuckungen; mit kaltem Schweiß bedeckt.

Ammonium carbonicum

- Schläfrigkeit *(Ant-t.).* Ausgeprägte Schwäche.
- Grobblasiges Rasseln in den Lungen.
- Bläuliche oder violette Lippen *(Ant-t., Lach.).*
- Hustet ständig, bringt aber nichts hervor, oder nur unter großer Anstrengung *(Kali-bi.).*
- Starke Ähnlichkeit mit *Ant-t; Am-c.* < sich jedoch durch Kälte, während *Ant-t.* sich durch Hitze <.
- Erkrankungen der Brust bei alten Leuten; typischer Winterhusten.

Kreosotum

- Schreckliches Brennen in der Brust (*Ter., Canth.* etc.); Zusammenschnürung.

- Bronchitis; Bronchiektasen, *mit abscheulich übelriechendem Sputum.*
- Gangrän der Lunge.
- Blutiges, grünlich-gelbes, eitriges Sputum.

Eine ältere Dame, die an einer Bronchitis zu versterben drohte, hatte einen derart stinkenden Atem und übelriechendes Sputum, daß sie isoliert werden mußte. *Kreos.* 200 bereinigte den gesamten Zustand rasch, angefangen bei dem unerträglichen Geruch; die Genesung verlief sehr gut.

Arnica

- Behauptet, es ginge ihm gut, obwohl er tatsächlich sehr krank ist.

Carbo animalis

- Pneumonie, Eiterung der rechten Lunge.
- Brennen in der Brust oder Kälte in der Brust.
- Erstickender Husten, erschüttert das Gehirn, das lose erscheint. Grünliches, braunes, sirupartiges Sputum.
- Zerstörung des Lungengewebes und Fäulnis der ausgeworfenen Absonderungen.
- Erstickungsgefühl beim Schließen der Augen.

Terebinthina

- Bronchiolitis, schläfrig, verstopfte Lungen; spärlicher Urin, dunkel, mit Blut vermischt.
- Typhöse Pneumonie; unerträgliches Brennen *(Canth., Carb-v.)* und Engegefühl der Brust; starke Trockenheit; oder reichlicher Auswurf.
- Hepatisation der Lungen.

Carbo vegetabilis

- Der homöopathische Reanimator.
- Brennen in der Brust, wie durch glühende Kohlen.
- Bronchiolitis.
- Pneumonie im dritten Stadium. Der Patient scheint dem Tode geweiht.
- Übelriechendes Sputum.
- Kalter Atem und Schweiß; *will, daß ihm frische Luft zuge-*

fächelt wird.
- Verlangen nach Luft. Drohende Lähmung der Lungen.
- Kälte des Rachens, des Mundes; Kälte der Zunge.
- Gelb-graues Gesicht; grünlich; hippokratisch.
- Patient kollabiert – „kurz vor dem Tode".

Weitere Pneumoniemittel:

Calcarea carbonica

- Bronchialkatarrhe bei zahnenden Kindern.
- Beseitigt die Pneumonie oder Broncho-Pneumonie bei blassen, fetten Kindern mit „viel schlaffem Gewebe".
- Starke Kopfschweiße während des Schlafes. Kalte, feuchte Füße.
- Rachitische Kinder: großer Kopf und großer Bauch.

Apis

- Ständig das Gefühl (Brust), nicht weiterleben zu können.
- Seelenqual. Das Erstickungsgefühl ist so stark, daß es unmöglich ist, einzuatmen.
- „Exsudative Pleuritis: eines der besten Mittel, um die Resorption (von Exsudaten) zu steigern. Die meisten Fälle werden mit *Apis* und *Sulf.* geheilt."
- *Apis kann keine Hitze vertragen (Puls., Sulf.).*

Sulfur

- Torpider Zustand; *Bry.* hat geholfen, aber er ist noch nicht wieder hergestellt.
- Gewicht auf der Brust. Erröten, ohne daß hohes Fieber vorhanden ist.
- Mangelhafte Reaktion; unterstützt die Resorption.
- Besonders bei dem typischen *Sulf.*-Patienten: zerzauste Haare; streitsüchtig; nicht sehr ordentlich oder sauber; schwitzt leicht; wirft seine Kleider von sich und will nicht zugedeckt werden; sehr rote Lippen.

Psorinum

- Langsame Rekonvaleszenz des Patienten; Frösteligkeit; *übler Geruch*; Zweifel an der Genesung.

- *Psor.* ist wie ein *frostiger Sulf.*-Patient.

Tuberculinum bovinum

- Bei Personen mit *Tuberkulose in der Familiengeschichte* hat es schon viele langwierige Pneumonien rasch beseitigt. (In seltenen Fällen kann es sein, daß eine der anderen Nosoden bei einer solchen Indikation nötig ist.)

Anmerkung: Bei der Behandlung von Pneumonien ist es wichtig, daß man nicht annimmt, die Krankheit sei geheilt, nur weil die Temperatur auf einen fast normalen Wert gefallen ist. Freuen Sie sich erst, wenn der Patient 48 Stunden lang eine normale oder beinahe normale Temperatur aufweist. Man kann nur in Anfangsstadien und bei Patienten, die zuvor gesund waren, annehmen, daß die erste Verschreibung den Fall gänzlich heilt. Es kann erforderlich sein, die Symptomatik erneut aufzunehmen, um eine weitere Verschreibung vorzunehmen.
Zur Erinnerung: Setzen Sie die Behandlung nach einer überstandenen Pneumonie oder Bronchopneumonie fort, damit weitere Erkrankungen vermieden werden.

Asthma

Wichtige Arzneimittel für Asthma bei Kindern sind: *Cham., Ip., Nat-s., Puls., Samb.*
Periodizität und Uhrzeiten sind oft sehr wichtig für die Wahl des Arzneimittels. Berücksichtigen Sie dabei die Sommerzeit.

Arsenicum album

- < in der Nacht; nach Mitternacht. *Um 2 Uhr* (1 – 2 Uhr).
- Periodische Anfälle; spasmodisch.
- < durch kalte Luft (das Gegenteil von *Puls.*).
- Vorwärtsbeugen > *(Kali-c., Kali-bi., Lach., Spong.)*; Schaukeln > *(Kali-c.)*.
- Springt aus dem Bett; < im Liegen; Liegen unmöglich.
- Bewegung <.
- Große Schwäche und Brennen in der Brust.
- *Ars.* ist *ruhelos, ängstlich, voller Furcht. Qualvolle Todesangst (Acon.).*
- < durch Kälte. > durch warme Anwendungen, warme Getränke.
- Trinkt häufig kleine Schlucke.
- Hippokratisches Gesicht.

Kalium carbonicum

- Die schlimmste Zeit ist von *2 – 3 Uhr nachts, um 3 Uhr (Samb.)* oder von 2 – 4 Uhr.
- > beim aufrechten Sitzen; Vorwärtsbeugen; Kopf auf die Knie beugen.
- Schaukeln > *(Ars.)*.
- < im Liegen; Liegen unmöglich *(Ars.)*.
- < beim Trinken; durch Bewegung.
- Empfindung, keine Luft in der Brust zu haben. < bei kaltem Wetter.
- Zugluft < *(Hep., Nux-v.)*.
- Schwellung zwischen Augenbrauen und Oberlidern; säckchenartige Schwellung.

Kalium arsenicosum

- < *um 2 – 3 Uhr* nachts *(Kali-c.)*.

- Berührung <; Geräusche <.
- < durch Wärme.
- < jeden zweiten; jeden dritten Tag.

Aralia racemosa

- Asthma mit Krampfhusten; mit häufigem Niesen; lautes Schnaufen.
- < abends und nachts; Asthma *nach dem ersten Schlaf*; nach kurzem Schlaf; nach einem Nickerchen.
- < im Liegen; würde ersticken, wenn er sich nicht aufsetzt.
- Auswurf warm und salzig.

Sambucus nigra

- *Anfälle um 3 Uhr nachts (Kali-c.).* Muß aus dem Bett springen *(Ars.).*
- Plötzliche nächtliche Anfälle. Das Kind erwacht, setzt sich auf, *wird blau, ringt nach Luft*; scheint fast zu sterben. Dann schläft es wieder ein, um erneut mit einem Anfall aufzuwachen, wieder und wieder.
- Asthma mit Erstickungsanfällen; es kann sich beim Erwachen bessern; Patient schläft in die Beschwerde hinein *(Lach., Aral.).*
- Trockene Hitze beim Einschlafen, reichlicher Schweiß beim Erwachen. (Reichlicher Schweiß beim Einschlafen: *Con.*)

Cuprum

- Spasmodisches Asthma.
- Heftige, plötzliche Anfälle, die eine oder sogar drei Stunden dauern können; der Anfall hört plötzlich wieder auf *(Samb.).* Krampfhafte, spasmodische Atmung. Starkes Schleimrasseln.
- *Je größer die Atemnot, desto stärker werden die Daumen eingeschlagen und von den Fingern in die Handfläche gepreßt.*
- Spasmodisches Asthma mit heftigem, trockenem, spasmodischem, erstickendem Husten.
- Auswurf schmeckt stark metallisch *(Rhus-t.).*

Natrium sulfuricum

- Die schlimmste Zeit ist von *4 – 5 Uhr morgens.*

- < *durch feuchtes Wetter; warme Feuchtigkeit.* (< durch trokkene Kälte: *Acon., Hep., Nux-v.*)
- Heftige Anfälle starker Atemnot. Reichlicher, grünlicher, eitriger Auswurf.
- Atemnot mit Husten und reichlichem Auswurf.
- Asthma bei Kindern; durch feuchtes Wetter; Wohnen in feucht-kalten Räumen; Nachtluft.
- < beim Liegen auf der linken Seite.
- Pneumonie des linken Unterlappens.
- Lockerer Husten mit Empfindung von Wundheit und Schmerz durch die linke untere Brust (rechte untere Brust: *Ars.*). Springt auf *(Ars.)* und hält sich die Brust.

Dulcamara

- Asthma bei feuchtem Wetter. Lockerer Husten, Schleimrasseln.
- < *durch Kälte; feuchte Kälte (Nat-s.)*; Wechsel von warm zu kalt. Durch unterdrückten Schweiß. (*Sulf.* folgt als „chronisches" Mittel.)
- > durch äußere Wärme.

Ipecacuanha

- „Heftige Zustände von Dyspnoe, mit Keuchen, Schwere in der Herzgegend und Angst."
- Asthmatische Bronchitis. Erstickender, würgender Husten; spuckt ein wenig Blut *(Ferr.)*.
- Muß sich in der Nacht aufsetzen, um atmen zu können.
- Ringt am offenen Fenster nach Luft.
- < *durch Wärme*; > durch frische Luft *(Puls.)*.
- „Erstickender Husten; wird steif, das Gesicht wird rot oder blau, würgt oder erbricht dabei." *(Kent)*.
- Kalter Schweiß tropft von Händen und Füßen.

Antimonium tartaricum

- Dyspnoe, muß sich deshalb aufsetzen.
- *Starke Ansammlung von Schleim, mit grobem Rasseln (Ip.).* Die Lungen füllen sich mit Schleim, der nicht hochgebracht werden kann.
- Besondere Beziehung zu Kindern und alten Leuten.

- Erstickende Kurzatmigkeit. Die Brust scheint voll zu sein, doch es wird weniger und weniger herausgebracht *(Zinc.)*.
- Zunehmende Schwäche, Schweiß, Schläfrigkeit, Benommenheit, Reaktionsschwäche.
- Große Schläfrigkeit – fast bis zum Koma.
- Gesicht blaß oder zyanotisch; kalt.
- Übelkeit *(Ip.)* und Abscheu vor Nahrung. Durstlosigkeit.
- < bei feuchtem, kaltem Wetter; Wetterwechsel; im Frühling; beim Liegen nachts; durch Zimmerwärme.
- > durch Aufrechtsitzen; Abhusten; frische Luft.

Aconitum

- *Acon.* setzt plötzlich ein, ist sehr heftig, hoch akut. „Wie ein heftiger Sturm."
- Todesangst; sitzt ganz aufrecht; kann kaum atmen.
- Asthma durch aktive Hyperämie der Lungen und des Gehirns.
- Nach Schreck; durch kalte, trockene Winde *(Hep., Spong.)*.
- Große Furcht, Angst, Ruhelosigkeit. „Ich werde sterben."
  Ängstliche, kurze, erschwerte Atmung.
  (Mit hervorgestreckter Zunge: *Psor.*).
  „Niemals *Acon.* bei Beschwerden geben, die langsam und mit Ruhe einsetzen."
- Beschwerden durch Schreck; Schock; Ärgernis; kalte, trokkene Winde.

Spongia

- Asthma cardiale; schwerste Form von Asthma. Ängstlichkeit, Todesfurcht *(Acon.)*.
- Trockenheit der Luftwege; Pfeifen, Keuchen; selten Rasseln.
- Trockener, kruppartiger Husten.
- Muß sich aufsetzen, sich vorbeugen *(Ars., Kali-c.)*.
- Eine Weile nach dem Anfall bildet sich zäher, weißer Schleim, der schwer abzuhusten ist.
  Empfindung, *wie durch einen Schwamm zu atmen.*
- < durch trockene, kalte Winde *(Acon., Hep.)*.

Kalium nitricum

- Asthma mit heftiger Atemnot. Schnelle Atmung, dabei

nach Luft ringend.
- Übelkeit; Ohnmachtsschwäche.
- *Durstig, kann aber* - wenn überhaupt – *nur schlückchenweise zwischen den Atemzügen trinken*; Schlürfen von Wasser >.
- Dumpfe Stiche oder brennender Schmerz in der Brust.
- Äußere Kälte, inneres Brennen.

Stramonium

- *Heftigkeit. Gesicht gerötet; starrender Blick.*
- Verlangen nach Licht und Gesellschaft; kann nicht allein sein, besonders nachts.
- < in der Dunkelheit, beim Alleinsein; auch durch zu helles Licht; durch Sehen ins Licht.

Chamomilla

- Asthma nach einem *Zornesausbruch (Ars., Rhus-t., Ign.).*
- Erstickende Atemnot; Enge der Brust. „Die Brust dehnt sich nicht weit genug aus."
- > *durch Zurückbiegen des Kopfes*; in frischer Luft; durch Trinken von kaltem Wasser.
- Harter, trockener Husten; hustet im Schlaf (*Arn., Lach.* usw).
- Husten, wenn zornig.
- Unduldsam, reizbar und launisch. Eine Wange gerötet.
- [Kinder wollen umhergetragen werden.]

Ferrum

- Asthma nach Mitternacht; muß sich aufsetzen.
  > *durch langsames Umhergehen und Sprechen.*
- Erstickungsanfälle mit warmem Hals und Körper, aber kalten Extremitäten.
- Brustbeklemmung durch Blutandrang zur Brust. Auswurf von Blut *(Ip.).*

Apis

- „Husten ist unmöglich, da sonst alles bersten oder zerreißen würde." Alles sehr angespannt.
- Der Hals fühlt sich wie zusammengeschnürt an; Erstickungsgefühl; *kann nichts um den Hals vertragen (Lach.).*

- *Warmes Zimmer ist unerträglich.* Warme Getränke <, Ofenhitze <.
- > *durch Kälte.*
- „Als ob jeder Atemzug sein letzter sei."
- < durch Vor- oder Zurückbeugen.
- Anfälle mit Heftigkeit und Schnelligkeit.

Cactus

- *Brust zusammengeschnürt, zusammengepreßt*; als ob die Dehnung des Brustkorbes durch ein eisernes Band verhindert würde.
- Blutansammlung in der Brust – kann sich nicht hinlegen.
- Asthma cardiale *(Aur., Naja, Lach.).*

Lachesis

- Kann im Schlaf auftreten, ohne daß der Patient erwacht *(Sulf.).*
- *Erstickungsanfälle während des Schlafs; beim Einschlafen; beim Erwachen; nach dem Schlaf (Samb.).*
- > durch Vorbeugen *(Ars., Kali-c.).*
- Bedecken des Mundes, der Nase, Berührung des Halses unerträglich.
- Bewegen der Arme <.
- Möchte Fenster und Türen geöffnet haben *(Apis, Puls.).*
- Asthma cardiale *(Cact., Aur., Naja)*; kann nicht auf der linken Seite liegen.
- Der typische *Lach.*-Patient sieht purpurn aus, ist schwatzhaft, argwöhnisch, eifersüchtig.

Naja tripudans

- *Ein großes Asthmamittel, besonders bei Asthma cardiale (Cact., Aur., Lach.).*
- Das Atmen ist so beschwerlich, daß der Patient nicht liegen kann.
- Nervöses Herzklopfen; kann aufgrund der Erstickung nicht sprechen.
- Erwacht mit Erstickungsgefühl, ringt nach Luft *(Lach.).*
- Liegen auf der linken Seite ist unmöglich.
- „Unser nützlichstes Mittel für symptomarme Zustände, die

vom Herzen herrühren."

Aurum

- Erstickungsanfälle mit spasmodischer Konstriktion der Brust.
- Asthma durch Kongestion der Brust.
- Gesicht bläulich rot, zyanotisch.
- Herzklopfen; fällt in Ohnmacht.
- Kardiale Dyspnoe.
- *Tiefste Depression; Hoffnungslosigkeit; Suizidneigung.*
- < durch feuchte Wärme *(Nat-s., Lach., Carb-v.).*

Lobelia

- Extrem erschwerte Atmung durch Konstriktion der Brust *(Cact.).*
- Atemnot *hysterischer* Genese.
- Asthma mit der Empfindung eines Klumpens in der Herzgrube; über dem Sternum.
- < *durch die geringste Kälteeinwirkung während des Anfalls.*
- Gefühl, als würde das Herz aufhören zu schlagen.
- Tiefes Atmen erleichtert den Druck im Epigastrium.
- Den Anfällen geht häufig ein Prickeln der Haut voraus, das sich bis in die Finger und Zehen erstrecken kann.
- < durch die leichteste Bewegung.
- Der Urin ist von tiefroter Farbe, enthält reichlich rotes Sediment.

Ambra grisea

- Erschwerte Atmung mit Herzsymptomen.
- Asthmatische Dyspnoe; durch jede kleine Anstrengung; *durch Musik; durch Erregung.*
- Asthma alter Menschen; bei Kindern.
- Heftiger spasmodischer Husten mit Aufstoßen.
- Auftreibung mit viel Flatulenz; < nach dem Essen.
- < *durch Anwesenheit anderer Personen.* Stuhl und Urin kann der Patient nur lassen, wenn er ganz alleine ist *(Nat-m.).*
- Altershysterie.

Nux vomica

- Asthma durch jegliche Magenstörung; *verbunden mit un-*

vollkommener und langsamer Verdauung. „Irgend etwas bekommt dem Patienten nicht, und schon bekommt er jede Nacht sein Asthma."
- *Nux-v.* ist überempfindlich; gegen Geräusche, Licht, den leichtesten Luftzug.
- Reizbarkeit.
- Verlangt nach Stimulanzien.
- < morgens; nach dem Essen; durch kalte Luft.

Lycopodium
- *Asthma mit starker Auftreibung.* Gefühl, der Bauch wird bersten; muß die Kleidung lockern.
- Asthma und Dyspnoe bei katarrhalischen Zuständen der Brust.
- Stirn gerunzelt. Fächerartige Bewegung der Nasenflügel.
- Unfähig, Schleim auszuwerfen *(Zinc.).*
- Verschlimmerungszeit 16 – 20 Uhr.

Carbo vegetabilis
- Asthma mit starker Auftreibung des Bauches.
- Hoffnungslose Fälle; der Patient scheint zu sterben.
- Verlangen nach frischer Luft; möchte Luft zugefächelt haben.
- Kälte und Kollaps. Kaltes Gesicht, kalter Atem.
- Alte geschwächte Patienten mit zyanotischer Haut.
- Asthma *seit einer vorangegangenen Krankheit,* z. B. Keuchhusten, [nach Unterdrückung von Hautausschlägen *(Puls.)* etc.]

Bromum
- *Asthma bei Seeleuten, sobald sie an Land gehen.*
- Asthma dicker blonder Kinder vom *Puls.*-Typ, wenn *Puls.* versagt.
- Krampfhaft; Giemen, Rasseln. Stimmritzenkrampf.
- „Kann nicht tief genug atmen." Muß sich aufsetzen. Zusammenschnürung.
- Als ob die Luftwege voller Rauch wären."
- Eigentümliches Symptom: Kälte im Kehlkopf.
- < durch Staub.

Sulfur

- Dyspnoe und Schwere auf der Brust (mehr chronische Fälle); Empfindung einer Last oder eines Bandes um die Brust.
- „Jede Erkältung endet mit Asthma." (*Dulc.*; das tiefer wirkende Folgemittel kann *Sulf.* sein.)
- Hitze in der Brust, Rasseln; *besonders um 11 Uhr vormittags.*
- *Sulf.* ist warm; hungrig; verlangt nach Fett, Süßigkeiten. Deckt sich auf oder streckt die Füße aus dem Bett.
- „Der zerlumpte Philosoph."

Psorinum

- Asthma; ängstliche Dyspnoe und Herzklopfen.
- < durch Aufsitzen, > im Liegen. *Je weiter die Arme abgespreizt werden können, deso besser kann er atmen.*
- < an der frischen Luft.
- „Die kalte Version von *Sulf.*"
- Durch unterdrückte Ausschläge *(Ars., Sulf.).*

Pulsatilla

- Nach Unterdrückung eines Hautausschlages *(Ars.)*, der Menses; bei Hysterie.
- < *abends*; nach dem Essen.
- „Als ob Hals und Brust zusammengeschnürt wären, oder als ob Schwefeldämpfe eingeatmet worden sind." (Luftwege „voller Rauch": *Brom.*)
- *Puls.* ist von sanfter Gemütsart, weinerlich, verlangt nach Trost, ist anlehnungsbedürftig.
- *Wärme wird nicht vertragen. Verlangen nach frischer Luft (Sulf.).*
  Ist nicht hungrig; hat keinen Durst.
- Wechselhafte Symptome, geistig und physisch.

Silicea

- „Feuchtes Asthma." Grobes Rasseln; die Brust scheint voller Schleim zu sein; als ob er ersticken würde.
- „Asthma alter Sykotiker oder deren Kinder. Blaß, wächsern, anämisch, mit Entkräftung und Durst." *(Kent).*
- Asthma durch unterdrückte Gonorrhoe *(Thuj.)*; durch

unterdrückten Schweiß oder Fußschweiß.
- < *durch Kälte; Luftzug; Gewitter.*
- *Durch unterdrückten Schweiß oder Fußschweiß.*
- Reichlicher Kopfschweiß (in der Nacht).

Zincum

- Kann nicht abhusten; > wenn Auswurf möglich ist.

Kalium bichromicum

- Fadenziehender Schleim; zäh, klumpig.
- < durch Kälte, Feuchtigkeit

Tuberculinum

- Personen mit Tbc in der Vorgeschichte bzw. in der Familienanamnese.
- Erkältet sich, sobald er frische kalte Luft atmet.

Drosera

- Asthma bei Patienten mit Tbc in der Vorgeschichte bzw. der Familienanamnese; nach Keuchhusten.
- Asthma mit heftigem Husten.
- Krampfartige und zusammenziehende Schmerzen in Abdomen, Hals, Brust etc.
- < nachts.

Thuja

- Kurzatmig durch Schleim in der Trachea *(Ars., Ant-t., Hippoz.)*, durch Völle und Zusammenschnüren im oberen Abdomen.
- Empfindung von Adhäsion der Lungen.
- Fällt in Schlaf.
- Nach Pockenimpfung; üble Folgen von Pockenimpfung.
- Nach Gonorrhoe; oder übelriechenden grünen Absonderungen.
- Grünlicher Auswurf *(Nat-s.)*.
- Reichliche Schweiße; süßlich, beißend, widerlich. Eigentümliches Symptom: *Schweiß nur an unbedeckten Körperteilen.*
- < bei feuchter Kälte *(Nat-s.)*; um 3 Uhr *(Kali-c.)*, 15 Uhr.

- Ein linksseitiges Mittel. „Folgt oft als chronisches Mittel nach *Ars.*"

Medorrhinum

- Asthma; erstickend, durch Schwäche oder Spasmen der Epiglottis.
  Kehlkopf verschlossen, so daß keine Luft eintreten kann.
- > *nur durch Liegen auf dem Gesicht; und Herausstrecken der Zunge.*
- > *an der See (Brom.).*
- Asthma bei Patienten mit Gonorrhoe in der Vorgeschichte *(Thuj.).*

Syphilinum

- < *nachts.* „Die Nacht ist die schrecklichste Zeit."
- Bei syphilitisch aussehenden Kindern.
- *Anfälle nur des Nachts*; nach dem Hinlegen; während eines Gewitters.
- < von Sonnenuntergang bis Sonnenaufgang.
- Sonderbare Empfindung, als ob das Brustbein zur Wirbelsäule gezogen würde ("als ob der Nabel zur Wirbelsäule gezogen würde": *Plat., Plb.*).

Magenbeschwerden und Verdauungsstörungen

Nux vomica

- Fauliger oder bitterer Geschmack im Mund, wobei Nahrung und Getränke ihren richtigen Geschmack beibehalten.
- Abneigung gegen Nahrung.
- Fehlender Appetit und ständige Übelkeit.
- Abneigung gegen das gewohnte Tabakrauchen und Kaffeetrinken.
- Bittere oder saure Flüssigkeit wird aufgestoßen.
- Morgendliche Übelkeit *(Sep.)*; nach dem Mittagessen; Übelkeit nach dem Essen.
- Neigung zu Erbrechen.
- Zusammenziehende, drückende Magenschmerzen.
- Zusammenziehende Schmerzen des Abdomens.
- Magenregion aufgetrieben und druckempfindlich.
- Blähungskolik im oberen Abschnitt des Abdomens, abends, im Liegen.
- Blähungen steigen nach oben und erzeugen Druck unter den kurzen Rippen.
- Auftreibung und Flatulenz nach dem Essen *(Lyc.)*; unmittelbar nach dem Trinken.
- Schneidende Bauchschmerzen mit Neigung zu Erbrechen; als ob Diarrhoe einsetzen würde.
  Sauer riechender und schmeckender Schleim wird erbrochen.
- Verstopfung durch unregelmäßige Peristaltik des Darmes: häufiger, erfolgloser Stuhldrang; oder Ausscheidung nur kleiner Mengen Stuhl bei jedem Versuch.

  Der typische Nux-v.-Patient ist:
- *Sehr frostig, es geht ihm* < durch Kälte.
- Peinlich genau *(Ars.)*, vorsichtig, ehrgeizig.
- Leicht aufgeregt, ärgerlich, sogar gehässig und boshaft.
- Leicht beleidigt.
- Ängstlichkeit; Traurigkeit; schimpft wütend.
- Überempfindlichkeit gegen Geräusche, gegen das geringste Geräusch; gegen starke Gerüche, helles Licht, Musik. Empfindet alles zu stark: Musik, Geräusche etc.
- Es kann eine suizidale Tendenz vorhanden sein, er fürchtet

sich jedoch vor dem Sterben.
- Empfindsamkeit; Nervosität; *Frostigkeit.*
- < durch trockene Winde, Ostwinde. > durch warmes, feuchtes Wetter (*Acon., Asar., Bry., Caust., Hep., Kali-c.* etc.)
- Krämpfe durch Störungen der Peristaltik. Umgekehrte Peristaltik.

Pulsatilla

- Geschmack im Mund, wie von faulem Fleisch, mit der Neigung zu erbrechen.
- Abneigung gegen Butter, gegen *Fett* jeder Art.
- Galliges Aufstoßen, abends.
- Geschmacksverlust bei allen Nahrungsmitteln. *Durstlosigkeit.*
- Häufiges Aufstoßen; hat den Geschmack der zuvor aufgenommen Nahrung.
- Gefühl von Übelkeit im Bereich des Epigastriums, besonders nach dem Essen und Trinken.
- Neigung zu Erbrechen, begleitet von einem Knurren und Rumpeln im Bereich unterhalb der Rippen.
- Drückende und ziehende Schmerzen im Magen, morgens.
- Blähungskolik unmittelbar nach dem Essen; schmerzhaftes Rumpeln der Blähungen, besonders im oberen Teil des Abdomens.
- Morgendlicher Blähungsabgang mit schneidenden Schmerzen im Abdomen.
- Bauchschmerzen, als ob Diarrhoe einsetzen wollte, wobei nur normaler Stuhl ausgeschieden wird.
- Stuhldrang – Stuhl ist weich, mit Schleim.
- Häufige schleimige Stühle, begleitet von etwas Blut.
- Übler Geschmack; Trockenheit des Mundes, ohne Durst.
- < durch Teigwaren, Kuchen, schwere und fettige Speisen.
- Kein Appetit; kein Durst; keine Verstopfung.

Der typische Puls.-Patient ist:

- Mild, gutmütig, nachgiebig; zu Tränen geneigt: kann ihre Symptome vor lauter Weinen kaum schildern.
- Blond, blauäugig; neigt zu stillem Kummer mit Ergebenheit.

- Sehr gewissenhaft in geschäftlichen Dingen. Liebt gleichförmige Arbeit; mag es nicht, wenn man sie drängt.
- Wechselhaftigkeit in allen Dingen: Wechselhaftigkeit der Stimmung; der Schmerzen, die von Gelenk zu Gelenk wandern; der Beschaffenheit des Stuhls; der Menstruation etc.
- *Puls.* ist empfindlich gegen Wärme.
- < in einem warmen Zimmer, durch warme Anwendungen.
- > in kühler, frischer Luft; durch langsames Gehen.
- Die *Puls.*-Schmerzen werden von Frostigkeit begleitet.
- Verlangen nach Zuwendung und Aufmerksamkeit.
- „Nicht passend für Personen, die ihre Entschlüsse schnell fassen und ebenso schnell handeln." (Gegensatz von *Nux-v.*)

Sepia

- Übelkeit. Morgendliche Übelkeit *(Nux-v.).*
- Übelkeit nach dem Essen, oder wird häufig durch Essen gebessert.
- Morgendliches Erbrechen von Nahrung und Galle.
- Übelkeit und morgendliches Erbrechen während der Schwangerschaft *(Ip.).*
- Eigentümliches Gefühl von Schwäche, sinkender Leere und Hinfälligkeit in der Magengrube *(Sulf.).*
- Absacken der Eingeweide. Herabsacken der Beckenorgane *(Lil-t.).*
- Abneigung gegen Speisen: Fleisch, Fett, Brot; (während der Schwangerschaft) gegen Milch, die Diarrhoe hervorruft.
- Übelkeit durch den Geruch von Speisen und Gekochtem (*Colch.*, *Ars.* etc.).

Charakteristische Symptome:

- Gleichgültigkeit; Gleichgültigkeit gegen geliebte Personen *(Phos.).*
- Will weglaufen; will allein sein *(Nat-m.).*
- Verabscheut Zuwendung und Trost *(Nat-m.).* Abneigung zu sprechen, über andere zu sprechen. Haßt Lärm.
- Hitzewallungen mit Schweißen und Schwächegefühl. Allgemeine Erschlaffung, geistiger und physischer Art.
- Schwächegefühl; beim Knien und Stehen.
- Häufig gelblicher Sattel im Gesicht, der sich über Nase und

Wangen erstreckt.

Ipecacuanha

- Übelkeit mit leerem Aufstoßen und starkem Speichelfluß. *Erbrechen.*
- Erbrechen bei gleichzeitig sauberer Zunge.
- Ständige Übelkeit, die nicht durch Erbrechen gebessert wird.
- Gefühl, als würde der Magen erschlafft im Bauch herabhängen.
- Umklammerungsgefühl im Abdomen, wie durch eine Hand; besonders in der Nabelgegend.
- Dünne, gärende Stühle.
- Schmollend; lehnt alles ab; möchte, daß die anderen sich um nichts kümmern.

Phosphorus

- Extremer Durst. Durst auf kalte Getränke.
- Aufstoßen von Nahrung. Leeres Aufstoßen.
- Übelkeit. Erbrechen. *Brennen im Magen (Ars.).*
- Durst auf kaltes Wasser. (Oder: kann kein Wasser trinken, sogar der Anblick verursacht Übelkeit und Erbrechen. Muß beim Baden die Augen schließen.)
- Wasser wird erbrochen, sobald es im Magen warm geworden ist.
- Gefühl der Hinfälligkeit, als ob der Magen entfernt worden sei.
- Schwäche, Leere, Hinfälligkeit im gesamten Abdomen.
- Magenschmerzen, > durch kalte Nahrung, durch Eiscreme.
- Reichliche Diarrhoe. Blutige Stühle.
- Erschlaffung des Schließmuskels: unwillkürlicher Abgang von Stuhl. Stuhl sickert durch den offenen Schließmuskel (vergleiche *Apis*).

Der typische Phos.-Patient ist:

- Groß, dünn, ein künstlerischer Typ. Feines, dunkles Haar.
- Blutungsneigung, helles Blut. Kleine Wunden bluten stark. Bekommt schnell blaue Flecke.
- Verlangen nach Salz, nach kalten Getränken, nach Eis.
- Furcht vor dem Alleinsein, vor Dunkelheit, vor Gewitter;

hat des Gefühl, „jemand stünde hinter ihm".
- > durch Reiben; durch kurzen Schlaf *(Sep.)*.
- Brennen: im Magen, in den Därmen, entlang der Wirbelsäule, zwischen den Schulterblättern *(Lyc.)*.
  (Das Brennen bei *Ars.* wird durch Hitze >, unabhängig davon, wo es auftritt; es unterscheidet sich dadurch von *Phos.*)
- Antwortet langsam. Gleichgültig gegenüber geliebten Personen *(Sep.)*.

Arsenicum album

- *Brennende* Schmerzen im Magen, werden durch Hitze > (Gegenteil von *Phos.*).
- Brennende, heftige Schmerzen, wie durch glühend heiße Kohlen.
- Empfindlichkeit des Epigastriums gegenüber der leisesten Berührung.
- Im Bereich des Epigastriums wird starke Ängstlichkeit empfunden.
- Akute Gastritis; schmerzhaftes Erbrechen grasgrüner, fester Teile; oder von Flüssigkeiten; oder nach dem Trinken.
- Bluterbrechen, häufig zusammen mit schwarzen Stühlen.
- Heftige Schmerzen im Abdomen mit großer Seelenqual: wälzt sich auf dem Boden und verzweifelt an seinem Leben.
- Periodisch wiederkehrende Koliken.
- Brennen in den Därmen. Auftreibung des Abdomens.
- Das große Mittel bei *Ptomainvergiftungen.*
- Die brennenden Schmerzen von *Ars.* > sich durch Hitze, unabhängig von ihrer Lokalisation.
- Diarrhoe < nach Mitternacht und nach dem Essen, mit starker körperlicher Entkräftung.
- Erbrechen und Stuhlgang können gleichzeitig auftreten.
- Intensiver Durst: trinkt in *kleinen* Schlucken. Verlangen nach kalten Getränken, die nicht vertragen werden.
  Charakteristische Symptome:
- Starke seelische Qual. Ängstliche Ungeduld.
  Große Ängstlichkeit; große Ruhelosigkeit; große Erschöpfung.
- Nächtliche <: nach Mitternacht; von 1 bis 3 Uhr.
- < durch kalte Luft, kalte Getränke, kalte Anwendungen.

Chamomilla

- Fauliger Mundgeruch nach dem Essen. Speichelfluß.
- Die Schmerzen werden durch Aufstoßen <.
- Aufgetriebenheit nach dem Essen, mit Hitze des Gesichtes.
- Eingeklemmt Blähungen. Galleerbrechen.

Charakteristische Symptome:

- Patient reagiert plötzlich boshaft, gereizt und grob.
- Stöhnt, weint und jammert im Schlaf.
- Schaudern in kalter Luft. Rötung einer Wange.
- Brennende Wangen mit vorübergehender Starre des Körpers, abends.
- Extreme Unruhe, wirft sich ängstlich umher, mit reißenden Schmerzen im Abdomen.
- Heult aufgrund einer kleinen oder eingebildeten Beleidigung, die möglicherweise schon lange zurückliegt *(Staph.)*.
- Verlangt dieses oder jenes, lehnt es dann wieder ab oder wirft es weg *(Staph.)*.
- Überempfindlich gegen Schmerzen. *"Nicht passend für Menschen, die ihre Schmerzen ruhig und geduldig ertragen können."*

Sulfur

- Brennen im Magen. (*Phos.*, *Ars.*; *Phos.* verlangt nach kalten Getränken, Eis; *Ars.* verlangt nach heißen Getränken.)
- Gefühl von Leere und Schwäche (Magen) gegen 11 Uhr.
- Starker Appetit: Verlangen nach Nahrung um 11 Uhr vormittags.
- Oder: Trinkt wenig, ißt jedoch viel. < durch Milch.
- Verlangen nach Süßigkeiten, Fett, Alkohol, Bier und Ale.
- Neigt zu frühmorgendlicher Diarrhoe.
- Der typische *Sulf.*-Patient erfährt eine < durch Hitze; kann Kleidung bzw. deren Gewicht nicht ertragen.

Natrium carbonicum

- „Gefräßige Menschen; lieben Süßigkeiten und Knabbereien."
- Sehr starke Flatulenz: ständiges Aufstoßen bei übersäuertem Magen und Rheumatismus.
- > durch Essen. Patient ißt, wenn er fröstelt, und erwärmt

sich dadurch.
- Hinfälliges Gefühl und Schmerzen im Magen, die ihn zum Essen treiben (Gegen 11 Uhr: *Sulf.*)
- Müdigkeit und Schwäche des Geistes und des Körpers. Nervöse Erschöpfung. Verwirrung. Schlecht gelaunt.
- Kann Milch nicht verdauen; *Diarrhoe durch Milch.*
- Flatulenz und Durchfall durch stärkehaltige Nahrungsmittel.

(Patienten, die einen hohen Bedarf an Bikarbonat haben, um ihre Hyperazidität zu neutralisieren, was vorübergehende Erleichterung bringt. Wenn diese Indikation besteht, entfaltet es als potenziertes Mittel eine Heilwirkung.)

Bryonia

- Drücken im Magen nach dem Essen. Es ist, als läge dort ein Stein, der ihn übellaunig stimmt.
- Der Magen ist sehr empfindlich gegen Berührung und Druck.
- Erbrechen: von Galle; der Speisen, die zuvor gegessen wurden.
- Trockener Mund; weiß belegte Zunge; Durst auf große Mengen in langen Abständen (vergleiche *Phos.*).
- Der Patient kann keinerlei Störungen ertragen, weder psychischer noch physischer Art.
- Kann sich nicht im Bett aufrichten, da er sich dadurch schwach und übel fühlt.
- > durch völlig ruhiges Liegen und wenn er allein gelassen wird.
- Stühle trocken, hart, wie verbrannt; dunkel.
- Übelkeit beim Gehen; durch die geringste Bewegung.
- Abnormer Hunger oder Appetitverlust.
- Verlangen nach Saurem, Süßigkeiten, Austern etc.

Charakteristische Symptome:
- < durch Bewegung. Trockenheit der Schleimhäute. Stechende Schmerzen, die durch Bewegung hervorgerufen werden.
- Ängstlich; reizbar.
- Träumt von Streitigkeiten und von geschäftlichen Dingen.

Antimonium crudum

- Ein charakteristisches Symptom ist der *dicke, weiße Zungenbelag (Bry.).*
- Verdorbener Magen durch Genuß unverträglicher Nahrung. Bekommt leicht Verdauungsstörungen.
- Magenkatarrh: Übelkeit und Erbrechen.
- Ekel gegen Essen und Trinken.
- Verlangen nach Saurem, Pickles. < durch Essig.

Der typische Ant-c.-Patient ist:

- Sentimental; zänkisch; will weder berührt noch angeschaut werden.

Colocynthis

- Häufiges Erbrechen. Erbrechen durch *Schmerzen.*
- Ärger oder Kummer führen zu extremen Schmerzen, die an jedem Körperteil auftreten können und Erbrechen hervorrufen.
- Quälende Schmerzen im Abdomen, die *nur durch Zusammenkrümmen und starken Druck auf den Bauch* > werden.
- Koliken, werden > durch Hitze und Druck *(Mag-p.).*

Robinia

- Ein großartiges Mittel gegen Sodbrennen und Übersäuerung.
- Alles verwandelt sich in Säure.
- „Das zentrale Schlüsselsymptom von *Rob.* ist *Hyperazidität*, besonders bei nächtlicher Verschlimmerung."

Lycopodium

- Völlegefühl, Flatulenz, Auftreibung des Magens und Abdomens *(Arg-n., Chin.).*
- Unwohlsein, Druck, Empfindlichkeit, Schweregefühl im Magen nach wenigen Bissen. *Muß seine Kleidung lockern.* Sehr empfindlich in diesem Bereich.
- Plötzliches, schnelles Völlegefühl. Der Appetit verschwindet nach dem ersten Bissen; *oder* der Appetit steigert sich beim Essen.
- Hyperazidität – Sodbrennen.

- Typische nervöse Dyspepsien bei Menschen mit geistiger Tätigkeit, setzen nachmittags ein und bessern sich gegen Abend, wenn sie nach Hause zurückkehren und zur Ruhe kommen – werden häufig nur empfunden, wenn sie abends ihr Büro verlassen.
- Kopfschmerzen durch Hunger.

Der typische Lyc.-Patient:
- Verlangt nach Süßigkeiten *(Arg-n.)*, nach heißen Getränken.
- < durch kalte Nahrung, blähende Nahrung, Kohl, Zwiebeln, Austern.
- Fühlt sich allgemein morgens >.
- < *von 16 bis 20 Uhr* ist sehr typisch für *Lyc.*; auch bei fieberhaften Zuständen und Pneumonien.
- < nachmittags und abends, später >.
- Ist gerne allein und fürchtet sich vor dem Alleinsein. „Möchte allein sein, solange jemand nebenan ist."
- Eines der Mittel mit Erwartungsspannung. Fürchtet Prüfungen, öffentliches Reden, Singen.
- Bei *Lyc.* überwiegt der Intellekt gegenüber dem Physischen. Es ist der Intellekt, der leicht leidet – das Gedächtnis etc.

Argentum nitricum

- Flatulente Dyspepsie (*Lyc., Carb-v.* etc.).
- Magenbeschwerden, die von Aufstoßen begleitet werden.
- „Muß nach jedem Mahl aufstoßen, als ob der Magen platzen wolle; erschwertes Aufstoßen, bis schließlich Luft unter lauten Geräuschen und mit Gewalt hervorstößt."
- Unwiderstehliches Verlangen nach Zucker und Süßigkeiten.
- Flüssigkeiten „fließen direkte durch ihn hindurch".
- Rote, schmerzhafte Zungenspitze, geschwollene Papillen.

Charakteristische Symptome:
- Besorgnis. Erwartungsspannung ruft Diarrhoe hervor *(Gels.)*. Prüfungsangst *(Aeth.)*.
- Seltsame Ängste: vor hochgelegenen Orten; vor Häuserekken; daß Wände über ihm zusammenstürzen. <, wenn irgendwo eingeschlossen; in engenRäumen.
- Ständig in Eile. Muß schnell gehen *(Lil-t.)*.

Carbo vegetabilis

- Starke Auftreibung des Abdomens durch Luftansammlung.
- Einschnürende und krampfartige Schmerzen durch Auftreibung hervorgerufen.
- Aufstoßen und übersäuerter Magen.
- Brennen im Magen; Ängstlichkeit; Auftreibung.
- Ständiges Aufstoßen, Flatulenz, Sodbrennen.
- Wenn er ißt oder trinkt, hat er das Gefühl, als würde das Abdomen platzen (*Chin.* etc.).
- < im Liegen.
- Abneigung gegen Fett und Milch.
- Verlangen nach Kaffee *(Bry.)*, sauren, süßen und salzigen Dingen *(Arg-n.)*.
- „Abneigung gegen die am leichtesten verdaulichen Speisen und gegen die hochwertigsten Arten von Lebensmitteln." „Ganz wild auf Hackfleischpasteten."
- > durch *Aufstoßen*; Kopfschmerzen > sich durch Aufstoßen; Rheumatismus und andere Leiden > sich durch Aufstoßen. Ständiges Aufstoßen.
- Erröten des Gesichtes bis zum Haaransatz nach kleinen Mengen Wein.
- Frostige Patienten mit Verlangen nach frischer Luft. *Kälte.*
- Brennen. Innerliches Brennen bei äußerlichem Kältegefühl.
- „Träge, faul, gedunsen, voll, aufgetrieben, geschwollen, kurzatmig." „Große, erschlaffte Venen."

Carbo animalis

- Die rasche und wunderbare Erleichterung bei Auftreibungen des Abdomens nach Operationen desselben, die sich nach einer Gabe *Carb-an.* 200 einstellt, muß man gesehen haben, um sie glauben zu können.

Colchicum

- Starker Meteorismus *(Lyc., Carb-v., Carb-an., Chin.)*.
- Abneigung gegen Nahrungsmittel: Abscheu bei dem Anblick und schlimmer noch bei dem Geruch von Speisen *(Sep., Ars.)*.
- Der Geruch von Fisch, Eiern, Fett, Fleisch und Bouillon verursacht Übelkeit bis hin zur Ohnmacht. Der Geruch

kochender Speisen erzeugt extreme Übelkeit.
- Starke Auftreibung des Abdomens.
- Heftiges Brennen im Epigastrium.
- Er hat das Gefühl, sein Leiden nicht ertragen zu können. Äußere Eindrücke, wie Licht, Geräusche, starke Gerüche, Berührung, beeinflussen seine Stimmung *(Nux-v.)*.
- Gichtige Patienten. < durch extreme Hitze oder Kälte.

Asa foetida

- Bei Dyspepsien: „Wenn man einmal einen typischen *Asaf.*-Fall gesehen hat, fragt man sich, wo die ganze Luft herkommt: sie wird in großen Mengen aufgestoßen."
  „Der Abgang von Wind klingt wie kleine Knallerbsen, die fast sekündlich explodieren."
- Lautes Aufstoßen: Die Luft wird nicht nach unten weitergeleitet, sondern nach oben.
- Übelriechend.
- *Asaf.* ist in jeder Beziehung übelriechend, „entsetzlich übelriechende" flüssige Stühle; höchst abscheulicher Geruch.
- Kurzatmige, venöse, livide Gesichter. *Asaf.* ist „fett, schlaff und livid".
- Hysterische Krämpfe im Ösophagus und in der Trachea.

Graphites

- Abneigung gegen tierische Nahrung und gegen süße Speisen.
- Zusammenschnürende oder *nagende* Schmerzen im Magen; im leeren Magen; wird durch Essen >.
- Schmerzen im oberen Abdomen. Starke Auftreibung im oberen Abdomen.
  Die drei charakteristischen Symptome bei Magenbeschwerden von *Graph.* sind:
- > *durch Essen.*
- > *durch heiße Speisen und Getränke (Chel.).*
- > *durch Hinlegen.*

Ornithogalum

- *Dr. Robert Cooper's* wenig geprüftes, jedoch wertvolles Mittel bei Magengeschwüren, sogar bösartiger Natur.

- Auftreibung des Magens und des Abdomens.
- Aufstoßen großer Mengen übelriechender Luft.
- Muß seine Kleidung lockern.
- Krümmt sich vor Schmerzen. Nächtliche < der Schmerzen, die sich zum Herzen und zu den Schultern ausbreiten.
- Gefühl, als ob ein eiserner Klotz durch den Magen und die Brust gezwängt würde.
- *Cooper* sagt: „Bei denjenigen, die empfänglich dafür sind, wirkt *Ornith.* unmittelbar auf den Pylorus, verursacht dort eine schmerzhafte, spasmodische Zusammenschnürung und eine Auftreibung des Duodenums, wobei die Schmerzen unweigerlich zunehmen, wenn die Nahrung versucht, über den Pylorus aus dem Magen zu gelangen." *Cooper* gab eine einzige Gabe der Urtinktur (diese ließ er mehrere Wochen wirken).

Obstipation

Nux vomica

- Ständiger, erfolgloser Stuhldrang; oder eine kleine Menge Stuhl wird unter Anstrengung ausgeschieden, wobei anschließend das Gefühl besteht, daß noch Stuhl im Rektum verblieben ist.
- Ständiges Gefühl einer unvollständigen Entleerung.
- Erfolgloser Stuhldrang.
- Reißende, stechende und zusammenschnürende Schmerzen, wie durch Stäbchen in Rektum und Anus, nach einer Mahlzeit; insbesondere nach geistiger Anstrengung und Studium (vergleiche *Caust.*).
- Ausscheidung von hellem Blut mit dem Stuhl, begleitet von Einschnürungs- und Zusammenschnürungsgefühl während des Stuhlgangs.
- *Nux-v.* ist das Mittel für Menschen mit sitzender Lebensweise; Studierende; überempfindliche und *reizbare* Menschen.
- Obstipation (und Kolik) aufgrund von *unregelmäßiger Peristaltik.* Spasmodische Zusammenschnürung *(Stry.)*, wodurch der Darminhalt gleichzeitig nach oben und nach unten bewegt wird.

Strychninum

- Hartnäckige Verstopfung mit kneifenden Schmerzen *(Nux-v.)*.

Bryonia

- Chronische Obstipation, mit heftigen Kopfschmerzen.
- Kein Stuhldrang; oder Drang, wobei mehrere Versuche notwendig sind, bis der Stuhl abgeht.
- Unbefriedigender Stuhlgang, nach großer Anstrengung, mit Blutandrang zum Kopf. (Nasenbluten: *Coff.*)
- Harte, dunkle, trockene Stühle; wie verbrannt *(Sulf.)*.
- Stuhl ist zu dick, zu groß *(Sulf.)*.
- Verlegung des Darmes durch verhärtete Faeces.
- Aufgetriebenes Abdomen; rumpeln und schneiden, den noch hartnäckige Obstipation. Nach dem Stuhlgang lange

bestehen bleibendes Brennen im Rektum *(Thuj.)*.
- *Bry.* ist reizbar *(Nux-v.)*; überall *Trockenheit*; < *durch Bewegung*; weiß belegte Zunge; großer Durst.

Natrium muriaticum

- Verstopfung: hartnäckige Stuhlverhaltung.
- Unregelmäßig; hart, trocken; an jedem zweiten Tag.
- Während der Menopause, Zusammenschnürung oder Einreißen des Anus.
- Weiß nicht, ob Winde oder Stuhl abgeht; Trockenheit der Schleimhäute, bei gleichzeitig bestehenden wäßrigen Absonderungen an anderen Stellen.
- *Nat-m.* ist reizbar; weinerlich; haßt Zuwendung.
- Starkes Verlangen nach Salz. Abneigung gegen Fett, gegen Brot.

Sulfur

- Stuhlgang mit dem Gefühl, „als ob etwas zurückbleibt" *(Nux-v.)*.
- Hart, wie verbrannt *(Bry.)*. Extreme Obstipation.
- An jedem zweiten, dritten oder vierten Tag Stuhlgang, hart, geht schwer ab.
- Große, schmerzhafte Stühle; werden vor Schmerzen zurückgehalten.
- Warmer Patient; Hungergefühl gegen 11 Uhr; strampelt sich nachts frei; streckt die Füße aus dem Bett; Verlangen nach Fett, nach allem.
- Rote Körperöffnungen; scharfe, wundfressende Absonderungen.

Lac defloratum

- Große schmerzhafte Stühle *(Sulf.)*; trocken *(Bry.)*.
- Unüberwindliche Verstopfung mit chronischen Kopfschmerzen.
- Verstopfung *mit Kältegefühl*; kann nicht warm werden.
- *Lac-d.* ist höchst empfindlich gegen Kälte; gegen den leisesten Luftzug.
- Kaltes Wasser an seinen Händen verursacht Beschwerden.
- < durch Milch; Abneigung gegen Milch.

Graphites

- Große, harte, knotige Stühle, werden als zusammengeklumpte Masse mit *zähem, schmierigem Schleim* ausgeschieden.
- „Manchmal gehen große Mengen Schleim mit harten Stühlen ab, fast eine Tasse voll – dicker, zäher, stinkender Schleim."
- Hämorrhoiden mit brennenden Rhagaden.
- Jucken; stechende, wunde Schmerzen am Anus.
- Charakteristisch für *Graph.* ist Fettleibigkeit.
- > durch Essen; durch heiße Speisen und Getränke.
- Hautleiden mit klebrigen Absonderungen.

Collinsonia

- Hartnäckige Obstipation mit Hämorrhoiden.
- Blutende oder blinde und hervortretende Hämorrhoiden bei Obstipation (sogar bei Diarrhoe); Gefühl wie von Holzstückchen *(Aesc.)*, Kieselsteinen oder Sand im Rektum.
- Chronische, blutende, schmerzhafte Hämorrhoiden.
- Starke Verstopfung, mit Koliken.

Aesculus

- Harte, trockene, schwierige Stühle.
- *Trockenheit und Hitze des Rektums:* „Gefühl wie mit kleinen Stöcken gefüllt."
  Messerscharfe, schießende Schmerzen.
- Heftige Rückenschmerzen in der lumbo-sakral- Region.
- Stuhlgang gefolgt von einem Völlegefühl im Rektum und stundenlang anhaltenden Schmerzen (*Nit-ac., Aloe, Ign., Sulf.* etc.).
- Schmerzhafte, violette, äußere Hämorrhoiden, begleitet von Brennen (*Coll.*-Hämorrhoiden neigen eher zu Blutungen).
  (Eine seltsame Empfindung: Gefühl, als ob ein Insekt aus dem Anus kriecht.)

Acidum nitricum

- Schmerzen beim Stuhlgang, als würde etwas zerreißen.
- *Stechende* Schmerzen (Rektum) und spasmodische Zusam-

menschnürung (Anus), während des Stuhlgangs, bleibt über viele Stunden hinweg bestehen *(Aesc.)*.
- Fissuren und Hämorrhoiden. Starke Schmerzen nach dem Stuhlgang (selbst nach weichem Stuhl), *noch stundenlang anhaltend*.
- Brennen im Anus. Jucken im Rektum.
- *Nit-ac.* affiziert besonders die Übergänge der Haut zur Schleimhaut.
- Die Schmerzen sind *splitterartig*, < durch Berührung.
- *Nit-ac.*-Patienten ähneln *Sep.*-Patienten sehr, haben aber ein starkes Verlangen nach Fett und Salz.

Arsenicum album

- Obstipation mit Tenesmus; mit Schmerzen in den Därmen. (Für *Ars.* sind Diarrhoe und Entleerung charakteristischer.)
- Hämorrhoiden: mit stechenden Schmerzen beim Gehen und im Sitzen, *aber nicht beim Stuhlgang*. Schmerzen wie durch langsame Einstiche von heißen Nadeln. Die Hämorrhoiden treten wie brennende Kohlen hervor.
- Brennende Schmerzen im Anus, *werden durch Hitze* >.
- Diarrhoe und Obstipation im Wechsel – bei *Ars.*-Patienten in Verbindung mit *Ruhelosigkeit, Ängstlichkeit und körperlicher Entkräftung*.

Opium

- Beinahe unüberwindliche chronische Obstipation.
- Obstipation durch Inaktivität oder Parese, 6 bis 8 Wochen andauernd, begleitet von Appetitverlust.
- Vollständiges Versagen der Peristaltik; es kommt sogar zu entgegengerichteter Peristaltik mit Stuhlerbrechen.
- Der Stuhl tritt heraus und gleitet wieder zurück *(Sanic., Sil., Thuj.)*.
- Oder unwillkürlicher Abgang von Stuhl nach einem Schreck – durch motorische Schwäche.
- Stuhl hart, rund, schwarze Bälle; Verlegung des Darms durch verhärtete Faeces.
- *Op.* hat höchst überraschende widersprüchliche Zustände. Hartnäckige Obstipation – beständige Diarrhoe. Koma, bis

zur vollständigen Reaktionslosigkeit – übersteigerte Wahrnehmung: „hört die Fliegen an der Wand krabbeln und weit entfernte Glocken läuten"; schläfrig, kann aber nicht schlafen; hört Geräusche, die normalerweise nicht wahrgenommen werden können.

Stramonium

- Stuhl und Urin werden zurückgehalten.
- Hartnäckige Verstopfung.
- Kann Einsamkeit oder *Dunkelheit* nicht ertragen.
- Rotes, gedunsenes Gesicht.
- Die meisten Beschwerden werden von Schmerzlosigkeit begleitet.

Plumbum

- Hartnäckige, anhaltende Verstopfung.
- Parese der Därme. Kann nicht zum Stuhlgang pressen, kann den Stuhl nicht austreiben.
- Verlegung des Darmes durch Verhärtung, durch Einklemmung.
- Stuhldrang und entsetzliche Schmerzen durch Einschnürung und Krampf des Anus („wenn *Plat.* versagt").
- Heftige Kolik. Gefühl, als würde die Bauchwand „mit einem Band zur Wirbelsäule gezogen" *(Plat.)*.
- Gefühl, als würde das Abdomen nach innen und zur Wirbelsäule gezogen; die Einziehung ist sowohl objektiv, wie subjektiv wahrnehmbar.
- Kahnbauch.
- Stuhl wie Schafskot; zu einer Masse verklumpte Bälle.
- Der typische *Plb.*-Patient ist langsam; träge; abgemagert; muß sich stundenlang strecken.
- Ein Schlüsselsymptom: „Lähmung in Verbindung mit Hyperästhesie."

Alumen

- Erfolgloser Stuhldrang oder mehrere Tage ohne Stuhldrang.
- Unfähig, den Stuhl auszutreiben.
- Lange, erfolglose Anstrengungen; nach vielen Tagen geht dann Stuhl ab – verklumpte, kleine, harte Bälle.

- Nach dem Stuhlgang besteht das Gefühl, als sei das Rektum immer noch voll *(Nux-v.)*.
- Krämpfe und Koliken: Gefühl, als würde das Abdomen zum Nabel gezogen *(Plb., Plat.)*.
- Ulzerierende Hämorrhoiden; anhaltende Beschwerden nach dem Stuhlgang (*Nit-ac., Aesc.* etc.).
- Antidotiert Bleivergiftungen; passend bei durch Blei verursachter Obstipation.
- Die Symptome ähneln sehr denen von Blei.

Platinum

- Erschwerter Stuhlgang; der Stuhl klebt wie Kitt am Anus.
- Häufiger Stuhldrang mit der Unfähigkeit, zum Stuhlgang nachzuhelfen *(Alum.)*.
- Hartnäckige Obstipation und erfolgloser Stuhldrang *(Nux-v.)*.
- Harter, spärlicher oder klebriger Stuhl; unverdaut.
- Eigentümliches Symptom bei *Plat.*: Gefühl, sie sei groß, während alles andere kleiner erscheint. Ebenso auf der geistigen Ebene: stolz, sieht auf andere herab.
- Ein weiteres seltsames Symptom: Gefühl, als würde der Nabel durch ein Band zurückgezogen *(Plb.)*.

Alumina

- Untätigkeit des Rektums und der Blase.
- Sogar weicher Stuhl wird nur unter großer Anstrengung ausgetrieben.
- Muß zum Stuhlgang pressen, um Wasserlassen zu können.
- Fehlender Stuhldrang und unfähig, Stuhl auszuscheiden, trotz großer Ansammlungen von Faeces. Muß sich sehr anstrengen.
- Das Rektum scheint gelähmt: besitzt keine Kraft, um den Inhalt auszutreiben.
- Harter, knotiger Stuhl, mit Schleim bedeckt oder weich, lehmig, am Anus klebend *(Plat.)*.

Es kommen Patienten, die aufgrund einer seltsamen und sehr hartnäckigen Form von Verstopfung um Hilfe bitten. Diese wird erwiesenermaßen durch den Gebrauch von Aluminiumkochtöpfen hervorgerufen, da sie sofort verschwindet, wenn diese Töpfe gemieden werden. Es folgt eine Beschreibung der Verstopfung, wie sie bei einem für Aluminium empfänglichen Menschen auftritt:

- Keinerlei Stuhldrang.
- Keinerlei körperliche Beeinträchtigung, auch wenn tagelang, sogar zwei Wochen lang kein Stuhlgang vorhanden war!
- „Nichts scheint weiter, als bis zum oberen linken Teil des Abdomen zu gelangen" (linke Flexur).
- „Das Rektum scheint nicht nur inaktiv zu sein, sondern auch leer."

Veratrum album

- Gute Verdauung; aber die Defäkation ist aufgrund der Untätigkeit des Rektums fast unmöglich.
- Kein Stuhldrang. Großer, harter Stuhl, in runden, schwarzen Bällen. Keine austreibende Tätigkeit.
- *Verat.* ist kalt; schwitzt stark. *Kalter Schweiß auf der Stirn.*

Causticum

- Häufige erfolglose Anstrengungen zum Stuhlgang, begleitet von Schmerzen, Ängstlichkeit und Röte des Gesichtes (mit Nasenbluten: *Coff.*).
- Inaktivität des Rektums; gefüllt mit harten Faeces, die unwillkürlich und unbemerkt ausgeschieden werden *(Aloe).*
- Kleine Bällchen werden unbemerkt ausgeschieden.
- Stuhl hart und glänzend; glänzt wie Fett.
- Der Stuhl geht leichter ab, wenn der Patient *steht.*
- Hämorrhoiden: behindern den Stuhl; schwellen an; jukken; stechen; schlechter beim Gehen, beim Darandenken, beim lauten Reden oder Anstrengen der Stimme (vergleiche *Nux-v.*).
- *Caust.* besitzt ein starkes Mitgefühl für Menschen, die leiden.
- Ein Mittel für lokale Lähmungen. Unwillkürlicher Abgang von Urin beim Niesen oder Husten. Bettnässen bei Kindern.

Phosphorus

- Hartnäckige Obstipation.
- Dünne, lange, trockene, feste und harte Stühle, die schwer ausgeschieden werden. „Könnte bezüglich seines Aussehens und seiner Art, entleert zu werden, mit dem Kot eines Hundes verglichen werden."
- Lähmung der Därme, die jegliche Anstrengung zum Stuhlgang erfolglos machen *(Alum.)*.
- (Bei *Phos.* gibt es ebenfalls den Zustand der Schließmuskellähmung, wobei der Anus offensteht *(Apis)* und Stuhl unwillkürlich heraussickert.)
- Blutungen aus den Därmen.
- Der typische *Phos.*-Patient ist eine schlanke, athletische Person: fürchtet sich vor der Dunkelheit, vor dem Alleinsein, vor Gewitter. Verlangen nach Salz, Eiscreme, kalten Getränken. Frostig (*Apis* ist warm).

Apis

- Verstopfung. Gefühl (im Abdomen), „als wäre dort etwas Beengendes, das bei Anstrengung zerbrechen könnte". (Siehe *Plb., Plat.*)
- Die Därme scheinen gelähmt zu sein.
- Tagelang oder wochenlang kein Stuhlgang.
- Oder die Stühle werden bei jeder Bewegung des Körpers ausgeschieden, als ob der Anus ständig offen stünde *(Phos)*.
- Schwellung des Anus; Austritt von Blut.
- *Apis* ist hitzeempfindlich; kann Hitze nicht vertragen.
- *Durstlosigkeit* (Gegenteil von *Phos.*).
- Die Schmerzen bei *Apis* sind *stechend* brennend.
- Eines der Mittel für *ödematöse* Zustände.

Conium

- Erfolgloser Stuhldrang; harter Stuhl.
- Unfähig, zum Stuhlgang zu pressen; unfähig, den Darminhalt auszutreiben, aufgrund der paralytischen Schwäche der gesamten Muskulatur, die bei der Austreibung des Stuhls beteiligt ist.
- Muß beim Stuhlgang so stark pressen, daß der Uterus vorfällt.

- Bei jedem Stuhlgang zitternde Schwäche und Herzklopfen.
- *Con.* hat Schwindel; Taubheitsgefühl; paralytische Schwäche, geistig und körperlich.
- Ein eigentümliches Symptom: starke Schweiße während des Schlafs – schon beim Schließen der Augen.

Ruta

- Große Stühle, die nur unter Schwierigkeiten entleert werden, wie durch Verlust der rektalen Peristaltik *(Alum., Phos-ac.)*.
- Häufiger Stuhldrang, wobei lediglich das Rektum vorfällt *(Ign.)*.
- Das leichteste Bücken oder Vorbeugen führt zum Rektumprolaps.

Sepia

- Erfolgloser Stuhldrang; oder Tage ohne Stuhldrang, gefolgt von wehenartigem Drängen.
- Der Stuhl ist nicht hart, erfordert aber große Anstrengung.
- Verstopfung während der Schwangerschaft.
- „Gefühl eines Balles im Rektum"; Völlegefühl, Prolaps.
- Anstrengung und Schweiße beim Stuhlgang.
- *Sep.* ist dumpf und gleichgültig, Schwere und Senkung aller Eingeweide; Neigung zu Prolaps.

Mezereum

- Stuhl hart wie Stein; der Anus droht einzureißen; dunkle harte Bälle; starkes schmerzloses Drängen.
- Vorfall des Anus beim Stuhlgang mit Einschnürung. Der Anus läßt sich nur schwer wieder replazieren.
- Reichlicher Abgang übelriechender Winde vor dem Stuhlgang.
- „Schreck im Magen" *(Calc., Kali-c., Phos.)*.

Cocculus

- Paralytischer Zustand des Rektums. Unfähigkeit, zum Stuhl zu pressen oder den Stuhl auszutreiben.
- Stuhldrang; doch keine Peristaltik in den oberen Darmabschnitten.

- Unfähig, den Stuhl durch Muskelkraft auszutreiben.
- Heftiger Tenesmus nach dem Stuhlgang, bis hin zur Ohnmacht.
- Übelkeit beim Gedanken an oder durch den Geruch von Speisen*(Colch., Ars., Sep.)*.

Lachesis

- Der Stuhl bleibt im Rektum liegen, ohne Stuhldrang auszulösen.
- Ziehen und Zusammenschnürung des Anus *(Lyc.)*.
- Schmerzen erstrecken sich vom Anus zum Nabel.
- *Lach.* kann Berührung nicht ertragen (weder am Abdomen, noch am Hals).
- Stinkende Stühle. Hämorrhoiden, < durch Husten.
- *Lach.* schläft in die < hinein.
- *Lach.* hat ein purpurfarbenes Aussehen und ist geschwätzig.

Calcarea carbonica

- Alte, sich hinziehende, hartnäckige Obstipation.
- Bei der Obstipation ist der Stuhl weiß, wie Kreide.
- Die Patienten fühlen sich im allgemeinen >, wenn sie verstopft sind. (Diarrhoe > nicht oder <: *Phos-ac.*)
- Harte, schwergängige, helle Stühle. Unverdaute Stühle *(Chin.)*. Riechen wie verfaulte Eier.
- *Saures* Aufstoßen, Erbrechen, Stühle, Schweiß.
- Nachtschweiße an Kopf und Nacken *(Sil., Sanic.)*.
- Kälte einzelner Körperteile; Gefühl wie von kalten, feuchten Strümpfen *(Sep.)*.

Staphisagria

- Häufiger Stuhldrang mit nur spärlichen Entleerungen von weichem oder hartem Stuhl. Schwierige Entleerungen.
- *Staph.* ist empfindsam, ärgerlich, launenhaft. Verweilt bei alten Verletzungen, Beleidigungen; bei Dingen, die er selbst oder andere getan haben.

Thuja

- Schwierige Entleerung nach zwei, drei oder acht Tagen; nachfolgendes Brennen im Anus *(Bry.)*.

- Feuchtigkeit am Anus. Risse am Anus, schmerzhaft; umgeben von flachen Warzen.
- Heftige Schmerzen zwingen ihn, seine Anstrengungen zum Stuhlgang einzustellen *(Sulf.)*.
- Zurückschlüpfen des Stuhls *(Sanic., Sil.)*.
- Gefühl, als sei etwas Lebendiges im Abdomen *(Croc.)*.
- Ein großartiges Mittel bei denen, die häufig geimpft wurden [Pockenimpfung] oder bei „Folgen von Pockenimpfung".

Silicea

- Harte Klumpen; spärlich; schwierige Entleerung.
- Wundheit der Bauchdecke durch Pressen und Anstrengung. Bereits ausgetriebener Stuhl schlüpft wieder zurück *(Thuj., Sanic.)*.
- Starker Stuhldrang, aber unfähig, den Stuhl herauszubringen (*Alum.*: kein Stuhldrang).
- Das Pressen bereitet Beschwerden und Kopfschweiß.
- *Sil.* ist frostig; großer Mangel an Selbstvertrauen.
- Kopfschweiß während des Schlafes *(Calc., Sanic.)*.

Sanicula

- Kein Stuhldrang, bis sich eine große Menge angesammelt hat.
- Harter Stuhl; unmöglich, ihn herauszubringen; gräulichweiße Bälle (Vergleiche *Calc.*).
- Der Stuhl schlüpft zurück, nachdem er teilweise ausgetrieben wurde *(Sil., Thuj.)*.
- Der Geruch nach Stuhl bleibt bestehen, trotz Badens *(Sulf.)*.
- Die Kinder haben ein altes, schmutziges, fettiges, bräunliches Aussehen.
- Starke nächtliche Kopfschweiße *(Sil., Calc.)*.

Lycopodium

- Tagelang kein Stuhldrang – obwohl das Rektum voll ist, kein Stuhldrang.
- Harter, mühevoller, kleiner, unvollständiger Stuhl.
- Spasmodische Einschnürung des Anus verhindert Stuhlgang.

- Ständiges Aufstoßen; Auftreibung des Abdomens; muß die Kleidung lockern.
- Verlangen nach Süßigkeiten, heißen Getränken; < zwischen 16 und 20 Uhr.

Magnesium muriaticum

- Das Schlüsselsymptom von *Mag-m.* ist: < *durch Salz*, salzige Speisen, salzige Bäder, *Seeluft.*
- *Verstopfung an der See.*
- Trockene Stühle, zerkrümeln im Anus.

Anmerkung: „Auf jede Aktion folgt eine gleichstarke und entgegengerichtete Reaktion", daher sind die meisten großartigen Obstipationsmittel ebenfalls großartige Mittel bei Diarrhoe.

Kurzer Wegweiser für Fälle mit akuter, unkomplizierter Diarrhoe

(Vergleiche: Akute Zustände des Intestinaltraktes und Koliken; auch Cholera infantum.)

Campher

- Wenige Tropfen der *Campher*-Tinktur auf Zucker, viertelstündlich wiederholt, sofern notwendig, wird eine akute Diarrhoe im allgemeinen schnell heilen.

Anmerkung: *Campher* sollte immer getrennt von anderen Medikamenten aufbewahrt werden.

Colocynthis

- *Krümmt* sich vor Schmerzen.
  Die Schmerzen werden nur durch *Zusammenkrümmen* > und durch *Druck auf das Abdomen*.

Cuprum

- Diarrhoe begleitet von *Krämpfen*. Krämpfe im Abdomen, in den Fingern, Waden, Füßen.

China

- *Schmerzlose* Diarrhoe. Starke Flatulenz.
- Scheidet unverdauten Stuhl aus.

Veratrum album

- Kälte.
- *Kalte Schweiße.* Kalter Schweiß auf der Stirn.
- *Profuse Entleerungen* mit *profusen, kalten Schweißen.*

Arsenicum album

- Diarrhoe nach dem Genuß von Eis; oder nach kalten Getränken, wenn der Patient erhitzt war.
- Nach *verdorbenem Fleisch und Lebensmitteln* oder Früchten.
- Unaufhörliches Erbrechen und Stuhldrang.
- *Das große Mittel bei Ptomainvergiftung.*

Carbo vegetabilis

- Diarrhoe durch verdorbene Nahrung (wie *Ars.*) aber mit stärkerer Auftreibung.

Podophyllum

- Exzessive Entleerungen, sehr übelriechend; mit starkem Flatus und starken Koliken.

Acidum phosphoricum

- Wie *Podo.* Aber nicht übelriechend und keine Koliken.

Aloe

- Dringender Stuhldrang; sofort nach dem Essen.

Dulcamara

- Diarrhoe durch *Feuchtigkeit* oder *feuchte Kälte.*

Baptisia

- Grippöse Diarrhoe; sehr plötzliches Einsetzen; mit körperlicher Entkräftung, Schläfrigkeit, Fäulnis.

Pyrogenium

- Rasche Heilung wird bei plötzlich auftretender, erschöpfender Sommerdiarrhoe erzielt: profus, wäßrig, schmerzlos; extreme Ruhelosigkeit.

Akute Zustände des Intestinaltraktes, Koliken und Diarrhoe

Aconitum

- Zustände des Abdomens – *plötzliche* Anfälle.
- Folgen von extremer Kälte; Folgen von Verkühlung.
- Gefühl eines drückenden Gewichtes im Magen – im Bereich der Hypochondrien; geschwollenes, aufgetriebenes Abdomen, wie bei Aszites.
- Koliken und Flatulenz im Hypogastrium, als hätte er ein Abführmittel eingenommen, das Blähungen erzeugt.
- Abdomen brennend heiß, gespannt, tympanitisch, empfindlich gegen die leiseste Berührung; schneidende Schmerzen; Fieber; große Qual.
- Auftreten von Übelkeit und Schweißen vor oder nach der Diarrhoe.
- Weiße Stühle *(Calc.)*; wie gehackter Spinat; schleimig, blutig, begleitet von Tenesmen.
- Katarrhalisch entzündliche Beschwerden aller Eingeweide; Hepatitis, *"begleitet von der Acon.*-Ruhelosigkeit, von der schrecklichen Ängstlichkeit, von der Furcht vor dem Tod; rotes Gesicht, glasige Augen; starker Durst".

Belladonna

- Heftige Schmerzen im Abdomen, *kommen und verschwinden plötzlich*. Die Schmerzen sind quetschend; kneifend; krallend wie durch Nägel; heftiges Kneifen.
- „Heftige Koliken, intensive krampfende Schmerzen, feurrotes Gesicht."
- Empfindlichkeit des Abdomens, < *durch die geringste Erschütterung*.
- Häufiger Stuhldrang mit geringem oder keinem Erfolg *(Nux-v.)*. Spasmodische Kontraktion des Sphinkter ani.
- Starke Schmerzen in der Ileozökalregion; kann die geringste Berührung nicht ertragen, nicht einmal die der Bettwäsche. (Frühes Stadium der Appendizitis. Lokale äußerliche Anwendungen zur Verhinderung.)
- Der typische *Bell.*-Patient hat ein heißes, rotes Gesicht;

erweiterte Pupillen; ist empfindlich gegen Druck, Luftzug, Erschütterung.

Dulcamara

- Koliken, die gewöhnlich durch *kaltes, feuchtes Wetter* verursacht werden.
- Plötzliche Anfälle von Diarrhoe bei kaltem, feuchtem Wetter.
- Kolik, als ob eine Diarrhoe einsetzen würde.
- Gelbe, wäßrige Absonderungen treten zweimal am Tag auf, begleitet von reißenden, schneidenden Koliken vor jeder Entleerung, nach Verkühlung .
- Beschwerden durch *kaltes, feuchtes Wetter.*

Bryonia

- *Stechende* und berstende Schmerzen *(Kali-c.);* Gefühl, als ob der Magen bersten wolle, als ob das Abdomen bersten wolle *(Aloe).*
- Folgen von Störungen des Magens; durch Verkühlung; nach Überhitzung; durch kalte Getränke nach Überhitzung *(Ars.).*
- < durch Druck. (Alle anderen Körperpartien > bei *Bry.* durch Druck, nur nicht das Abdomen und der Magen.)
- Liegt ruhig, zieht die Knie an, um die Bauchmuskulatur zu entspannen.
- Unfähig, sich zu bewegen; flache Atmung; da jede Bewegung die Schmerzen <. (*Ars.* wälzt sich umher und liegt niemals still.)
- Will weder sprechen noch denken.
- Schneidender Schmerz im Abdomen geht der Diarrhoe voraus.

Nux vomica

- Übelkeit; nach dem Essen.
- Gefühl von Unwohlsein, Ängstlichkeit, Übelkeit, wie nach einer heftigen Entleerung. Schneidende Koliken mit Übelkeit.
- Druck wie durch einen Stein im Magen *(Bry.).*
- Heftige gastrische Symptome.

- Koliken und Flatulenz treten hier und da im Abdomen auf.
- > durch Ruhe, Sitzen oder Liegen.
- Ängstlich; erfolgloser Stuhldrang.
- Häufig besteht nach der Entleerung noch erfolgloser Stuhldrang.
- Nach dem Stuhlgang besteht das Gefühl, als sei noch etwas zurückgeblieben.
- Verstopfung; oder „die *Nux-v.*-Diarrhoe besteht aus kleinen, schleimigen Stühlen, die unter Anstrengung entleert werden".
- Bei *Nux-v.* sind der Zustand des Abdomens, die Schmerzen und Stühle Folge einer *unregelmäßigen Peristaltik*. In solchen Fällen bringt *Nux-v.* Heilung.
- *Nux-v.* ist reizbar und überempfindlich *(Cham.)*.

Opium

- Heftiges Kneifen im Abdomen mit Verstopfung.
- Schneidende Schmerzen im Abdomen.
- Schmerzen, drückend, als ob die Därme in Stücke zerschnitten würden.
- Fast unüberwindliche, chronische Obstipation.
- Wochenlange Obstipation; es gehen lediglich kleine, harte, dunkelbraune Stücke ab.
- Mangelnde Aktivität. Rektum gefüllt mit harten, schwarzen Bällen *(Plb.)*.

Colocynthis

- Heftige, kneifende, schneidende, quälende Kolikschmerzen in der Nabelgegend; häufiger Abgang von Wind bringt Erleichterung.
- Tiefe Stiche in der rechten oder linken Seite.
- Abdomen stark aufgetrieben und schmerzhaft.
- Heftige Schmerzen im Abdomen, *die ihn zwingen, sich vorzubeugen*; die schlimmste Stelle liegt drei Finger breit unterhalb des Nabels. Kneifende Schmerzen, als ob der Darm nach innen gepreßt würde, mit Verzerrung von Gesicht und Augen; *der Schmerz wird nur durch Druck auf die Därme und Zusammenkrümmen >*.
- Kneifen: „Gefühl, als würden die Därme zwischen Steinen

zerquetscht."
- Sehr heftige, anfallsweise Koliken, die ihn zwingen, sich vornüber zu beugen ... „unbeschreibliche Kolik".
- Häufiger extrem starker Stuhldrang.

Stannum

- Die Schmerzen steigern sich *langsam* bis zu ihrem Höhepunkt, nehmen dann *langsam* wieder ab; hinterlassen ein Gefühl, „wie von einem Loch".
- Verlegung des Darms.

Magnesium phosphoricum

- Krämpfe des Magens; zwickende, kneifende Schmerzen, begleitet von Aufstoßen, das *keine* > bringt (*Coloc.* >).
- Koliken und Flatulenz; zwingen den Patienten, sich zusammenzukrümmen *(Coloc.)*, > *durch Wärme* und Reiben.
- Krämpfe des Abdomens; heftige, schneidende Schmerzen, muß aufschreien. > *durch Zusammenkrümmen, durch Druck mit der Hand (Coloc.), durch Wärme.*
- Kann nicht ausgestreckt liegen.
- < durch kalte Luft, durch kaltes Wasser, durch Berührung. > durch Hitze, Wärme, Druck, Zusammenkrümmen *(Coloc.).*
- Krampfzustände, > durch *Druck und Wärme.* (Vergleiche *Ars.* bei > durch Hitze. *Ars.* hat *brennende* Schmerzen, > durch Hitze. *Mag-p. Krämpfe* – kein Brennen – werden durch Hitze >.)

Dioscorea

- Anhaltende Beschwerden (in der Nabelregion und im Bereich des Hypogastriums), begleitet von heftigen, schneidenden, kolikartigen Schmerzen, im Magen und Dünndarm, alle paar Minuten wiederkehrend.
- Kneifen in der Nabelregion; in den unteren Darmabschnitten.
- Rumpeln in den Därmen und Abgang großer Mengen Wind.
- < *durch Zusammenkrümmen* (Gegenteil von *Coloc.*).

Chamomilla

- Heftiges Aufstoßen. Mit kaltem Schweiß bedeckt.
- Schneidende Kolik. Nächtliche Diarrhoe mit Kolik. Krümmt sich zusammen *(Coloc.)* und schreit. *Blähungskolik.*
- Weiße, schleimige Diarrhoe, begleitet von Koliken; oder schmerzlose, grüne, wäßrige Diarrhoe. Der Stuhl ist heiß, riecht wie faule Eier.
- *Cham.* ist extrem reizbar; ungeduldig *(Nux-v.).*
- *Unerträgliche Reizbarkeit; ist bissig; gesteht es auch ein.*
- Enorme *Überempfindlichkeit* gegenüber Schmerzen.
- Beschwerden durch Ärger.
- Koliken bei zahnenden Kleinkindern; verlangen nach diesem und nach jenem und lehnen es dann ab.

China

- Koliken und Flatulenz (*Carb-v., Lyc., Colch.* etc.).
- Gefühl, als sei das Abdomen übervoll; keine > durch Aufstoßen (Gegenteil von *Carb-v.*).
- Die Diarrhoe ist im allgemeinen *schmerzlos*; wäßrig, mit starkem Blähungsabgang; *Nahrung wird unverdaut ausgeschieden*; sehr schwächend.

Cocculus

- Heftige Magenkrämpfe.
- Kneifen im oberen Teil des Abdomens; raubt den Atem.
- Blähungskolik gegen Mitternacht: erwacht durch Ansammlung von Blähungen, die das Abdomen auftreiben und gleichzeitig hier und da beklemmende Schmerzen auslösen. Blähungsabgang bringt keine große >, da sich in den folgenden Stunden weiterhin Blähungen anhäufen.
- Liegt zunächst auf der einen, dann auf der anderen Seite, um die Beschwerden zu >.
- Sagt: „Das Abdomen fühlt sich an, als sei es voller spitzer Stäbe oder Steine." „Die Därme fühlen sich an, als würden sie von spitzen Steinen zerdrückt."
- < durch Mangel an Schlaf; Nachtwachen; Überarbeitung.
- < beim Denken an oder durch den Geruch von Speisen *(Colch., Sep., Ars.).*

Colchicum

- Sehr starke Auftreibung des Abdomens; tympanitisch; kneifende Schmerzen. (Kolitis, mit Beimengung von Membranen.)
- Ein Schlüsselsymptom von *Colch.*: Sehr empfindlich gegen den *Geruch von Nahrung* (bei Diarrhoe etc.).
- Übelkeit durch den Geruch von Nahrung *(Ars., Cocc., Sep.)*.

Lycopodium

- Aufblähung des Abdomens; Auftreibung im Epigastrium nach einer Mahlzeit.
- Flatulenz nach dem Essen; Gärung, Rumpeln; werden durch Blähungensabgang >.
- Eingeklemmte Blähungen, begleitet von auf- und absteigendem Druckgefühl mit häufigem Harndrang.
- Völlegefühl, Auftreibung und Spannungsgefühl sofort nach dem Essen.
- Fühlt sich so voll, daß er nicht essen kann. Hungrig, aber nach dem ersten Bissen satt.
- Kann das Gewicht oder den Druck der Kleidung nicht ertragen *(Lach.). Muß seine Kleidung an der Taille lockern.*
- Ständiges Aufstoßen *(Asaf.)*; kolikartige Schmerzen.
- „*Lyc., Carb-v.* und *Chin.* sind die stärksten Blähungsmittel. Bei *Chin.* ist das gesamte Abdomen gebläht, bei *Carb-v.* der obere Teil und bei *Lyc.* der untere Teil."
- *Lyc.* hat ein Verlangen nach Süßigkeiten und heißen Getränken; < zwischen 16 und 20 Uhr. Beschwerden durch Erwartungsspannung.

Pulsatilla

- Aufstoßen: von Luft, mit dem Geschmack der Speisen; bitter schmeckende Flüssigkeiten abends; wie verdorbenes Fleisch oder ranziges Fett. Begleitet von Übelkeit.
- Übelkeit, insbesondere nach dem Essen und Trinken.
- Erbrechen von Nahrung, die lange vorher gegessen wurde.
- Magen sehr stark verdorben.
- Gefühl, als hätte sie sich überessen.
- Nahrung wird bis in den Mund aufgestoßen *(Phos.)*, als

würde sie erbrochen.
- Nagende, kratzende Schmerzen im Magen.
- Koliken, Rumpeln, Glucksen im Bauch.
- Flatus bewegt sich im Abdomen umher, Rumpeln und Kneifen; < im Bett. Nächtliche Koliken.
- Schneidende Schmerzen im Abdomen; Gefühl wie von einem Stein.
- Diarrhoe grün wie Galle, nachts, begleitet von Bewegungen in den Därmen vor jeder Stuhlentleerung.
- Wäßrige Diarrhoe nachts; Absonderung von grünem Schleim.
- Häufige Entleerungen nur von Schleim.
- Der typische *Puls.*-Patient ist weinerlich, hat ein starkes Verlangen nach frischer Luft; < durch Hitze – überheizte Räume.
- Ein eigentümliches Symptom: einseitige Schweiße, im Gesicht oder am Körper.

Carbo vegetabilis

- Starke Ansammlung von Luft im Magen.
- Auftreibung. Jegliche Nahrung verwandelt sich in Luft. Koliken. Krämpfe in den Därmen und im Magen.
- > *durch Aufstoßen* (Gegenteil von *Lyc.* und *Chin.*). Selbst Kopfschmerzen und rheumatische Beschwerden werden durch Aufstoßen >.

Argentum nitricum

- Starkes Verlangen nach Zucker; kann ihn jedoch nicht verdauen; er wirkt wie ein Abführmittel und ruft Diarrhoe hervor.
- Extreme Flatulenz.
- Erbrechen und Stuhlentleerung gleichzeitig: „Strömt an beiden Enden heraus, führt zu starker Erschöpfung." (Bei *Ars.* ebenfalls vorhanden.)
- Diarrhoe, sobald er trinkt.

Kalium carbonicum

- Heftige Schmerzen im Magen. Kann die geringste Menge Nahrung nicht vertragen: Erbrechen und Ohnmacht. Auf-

gebläht.
- Gefühl, als würde der Magen in Stücke geschnitten.
- *Stechen* im Abdomen *(Bry.)*.
- Heftiges Schneiden in den Därmen, muß vorgebeugt sitzen und mit beiden Händen drücken *(Coloc., Mag-p.)* oder muß sich weit nach hinten strecken, um seine Beschwerden zu mildern *(Dios.)*.
- Kolikartige, schneidende Schmerzen mit Auftreibung, krümmt sich zusammen *(Coloc.)*. Enorme Flatulenz.
- Schmerzen begleitet von starkem Kältegefühl *(Verat.)*. (In Fällen, wo *Coloc.* nur zeitweise Erleichterung bringt; periodisch wiederkehrende Koliken.)
- < gegen 3 Uhr nachts.

Plumbum

- Übelkeit. Ständiges Erbrechen.
- Extrem heftige Schmerzen in der Nabelgegend; schießen in andere Bereiche des Abdomens. Teilweise > durch Druck. Zeitweise so heftig, daß der Patient fast wild wird, sich im Bett umherwirft: drückt die Fäuste in seinen Bauch, sagt, er müsse Stuhl entleeren.
- *Die Bauchmuskulatur ist so stark eingezogen, daß der Nabel zur Wirbelsäule gezogen scheint (Plat.).* Kahnbauch.
- Heftige Koliken: schreit und nimmt die seltsamsten Körperstellungen ein, um seine Beschwerden zu mildern.
- Extreme Schmerzen im Abdomen, strahlen in alle Körperteile aus. Hyperästhesie.
- Harter und spärlicher Stuhl: wie Bälle *(Op.)*.

Arsenicum album

- Heftige Schmerzen im Abdomen. Wälzt sich umher und verzweifelt am Leben.
- Extreme Schmerzen im Abdomen, rufen *starke seelische Qualen und Verzweiflung* hervor.
- Brennen in den Därmen. Brennendes Stechen. Brennen in den Därmen wie durch glühende Kohlen.
- > *durch heiße Anwendungen* (das Brennen bei *Ars.* wird durch Hitze >).
- Erbricht alles, was er zu sich genommen hat; > *durch Hitze*;

vorübergehende > durch heiße Getränke.
- Im Abdomen zeigen sich alle Symptome einer Peritonitis. Starke Auftreibung – tympanitischer Zustand. Kann es nicht ertragen, behandelt oder berührt zu werden, kann jedoch auch nicht stillhalten. Starke Erschöpfung.
- *Ptomainvergiftungen.*
- Exzessives Erbrechen und Stuhlentleerung; häufig gleichzeitig.
- Trockene Zunge, sogar schwarz.
- Blutige Stühle – wäßrig – oder schwarz und entsetzlich stinkend.

Veratrum album

- Eines der drei Choleramittel *Hahnemanns.* Die Indikationen sind: *Heftige Stuhlentleerungen und Erbrechen, sehr starke kalte Schweiße und Erschöpfung.*
- Kartarrhe des Intestinaltraktes, starke Schwäche, Kälte, hinfälliges Gefühl.
- Kältegefühl im Abdomen oder Brennen, wie durch heiße Kohlen *(Ars.).*
- *Kälte* aller Absonderungen; Kälte des Körpers; Kälte, als sei das Blut wie eiskaltes Wasser. Innerliche Kälteschauer laufen vom Kopf zu den Zehen.
- Profuse wäßrige Absonderungen.
- *Kalter Schweiß: kalte Schweiße besonders auf der Stirn.*
- Aufgetriebenes Abdomen: „Gefühl, als seien die Därme verknotet."
- „Blähungskolik: befällt die Därme an verschiedenen Stellen oder das gesamte Abdomen. Je länger die Blähungen zurückgehalten werden, desto schwieriger wird deren Abgang."
- Frostigkeit, Zittern und außergewöhnliche Erschöpfung bei profusen, wäßrigen Stühlen.
- „Die Stirn ist mit kaltem Schweiß bedeckt, Kälte an Stellen des Körpers; Kälte der Extremitäten, wie bei einem Toten. Voller Krämpfe. Sieht aus, als würde er sterben."
- Heftige Entleerungen an beiden Körperenden.

Mercurius corrosivus

- Eigentümliche Empfindung, wie zerschlagen, im Bereich des Zökums und im Verlauf des Colon transversum. Empfindlich gegen Druck.
- Appendizitis *(Bell.)*.
- Schmerzhafte, blutige Absonderungen (aus dem Rektum), begleitet von Erbrechen.
- *Tenesmus*, beständig, hartnäckig, begleitet von unerträglichen, schneidenden, kolikartigen Schmerzen.
- Diarrhoe – Dysenterie – *mit schrecklichem Stuhldrang vor, während und nach der Entleerung.*
- *Merc-c. ist fast als spezifisch bei Dysenterie zu betrachten.*
- Stark *quälender Tenesmus*, der sich immer mehr verstärkt; es wird nichts ausgeschieden, außer Schleim mit Blutbeimengungen.

Cuprum

- Heftige intermittierende Koliken. Heftige Diarrhoe. Heftiger Druck im Magen.
- Krampfartige Bewegungen der Bauchmuskulatur.
- Gespanntes Abdomen, bei Berührung heiß und empfindlich.
- Krämpfe: fangen in den Fingern und Zehen an.
- Eines der *Cholera*-Mittel *Hahnemanns (Camph., Cupr., Verat.)*.

Camphora

- Alles wird erbrochen.
- Die Zunge ist blau und kalt; kalter Atem *(Carb-v.)*.
- Trotzdem kann ein innerliches Brennen bestehen – oder ein Kältegefühl in Magen und Abdomen.
- Heftige Schmerzen im Magen mit qualvollem Gesichtsausdruck *(Ars.)*; glaubt, er müsse sterben *(Ars.)*.
- *Will sich im Kältestadium abdecken, im Hitzestadium zudekken.*

Baptisia

- Magen- und Darmgrippe mit Schläfrigkeit.
- Völlegefühl im Abdomen, begleitet von Rumpeln und

Diarrhoe.
- Plötzliches Einsetzen; rasch einsetzende „typhöse" Zustände.
- Benommen und dumpf. *Faulige Absonderungen; stinkende, erschöpfende Diarrhoe*; wundfressend.

Lachesis

- Schmerzhafte Auftreibung des Abdomens. *Kann keinen Druck ertragen*, die oberflächlichen Nerven sind überaus empfindlich.
- Generelle < durch Druck oder Einschnürung: Rachen, Hals, Brust, Abdomen.
- Liegt auf dem Rücken, hebt die Kleidung über seinem Bauch an.
- *Lach. schläft in die < hinein.*

Sulfur

- Auftreibung des Abdomens durch Luftansammlungen.
- Rumpeln und Glucksen in den Därmen.
- Schmerzlose Diarrhoe treibt ihn morgens gegen 5 Uhr aus dem Bett.
- Morgendliche Diarrhoe; muß sich beeilen.
- Rötung des Anus. Wundfressender Stuhl.
- Der typische *Sulf.*-Patient bekommt gegen 11 Uhr vormittags ein starkes Hungergefühl.
- Wird eine Stunde vor der üblichen Mahlzeit hungrig.
- Brennen der Fußsohlen nachts, streckt sie aus dem Bett *(Cham., Med., Puls.)*.
- Starkes Verlangen nach Fett und Süßigkeiten.
- < nach dem Schlaf, Essen, Baden.
- *Sulf.*, „ein chronisches Arzneimittel", sorgt auch für rasche Heilung bei akuten Zuständen von *Sulf.*-Patienten.

Aloe

- Muß unmittelbar nach dem Essen und Trinken zur Stuhlentleerung eilen *(Arg-n.)*.
- Essen und Trinken verursachen kolikartige Schmerzen in den Därmen.
- Diarrhoe durch den Genuß von Bier.

- Völlegefühl: Auftreibung, als wolle das Abdomen platzen.
- Lautes Rumpeln, das im ganzen Zimmer gehört werden kann.
- Gurgelnde und spritzende Stühle.
- Früh morgendliche Diarrhoe *(Sulf.)*.
- Ein eigentümliches Symptom, das *Aloe* kennzeichnet: kann sich erst vergeblich anstrengen, doch dann geht plötzlich ein großkalibriger Stuhl unbemerkt ab.
- Oder: unwillkürliche Entleerung nach dem Stuhlgang.
- „Gallertartige Stühle." „Klumpige, wäßrige Stühle."

Croton tiglium

- Flatulenz gefolgt von deutlichem Stuhldrang.
- *Plötzliche Entleerungen; schießen aus dem Rektum heraus:* schmutzig grün gefärbt und übelriechend.
- < durch die geringste Menge Nahrung oder Flüssigkeit.
- Platschen wie durch Wasser in den Därmen.

Raphanus

- Postoperative intestinale Stase. Aufblähung einzelner Abschnitte des Darms.
- Paralytischer Ileus *(Thuj.)*.
- Ansammlung und Zurückhaltung von Blähungen; eingeklemmte Blähungen, die weder nach oben, noch nach unten abgehen.

Thuja

- Vorwölbungen hier und dort, wie von dem Arm eines Kindes. „Gefühl, als bewege sich etwas Lebendiges im Bauch." *(Croc.)*

Epidemische Diarrhoe bei Kindern: Cholera infantum.

Hier können mit der *Homöopathie*, die gerade in akuten Fällen rasche Heilungen bewirkt, ausgezeichnete Resultate erzielt werden. Aber selbstverständlich reicht es nicht, wenn das Mittel als solches ein homöopathisches ist, es muß homöopathisch, d.h. ähnlich *sein*. Es darf nicht einfach nur eines der Diarrhoemittel sein (jedes Medikament, daß Diarrhoe hervorrufen kann, ist ein solches), sondern es muß zu den Eigentümlichkeiten dieses einen speziellen Falles von Diarrhoe passen; andernfalls wird nichts geschehen. Ein Diarrhoemittel kann nicht beliebig gegen ein anderes ausgetauscht werden. Das Arzneimittel, das heilen soll, muß in der Lage sein, genau den Zustand hervorzurufen, den wir heilen wollen, ansonsten kann keine Reaktion erfolgen. Einige Menschen versuchen, das so zu erklären, daß die Schwingung der Krankheit und die des Mittels übereinstimmen müssen. Wie dem auch sein mag, ob es anhand der Elektrizität, der Schwingungen oder der Homöopathie erklärbar ist , diese Fälle sind so dringend, daß man seine Mittel völlig beherrschen muß- oder eine schnelle Orientierung durch Nachschlagen möglich sein sollte.

Das Kind soll – abgesehen von der Mittelgabe – warmgehalten werden. In verzweifelten Fällen, wenn man das Kind das erste Mal zu sehen bekommt und es bereits in den letzten Zügen liegt, müssen wir daran denken, daß das Kind möglicherweise schon zu große Mengen Flüssigkeit verloren hat, ohne die es nicht mehr leben kann. In diesen Fällen kann oral keine Flüssigkeit mehr aufgenommen werden. So manches Leben kann aber durch die Aufnahme von subkutan applizierter, warmer Kochsalzlösung gerettet werden.

Hahnemann lehrte nicht nur, daß zwei Patienten, die an der gleichen Krankheit leiden, aufgrund ihrer eigentümlichen Symptomatik unterschiedliche Mittel benötigen, sondern auch, daß unterschiedliche Epidemien derselben Krankheit unterschiedliche Mittel erfordern. Bei der Behandlung von Epidemien kann sich, durch sorgfältiges Sammeln der Symptome verschiedener individueller Fälle, der *Genius Epidemicus* in seiner Ganzheit herauskristallisieren und möglicherweise zu einem Mittel passend gefunden werden, das in der Lage ist, den Großteil der Fälle zu heilen, selbst dann, wenn nicht bei jedem Patienten das gesamte Krankheitsbild ausbildet ist. Man kann aber auch beobachten, daß für die Fälle, die bei solchen Epidemien nicht durch das epidemische Mittel geheilt werden, das passende Mittel häufig

nur schwerlich gefunden werden kann.
Es gab einmal eine Epidemie, bei der eine Anzahl von Kindern mit einer Diarrhoe in die Ambulanz kamen, die schmerzlos war, wobei die Stühle aus reichlich unverdauter Nahrung bestanden. *Chin.* brachte dies schnell wieder in Ordnung. *Coloc.*, mit seinen enormen Bauchschmerzen, die die Patienten immer wieder dazu zwingen, sich zusammenzukrümmen (begleitet von einer Besserung durch Druck), wäre hier nutzlos gewesen. Das epidemische Mittel erleichtert das Verschreiben ungemein und läßt es zu einer sehr befriedigenden Angelegenheit werden. Aber – was durchaus möglich ist! – das Wesen der Epidemie kann sich ändern, möglicherweise mit dem Wetter, was es nötig macht, ein neues Mittel zu suchen.

Mercurius corrosivus

- Dysenterische, spärliche Stühle mit Blut und *unaufhörlichem Tenesmus, der nicht durch Stuhlgang > wird.*

Cuprum

- Diarrhoe mit *intensiven Krämpfen.*

Ipecacuanha

- Gleichzeitig heftiges Erbrechen und Stuhlentleerung *(Ars.).*
- *Starke Übelkeit* mit blassem Gesicht und *sauberer* Zunge.
- Die Stühle sind wie große Mengen gärender Hefe.

Podophyllum

- Diarrhoe, *reichliche Stühle; übelriechende*, spritzende Stühle, scheinen das Kind auszutrocknen. Schmerzlos.
- Die Stühle sind reichlicher, als die Menge der aufgenommenen Nahrung vermuten lassen würde.
- Verlangen nach viel Wasser, nicht nach Speisen.
- Deutliches Gurgeln.
- Brechreiz; erbricht grünen Schaum oder Speisen.
- < der Diarrhoe morgens; bei zahnenden Kleinkindern.
- Starke Kopfschweiße während des Schlafes *(Calc., Sil.).*
- Das Rektum kann vorfallen, bei weichem Stuhl.

China

- Schmerzlose und unverdaute Stühle; reichlich; faulig.

Mercurius

- Schleimige, auch blutige Diarrhoe; mit Tenesmen; gefolgt von Frösteln.
- Reichliche Schweiße, die *keine* > bringen.
- Übler Mundgeruch. Speichelfluß, begleitet von intensivem Durst.
- Große schlaffe Zunge, mit Zahneindrücken.
- < nachts; durch Bettwärme.
- Oberschenkel und Beine kalt und feucht, besonders nachts.

Phosphorus

- Charakteristisch für *Phos.* sind dünne Stühle, die langsam aus dem offen stehenden Anus fließen.
- Gesteigerte Harnmenge während der Diarrhoe.
- Oder reichliche Stühle, die mit großer Gewalt entleert werden.
- Das hochgewachsene *Phos.*-Kind hat Furcht vor dem Alleinsein, in der Dunkelheit. Durst auf kaltes Wasser.

Pulsatilla

- Kolik und Diarrhoe sind nachts <.
- Kein Stuhl gleicht einem anderen.
- Erleichterung durch frische Luft. Sanfte, weinerliche Kinder.

Acidum phosphoricum

- Lang anhaltende Diarrhoe, mit Krämpfen *(Cupr.)*.
- Die Stühle sind weiß *(Calc.)*, wäßrig, schmerzlos, reichlich.
- Blasse, schwache, kümmerliche Kinder.

Sulfur

- Verträgt keine Hitze; wirft seine Kleider von sich; hungrig; Verlangen nach Fett.
- Wundmachende Stühle, dadurch Rötung des Anus.

Baptisia

- *Plötzliches* und erschreckendes Einsetzen der Krankheit. Plötzliche Anfälle von Diarrhoe und Erbrechen, mit einem rasch einsetzenden typhoiden Zustand.
- Stinkende, erschöpfende Diarrhoe.

- Fauliger, durchdringender Geruch des Stuhls.
- Schwellung der Zunge; dunkel; trocken; gelber oder brauner Mittelstreifen; rissig; ulzeriert (vergleiche *Ars.*).
- *Benommen, wie unter Drogen* oder vergiftet.
- Wenn der Patient erweckt wird, fängt er an zu sprechen, fällt dann aber wieder in seine Benommenheit zurück.
- *Dunkle, rote, berauschte Erscheinung.* Heiß, errötet, dämmernd.
- Influenza-Fälle.

Veratrum album

- *Diarrhoe mit heftigem Erbrechen: Erbrechen, Stühle, Schweiße – alles reichlich.*
- Durst auf große Mengen kalten Wassers, auf saure Getränke.
- Erschöpfung nach jedem Anfall.
- *Kalte Schweiße* auf der Stirn, durch die geringste Bewegung.

Carbo vegetabilis

- Faulige oder blutige, übelriechende Stühle; scharf.
- Gesicht blaß oder grünlich.
- Auftreibung des Abdomens; an einzelnen Stellen.
- Abgang großer Mengen Wind.
- *Feuchte und kalte Haut; kalte Zunge und kalter Atem.* (Der homöopathische Reanimator.)

Aconitum

- Folgen von *zu niedriger Zimmertemperatur.*
- Folgen von Frost oder Schrecken.
- Grüne, wäßrige, häufige Stühle.
- Trockene Hitze des Körpers; Trockenheit der Zunge, Ruhelosigkeit und Furcht. Furcht vor dem Tod.

Bryonia

- Diarrhoe *durch heißes Wetter* und durch Wiederauftreten von heißem Wetter.
- Erbricht Nahrung sofort nach dem Essen.
- Kolik, begleitet von Durst auf große Mengen und klumpiger Diarrhoe.

- Trockene und ausgedörrte Lippen.

Dulcamara

- *Jede Abkühlung des Wetters* ruft eine Diarrhoe hervor. (Gegenteil von *Bry.*)
- Folgen von Kälte oder Feuchtigkeit.
- Wechselhafte Stühle.
- Übelkeit mit Stuhldrang.
- Kolik vor und während des Stuhlgangs. Entkräftung.

Croton tiglium

- Gelbe, wäßrige Stühle, *schießen auf einmal heraus*; beim Stillen oder unmittelbar danach.
- Jegliche Nahrung oder Getränke lösen diese plötzlichen Stühle aus.
- Der Druck der Hand auf den Nabel führt dazu, daß das Rektum heraustritt.

Aloe

- Eiliger Stuhldrang nach dem Essen oder Trinken.
- *Unfähigkeit, den Stuhl zurückzuhalten – oder auszuscheiden.* (Beim Pressen kommt oft kein Stuhl, aber dann geht er irgendwann unbemerkt ab.)

Ignatia

- Koliken und Diarrhoe bei gestillten Kindern, deren Mütter unter Kummer leiden.

Kreosotum

- Cholera infantum bei zahnenden Kindern, *bei sehr schmerzhafter Zahnung*. Gaumen schmerzhaft und schwammig.
- Schwere Fälle mit unaufhörlichem Erbrechen und kadaverartig riechenden Stühlen.
- Enorm reizbar *(Cham.)*.

Chamomilla

- Wäßrige, grünliche Stühle; wundfressend; riechen wie faule Eier.
- Sehr gereizt *(Kreos.)*. Muß getragen werden.

- Besonders bei zahnenden Kleinkindern.

Cactus

- Gallige Diarrhoe, der große Schmerzen vorausgehen.
- Gefühl eines großen Gewichtes im Anus; möchte eine große Menge Stuhl lassen, es kommt jedoch nichts.

Belladonna

- Schläfrigkeit *(Bapt.)* mit trockener, brennender Hitze.
- Erweiterte Pupillen.
- Grüne, kleine, häufige Stühle.
- Kolik vor dem Stuhlgang; beim Pressen.
- Das Kind fährt bei jedem Geräusch auf; zuckt.

Colocynthis

- Anfälle von heftigen kolikartigen Schmerzen gehen den Stühlen voraus. Unmittelbar nach dem Essen.
- *> durch Zusammenkrümmen und Druck.*
- Schaumige Stühle. Stühle zunächst wäßrig, dann gallig, dann blutig; wundfressend; häufig; nicht reichlich.

Magnesium phosphoricum

- Große Ähnlichkeit mit *Coloc.*, mit dem dringenden Verlangen *sowohl nach Hitze als auch nach Druck.*

(Ein Fall, der sich im Krankenhaus ereignete: *Coloc.* half zunächst bei einer Diarrhoe, aber dann sah es aus, als würde das Kind sterben. Eine warme, auf das Abdomen gepreßte Hand war das einzige, was Erleichterung brachte. Das Kind wurde durch *Mag-p.* gerettet.)

Heftige, bedrohliche Fälle, begleitet von Kollaps:

Aethusa

- Unverträglichkeit von Milch.
- Das Gesicht drückt Ängstlichkeit und Schmerzen aus.
- *Nasolabialfalte*; perlenartiges Weiß auf der Oberlippe, durch eine deutliche Linie mit den Mundwinkeln verbunden.
- Heftiges Erbrechen; von Milch; nach dem Genuß von Milch.

- Unverdaute Stühle; dünn; grün; gallig.
- *Kollaps – fast so schlimm wie Ars., jedoch ohne Ruhelosigkeit.*
- Ein *heftiges* Mittel – heftiges Erbrechen, heftige Krämpfe, heftige Schmerzen, heftige Diarrhoe.

Arsenicum album

- < nachts, zwischen 1 und 3 Uhr.
- Rasche Abmagerung; *Erschöpfung und Kollaps.*
- *Intensive Ruhelosigkeit (Pyrog.).* (Gegenteil von *Aeth.*)
- Schmerzlose, übelriechende, wäßrige Stühle.
- Erbrechen und Diarrhoe können gleichzeitig auftreten *(Ip.).*
- Durch kalte Getränke; durch Überhitzung; bei älteren Personen nach dem Genuß von Gefrorenem.
- Durst auf kaltes Wasser; wird sofort erbrochen.
- Kälte der Extremitäten.
- Blasses, leichenhaftes Aussehen.
- Trockene, faltige, farblose Haut.

Camphora

- *Haut kalt wie Marmor (Carb-v.), aber das Kind will nicht zugedeckt werden.*
- Starke Entkräftung und Diarrhoe.*

* Man gebe einen Tropfen der starken Tinktur auf einen Zuckerwürfel. Dies soll alle 5 bis 15 Minuten wiederholt werden, wenn es sich um einen dringenden Fall handelt. Man bewahre *Campher* getrennt von den übrigen homöopathischen Mitteln auf.

Pyrogenium

- Extreme Ruhelosigkeit; muß ständig in Bewegung bleiben.
- Nur kurzfristige Erleichterung durch die Bewegung, muß sich aber bewegen, um Erleichterung zu finden (vergleiche *Rhus-t.*).
- Diarrhoe mit beängstigend übelriechenden Stühlen *(Bapt.).*
- Profuse, wäßrige, schmerzlose Stühle mit (?) Erbrechen.

(Die fast magische Wirkung von *Pyrog.* hat sich oft bei plötzlichen, sehr erschöpfenden Anfällen von Sommerdiarrhoe gezeigt.)

Dysenterie

Mercurius corrosivus

- Ständiges Pressen vor, während und nach dem Stuhlgang (Gegenteil von *Nux-v.*).
- Spärliche Stühle von blutigem oder fetzigem Schleim.
- Die Stühle sind wundfressend, brennen. Brennen im Rektum.
- Gefühl „niemals fertig zu werden".
- Muß pressen, um tropfenweise heißen Urin zu lassen.
- *Merc-c.* ist fast ein spezifisches Mittel für Dysenterien.
- Die Zunge ist vergrößert, schlaff, zeigt Zahneindrücke.
- Fauliger Mundgeruch. Speichelfluß.

Mercurius

- Blutige, schleimige Stühle unter starkem Drängen. Gefühl, „niemals fertig zu werden" (*Merc-c.*); aber bei *Merc-c.* sind die Anfälle heftiger.
- Den Stühlen folgt Frostigkeit.
- Selten angezeigt, wenn kein Schleim vorhanden ist.
- Selten angezeigt, wenn die Zunge trocken ist.
- „Die erste Verschreibung sollte bei einer epidemischen Dysenterie Heilung bringen, und wenn man sorgfältig arbeitet, wird man jeden Fall heilen." *(Kent).*

Aloe

- „Heftige Tenesmen, Hitze im Rektum, Schwäche bis hin zur Ohnmacht und reichlichen kalten Schweißen."
- Blutiger Schleim wird nach Drängen und Pressen ausgeschieden. Rumoren, Gurgeln, plötzlicher Stuhldrang.
- Urin und Stuhl werden gleichzeitig ausgeschieden: kann das eine nicht ohne das andere ausscheiden (*Mur-ac.*).
- Eigentümliches Symptom: Stühle, selbst harte, entweichen unbemerkt. Unsicherheitsgefühl im Rektum.
- Ein weiteres eigentümliches bestätigtes Symptom: Wenn der Kopf auf das Kissen gelegt wird, entsteht das Gefühl, als ob eine feine Kugel an der Hirnbasis zerbräche, und der Patient hört, wie die Bruchstücke klirren.

Nux vomica

- Stühle mit glitschigem Schleim und Blut, jedoch klein und unbefriedigend; *mit Erleichterung nach jedem Stuhlgang* (Gegenteil von *Merc.* und *Merc-c.*).
- Unregelmäßige Peristaltik.
- Kneifende Schmerzen, bald hier, bald dort im Abdomen. Kolik.
- *Nux-v.* ist reizbar, überempfindlich, leicht gekränkt.
- Frostigkeit, mit starker Abneigung, sich zu entblößen.

Colocynthis

- Begleitet von starken Koliken, *wird nur durch Zusammenkrümmen und harten Druck auf das Abdomen >.*

Sulfur

- Blutige Stühle mit ständigem Drängen; mit dem Gefühl, „niemals fertig zu werden", wie es bei *Merc.* vorhanden ist.
- Dysenterische Stühle, besonders nachts, begleitet von Koliken und heftigen Tenesmen.
- „Folgemittel von *Nux-v.*, besonders, wenn die nächtliche < vorhanden ist. Absonderung von Blut, Schleim, Eiter, zusammen mit Fieber."
- Die Schmerzen sind derart heftig, daß sie Übelkeit und profuse Schweiße verursachen.
- Ätzende Stühle; wundfressend. Charakteristisches Symptom: *Rötung um den Anus.*

Phosphorus

- Dysenterische Stühle tröpfeln aus dem offenstehenden Anus.
- Der Patient hat ein starkes Verlangen nach *kalten Getränken* und kalten Speisen; Eiscreme.

Apis

- Stühle entweichen bei jeder Bewegung des Körpers, als stünde der Anus ständig offen *(Phos.)*; Blut tröpfelt heraus.
- Stühle wie „Tomatensoße" – Blut, Schleim, Speisen.
- Durstlosigkeit; kann keine Hitze vertragen, keine warmen Räume.

Ipecacuanha

-Dysenterie mit *ständiger Übelkeit.*
- Sitzt fast ununterbrochen auf der Toilette und setzt nur kleine Mengen Schleim oder kleine Mengen *hellrotes Blut* ab.
- Entsetzliche Tenesmen: Die Schmerzen sind so stark, daß es zu Übelkeit kommt und der Patient Galle erbrechen muß.
- *Saubere Zunge bei Übelkeit.*

Colchicum

- Dysenterien, die im Herbst auftreten, wenn die Tage warm sind und die Nächte kalt *(Dulc.).*
- Stühle: Fetzig und blutig, kleine Fetzen; dünn, wäßrig, aber sie bilden eine gallertartige Masse, wenn sie abkühlen.
- Starke meteorische Auftreibung *(Carbo-v.).*
- Blutige Absonderungen aus den Därmen mit tödlicher Übelkeit.
- Der Geruch von Nahrung ruft Übelkeit bis hin zur Ohnmacht hervor.

Gelsemium

- Epidemische Dysenterie, malariaähnlich oder katarrhalisch.
- Akute katarrhalische Enteritis; schleimige Diarrhoe.
- Die Absonderungen erfolgen fast unwillkürlich; intensive spasmodische Koliken und Tenesmen.
- *Furcht, Gefühle, Erwartungsspannung* rufen Diarrhoe hervor *(Arg-n.).*
- *Gels.* hat Fröste, die den Rücken auf und ab laufen; Zittern; Schweregefühl der Extremitäten und Augenlider.

Arsenicum album

- *Ruhelosigkeit, Seelenqual, ängstliche Besorgtheit.*
- < nach Mitternacht.
- Brennender Durst auf kleine Schlucke kalten Wassers.
- Innerliche, heftige, brennende Schmerzen, mit kalten Extremitäten. > durch Hitze und heiße Getränke. (Gegenteil von *Phos.*).
- Starke Erschöpfung, Kollapsneigung.
- Trockenheit der Zunge, färbt sich braun oder schwarz.

- Stinkende Stühle; unwillkürlich; mit Entkräftung; blutig.
- Das großartige Mittel bei Ptomainvergiftungen.

(Beachte: „*Ars.* sollte bei einer Dysenterie nur dann gegeben werden, wenn die *Ars.* Ruhelosigkeit, Ängstlichkeit und der Durst auf häufige kleine Schlucke vorhanden ist.")

Rhus toxicodendron

- Fälle mit *extremer Ruhelosigkeit (Ars.).*
- < durch *feuchtes Wetter; feuchtes kaltes Wetter.*
- Trockene, dunkel belegte Zunge; oder rotes Dreieck auf der Zungenspitze.
- Herpesausschläge um den Mund.
- Reichliche, wäßrige, blutige Stühle; treiben ihn gegen 4 Uhr morgens aus dem Bett *(Sulf.).*
- „Diarrhoe mit reißenden Schmerzen, die sich bei jedem Stuhlgang an der Hinterseite des Beines nach unten erstrekken. Schmerzhafte Tenesmen begleiten jeden Stuhl."

Aconitum

- Stühle bestehen aus reinem Blut, mit kleinen Mengen Schleim.
- Begleitet von Seelenqualen (Angst, Ruhelosigkeit), Krämpfen, schrecklichem Stuhldrang.
- Krämpfe: im Abdomen, in Waden, Fußsohlen, Fingern, Zehen.
- Starker metallischer Geschmack.

Podophyllum

- „Tumultartiger Aufruhr des Abdomens."
- Gurgeln, dann plötzliche, profuse, faulige Stühle; im allgemeinen schmerzlos; möglicherweise begleitet von einem Prolaps des Rektums.

Psorinum

- Dunkle, spritzende Stühle, entsetzlich faulig.
- < nachts. Der Patient ist schmierig, übelriechend.
- Fälle, die nicht auf augenscheinlich angezeigte Mittel reagieren *(Tub.).*

Capsicum

- Kleine häufige Stühle, bestehen aus Blut und Schleim.
- Nach dem Stuhlgang Tenesmus und Durst. Trinken ruft jedoch ein Schaudern hervor. *Durst nach jedem dysenterischen Stuhl*; plötzliches Verlangen nach eiskaltem Wasser, das Frösteln hervorruft.
- Heftige Tenesmen, gleichzeitig im Rektum und in der Blase *(Canth.)*.
- Stechen und *Brennen* in Anus und Rektum. (Das Brennen bei *Caps.* ist wie von Cayennepfeffer.)
- Der typische *Caps.*-Patient ist schwerfällig, schlaff, empfindlich gegenüber Kälte; rotes, kaltes Gesicht; rote und kalte Nase.

Cantharis

- Die Stühle sehen aus wie Abschabsel aus den Därmen.
- Starkes Brennen; Brennen im Anus.
- Tenesmus im Rektum *und in der Blase (Caps.)*.
- „Es ist tatsächlich so, daß, wenn häufiges Wasserlassen besteht, wobei ein brennender und schneidender Schmerz den Urinfluß begleitet, *Canth.* fast immer das Mittel ist, unabhängig davon, welche andere Symptomatik gleichzeitig vorhanden sein mag."

Carbo vegetabilis

- „Egal um welches Leiden es sich handelt, bei *Carb-v.* ist immer Brennen vorhanden."
- Diarrhoe, Dysenterie, Cholera, mit blutigen, wäßrigen Stühlen. Wäßriger Schleim mit Blut vermischt.
- Die Stühle stinken schrecklich; begleitet von stinkender Flatulenz.
- Je mehr dünner, dunkler, blutiger Schleim vorhanden ist, um so klarer ist das Mittel angezeigt.
- Rötung des Anus *(Sulf.)*; wund, blutend, juckend.
- Kalter Atem, kalter Schweiß, kalte Nase.
- Innerliches Brennen mit äußerlicher Kälte.
- *Kälte und Kollaps mit Verlangen nach frischer Luft.*

Veratrum album

- Kolik: brennende, folternde, zusammenschnürende, schneidende Schmerzen. Auftreibung, Empfindlichkeit.
- Häufige Stühle; wäßrig, grünlich; schwärzlich; blutig. Unwillkürlich beim Abgang von Winden; durch die geringste Bewegung.
- Stuhlgang und Erbrechen können gleichzeitig auftreten *(Ars.)*.
- Eingefallenes, leidendes Gesicht. Charakteristisches Symptom: *kalter Schweiß auf der Stirn.* (Eines von *Hahnemanns* großen Choleramitteln.)
- Bei *Verat.* ist kein ausgesprochener Stuhldrang vorhanden.

Einige Choleramittel

(siehe auch unter Diarrhoe.)

Die Homöopathie erntete ihre ersten weltweiten Lorbeeren während der Choleraepidemien im 19. Jahrhundert, wo sie die Sterblichkeitsrate deutlich verringerte. Während unter der herkömmlichen Behandlung drei Viertel der Patienten starben, rettete die Homöopathie drei Viertel der Erkrankten- an einigen Orten und unter der Aufsicht bestimmter Ärzte verlor sie sogar überhaupt *keine* Patienten.
Hahnemann, der diese Seuche nie zu sehen bekam, jedoch über ihre rasche Ausbreitung und Symptome Bescheid wußte, faßte die Mittel, die heilen konnten, zusammen – und überall beherrschten seine Schüler die Situation.
Seine drei großen Mittel waren: Camphora, Cuprum und *Veratrum album.*

Camphora

- Während der frühen Stadien. Heilt augenblicklich.
- Dosierung: Man gebe einen Tropfen der starken Tinktur auf einen Zuckerwürfel und wiederhole das alle fünf Minuten, bis der Patient wieder warm wird und zur Ruhe kommt.

(Die starke Tinktur besteht aus einer gesättigten Lösung von Campher in destilliertem Weinbrand.)
(Eine Handvoll Campher in einer kleinen Flasche Whisky o.ä., wird eine gesättigte Lösung ergeben. Der Alkohol wird nur soviel in Lösung bringen, wie er vermag.)
(Beachte: Man gebe Campher auf Zucker. In Wasser verdünnt führt er zu Übelkeit und brennt. Campher muß von anderen Arzneimitteln getrennt aufbewahrt werden.)

Cuprum

- In späteren Stadien, wenn es zu exzessivem Erbrechen und Entleerungen kommt. Insbesondere in Fällen, wo *Krämpfe* das Bild der Krankheit beherrschen.
  (Kupfervergiftungen und Camphervergiftungen lassen sich nur schwer differenzieren. Man sagt, daß eine Kupferplatte, die man auf der Haut trägt, vor Cholera schützt.)
  „Arbeiter in Kupferminen erkranken nicht an Cholera."

Veratrum album

- In Fällen mit *sehr profusen Entleerungen, profusem Erbrechen und Entleerungen, und profusen kalten Schweißen.*
- Man wiederhole die Gabe jede Stunde oder halbstündlich, bis der Patient wieder warm wird und zur Ruhe kommt.

Es kursierte einst das Gerücht, daß *Campher* nicht im homöopathischen Sinne zur Cholera paßt (vielleicht aufgrund der Notwendigkeit, es häufig zu wiederholen), sondern daß es von *Hahnemann* nur deshalb für die Behandlung vorgeschlagen wurde, weil er das zerstörerische Potential dieses Mittels gegenüber Mikroorganismen ahnte.
Das ist ein großer Irrtum. *Campher* paßt in *absolut* homöopathischer Weise zur Cholera, wie sie sich in ihren *Anfangsstadien* zeigt – für die allein *Hahnemann* es verschrieben hatte. In einem späteren Stadium, mit einer veränderten Symptomatik, war *Campher* keineswegs mehr angezeigt. *Cupr.* oder *Verat.* war nun entsprechend der Symptomatik das homöopathische Mittel und bewirkte daher die Heilung.
Wenn man die Symptome des Anfangsstadiums der Cholera denen der Camphervergiftung gegenüberstellt, wird man die deutliche Ähnlichkeit dieser Zustände feststellen.

Cholera Symptome *(Anfangsstadium).*	**Symptome der Camphervergiftung**
Schwindelige Schwäche; Kraftlosigkeit.	Schwindel, wie betrunken. Seine Sinne verlassen ihn; er sinkt zusammen und fällt zu Boden.
Eiseskälte des Körpers.	Eiseskälte des Körpers.
Plötzliches Schwinden der Kräfte.	Starke Entkräftung und Schwäche. Kann sich kaum aufrechthalten. Versucht zu stehen, legt sich jedoch wieder hin.
Veränderter Gesichtsausdruck Eingesunkene Augen.	Gesicht blaß, verzerrt, eingesunken. Augen starrend, ver-

	zerrt, eingesunken, leer.
Gesicht bläulich und eiskalt.	Gesicht und Hände sind leichenblaß, kalt, blau.
Kiefer fest verschlossen. Trismus.	Kiefer fest verschlossen. Trismus.
Kälte des gesamten Körpers.	Körper ziemlich kalt. Kalte Haut. Extremitäten sind eiskalt.
Hoffnungslosigkeit, Mutlosigkeit und Ängstlichkeit.	Große Ängstlichkeit.
Furcht zu ersticken.	Erstickende Dyspnoe.
Brennen in Speiseröhre und Magen.	Brennen im Rachen und im Magen.
Krämpfe in den Waden und anderen Muskeln.	Heftige Krämpfe.
Schreit bei Berührung des Präkordialgebietes auf.	Präkordialangst. Wenn der Patient laut angesprochen wird, klagt er über undefinierbare Pein im Präkordialgebiet.

Kein Durst, keine Übelkeit, kein Erbrechen oder Entleerungen (wie in den späteren Stadien).
Und hier (!) kann die Homöopathie nicht nur heilen, abwenden, vorbeugen, augenblickliche Erleichterung bringen, sondern es ist ebenfalls möglich, das Mittel oder die Mittel zu bestimmen, die bei einer bisher noch nicht aufgetretenen Erkrankung, deren Symptome jedoch bekannt sind, heilend wirken.

Zur homöopathischen Behandlung von Kindern

Kinder reagieren ausgezeichnet auf das homöopathische Arzneimittel. Die Arbeit mit Kindern ist äußerst faszinierend – für gewöhnlich weniger kompliziert; die Mittel sind im allgemeinen viel deutlicher angezeigt, und die Resultate stellen sich um vieles rascher ein.

Kinder befinden sich in der aktivsten Phase des Lebens, sie wachsen und entwickeln sich schnell. Das Zelleben, in das sie gehüllt sind und das sie mit der Erde verbindet, befindet sich in einem Zustand vollkommenster Aktivität. Sie sind überaus empfindlich für Einflüsse, die im späteren Leben weitaus weniger einwirken. Sie werden von Krankheiten aufgesucht, die Erwachsene nur selten befallen. Überdies nehmen Krankheiten bei ihnen nicht immer denselben Verlauf, wie es bei Älteren der Fall ist. Zum Beispiel stellt sich das, was wir als Rheumatismus – akuten Rheumatismus – bezeichnen, bei Kindern sehr viel anders dar als bei Erwachsenen.

Die Erkrankung, mit hohem Fieber, profusen, sauren Schweißen, empfindlichen, entzündeten, schmerzhaften Gelenken, hat sehr wenig gemeinsam mit den häufig recht unbedeutenden *"Beschwerden der Erwachsenen"* - der *kaum erhöhten Temperatur*, die höchstwahrscheinlich unbemerkt bleibt, bis ein Fieberthermometer zur Hilfe genommen wird; den, im Gegensatz zum Kind, *nicht vorhandenen Schweißen*; – wo dann das Herz der Angriffspunkt schwerer Fälle ist. In solchen Fällen sind ebenfalls äußerste Sorgfalt und äußerst gekonnte Verschreibungen notwendig, wenn sich der Zustand nicht zu einer lebenslangen Behinderung und Leiden entwickeln soll zu einem trostlosen Ausblick auf Herzversagen.

Nun, zunächst muß man sich orientieren, ob die Krankheit akut oder chronisch ist; und, wenn das erste der Fall ist, ob sie bei einem gesunden oder bei einem kränklichen Kind auftritt. Ein gesundes Kind kann todkrank werden, während ein kränkliches Kind eine Vielfalt von pathologischen Zuständen zeigen kann, ohne richtig „krank" zu sein. Im zweiten Fall muß die Behandlung ergänzt werden, um den gesamten Fall zu erfassen. Eine Pneumonie bei einem Kind mit tuberkulösen Drüsen oder Tuberkulose in der Familienanamnese, wird höchstwahrscheinlich nicht geheilt werden, wenn nicht eine Gabe *Tuberculinum bovinum* verabreicht wird. Sehr häufig stellt man auch fest, daß erst *Syphilinum* gegeben werden muß, bevor man bei akut erkrankten, ins Krankenhaus eingelieferten Kindern Fortschritte erzielt.

Das, was für eine homöopathische Verordnung notwendig ist, fasse ich im folgenden kurz zusammen:
1. Die **Disposition**; oder, wichtiger noch, die Veränderung der Disposition aufgrund einer Krankheit.
2. **Ängste.** Gewohnte Ängste, oder – wichtiger – Ängste, die neu aufgetreten sind.
3. **Empfindlichkeiten.** Auf unserer Kinderstation lief einmal ein kleiner Junge umher, der gerade die richtige Körpergröße hatte, um die Messingplatten an den Fußenden der gestifteten Kinderbettchen als Spiegel zu benutzen (sein Kopf und Gesicht waren von einem dicken Hautausschlag bedeckt). Er jammerte immerzu: „Die Kinder machen einen solchen Lärm!" – Und das Klappern der Löffel auf den Tellern war eine Qual für ihn. Ein solches Symptom, bei einem Kind seines Alters, ist äußerst wichtig und darf nicht außer acht gelassen werden, wenn man die einzelnen Teile des Krankheitsbildes zusammensetzt, um ein dazu passendes Arzneimittelbild zu finden.
4. **Verlangen und Abneigungen** in bezug auf Nahrungsmittel.
5. **Die allgemeinen pathologischen Symptome**, sofern sie sich durch irgendeine Eigenschaft, die sie einzigartig oder eigentümlich erscheinen lassen, für die Mittelwahl qualifizieren und diese somit beeinflussen.

Zur *Disposition.* Es besteht ein großer Unterschied zwischen dem Kind, „das man am liebsten versohlen möchte" und dem Kind, „das man instinktiv trösten und liebkosen möchte". Ein solcher Unterschied führt augenblicklich zu einer vollkommen anderen Gruppe von Arzneimitteln. *Natrium muriaticum-* und *Sepia*-Kinder sind für Trost nicht zugänglich. *Pulsatilla*-Kinder sind weinerliche, jedoch einnehmende kleine Wesen, die Beachtung und Zuwendung verlangen. Daneben gibt es die gewichtigen, lethargischen, eher dümmlich wirkenden *Calcium*-Typen; die ruhelosen, mißtrauischen, ängstlichen *Arsenicum*-Typen; die herausfordernden, trotzigen, leidenschaftlichen, sensiblen, reizbaren *Nux vomica*-Typen; während ein *Chamomilla*-Kind etwas verlangt, nur um es wieder wegzuwerfen, und nicht besänftigt werden kann ... und so weiter. Um welche Krankheit es sich auch immer handeln mag, diese Dinge müssen mit in Betracht gezogen werden, wenn die Verschreibung erfolgreich sein soll.

Dann zu den *Ängsten.* Das eine kleine Kind wird allein in düsteren großen Schulgebäuden herumspazieren, wo seine Eltern Hausmeister sind; ein anderes Kind dagegen, das zum Spielen in den Garten geschickt wird, weicht nicht vom Fenster und will sich vergewissern, daß sich seine Mutter auf der anderen Seite der Scheibe in erreichbarer Nähe befindet. Furcht vor der Dunkelheit, vor dem Wind, vor dem Donner, vor Fremden, zu fallen, zu baden usw.

Der dritte nützliche Punkt zur Bestimmung eines Arzneimittels für ein Kind ist der Appetit: *Wonach verlangt das Kind, und welche Abneigungen bestehen hier?* Das eine Kind hat Verlangen nach Fett und würde am rohen Rinderfett nagen; ein anderes verabscheut den kleinsten Bissen Fett, der sorgfältig von seinem Stückchen Fleisch abgetrennt werden muß, und es ruft Übelkeit bei ihm hervor (*Sulf.* hat beides). Bei einigen Kindern muß das Salztöpfchen auf ein hohes Regal, außer Reichweite, gestellt werden *(Nat-m., Phos.)*, während das nächste Zucker stibitzen würde und um Süßigkeiten bettelt. Einige Kinder essen Erde, Kreide und knabbern Schieferstifte *(Alum.)*; einige kann man nicht dazu bringen, Fleisch zu essen.

Das kleine Mädchen ist gefräßig, ständig hungrig, „würde alles essen"; während ihr zierlicher kleiner Bruder kaum dazu angehalten werden kann, ausreichend zu essen, um, wie es scheint, wenigstens Körper und Seele beisammen zu halten.

Es gibt das unehrliche Kind; das schüchterne Kind, mit panischer Angst vor Fremden, was es dem Arzt ein wenig schwer macht. Aber – Kinder sind empfänglich für Schmeicheleien. Sagen Sie einem Kind, daß es seinen Mund ganz ausgezeichnet aufmacht – „jetzt nur noch ein klein wenig weiter!" – und Sie können in seinen Hals schauen. Dasselbe gilt für die Atmung, wenn man die Brust abhören möchte. Oder man stellt eine Beziehung her, indem man für einen Armreifen, Knöpfe oder kleine bunte Schmuckstücke Interesse oder Bewunderung zeigt; oder, wenn nichts mehr hilft: „Ta-ta-ta!" wird das Weinen augenblicklich unterbrechen.

„Bei Kindern, Wahnsinnigen und Lügnern muß man selbst seine Beobachtungen machen" – und man muß seine äußerste Aufmerksamkeit aufbringen, wenn es um Kinder geht. So gibt es das Kind, das sich ständig entblößt; es wird während der Nacht niemals zugedeckt bleiben *(Sulf.)*. Man findet es mit den Füßen auf dem Kopfkissen und der Bettdecke auf dem Boden liegend vor. Dann gibt es den nur wenige Wochen alten Säugling, der sich herumwindet, um auf dem Bauch zu liegen, bis seine Mutter in Panik gerät, weil er ersticken könnte. Doch es ist vielleicht möglich, ihn mit einer Gabe *Medorrhinum* dazu zu bewegen, auf der linken Seite zu liegen – was sich beobachten ließ.

Für das Kind mit den schmutzigen Nasenlöchern, mit der Nase, die ständig läuft, rot und wund ist, läßt sich ebenfalls eine Verschreibung finden *(Sulf., Kali-j.)*. Die schwächlichen Jungen, die nicht wachsen und nicht gedeihen (häufig *Sanic.*).

Dann die kränklichen Kinder, oder die mit der ererbten Neigung zu Tuberkulose. Sie gehören zu den dankbaren Verschreibungen: acht Jahre alte Kinder, die ihr ganzes Leben niemals ohne Verbände um ihre Hälse auskommen konnten; mit Drüsenschwellungen, Beschwerden der Nebenhöhlen und Narben, die von den Schnitten, Ausschabungen und Absaugungen gezeichnet waren. Sie reagieren glänzend auf eine homöopathische Behandlung! Auf *Tuberculinum, Silicea, Calcium, Drosera, Sulfur*, entsprechend ihrer Wesensart und den Symptomen, die sie zeigen. Diese Fälle mit den tuberkulösen Drüsen und Knochen reagieren einzig und allein auf die Homöopathie in so ausgezeichneter Weise! Und es sind gerade diese Fälle, bei denen die homöopathischen Behandler den Triumph genießen dürfen.

Beschwerden während der Zahnung

Calcarea carbonica

- Fett, blond, schlaff, schwitzend.
- Verspäteter Verschluß der Fontanellen *(Sil., Calc-p.)*. Deformationen der Extremitäten.
- Unzureichendes oder ungleichmäßiges Knochenwachstum.
- Reichliche Schweiße durchnässen das Kopfkissen *(Sil.)*.
- Saure Schweiße; saure Diarrhoe; saures Erbrechen.
- Schlaff; *fett*; schlaffe Muskulatur; biegsame Knochen.
- Kann nicht laufen lernen: setzt die Füße nicht auf den Boden auf.
- Milchschorf und Ausschläge.
- Husten und Diarrhoe während der Zahnung.

Calcarea phosphorica

- Langsame Zahnung begleitet von Abmagerung (Gegenteil von *Calc.*).
- Verspäteter Verschluß der Fontanellen.
- Weicher, dünner Schädel; knackt, wenn man Druck auf ihn ausübt.
- Kann den Kopf nicht hochhalten; braucht Unterstützung.
- Schlaff, abgemagert; erlernt das Laufen nicht.
- „Starkes Verlangen, ständig gestillt zu werden."
- Husten mit rasselnder Brust.
- Das *Calc-p.*-Kind ist eher drahtig; nicht so hell; keine Kopfschweiße wie bei *Calc.*
- Diarrhoe; die Stühle sind grün und spritzend.
- Das Kind ist abgemagert und anämisch *(Sil.)*.

Chamomilla

- Schmerzhafte Zahnung.
- *Überempfindlich* gegenüber Schmerz, der verrückt macht.
- Sehr reizbar; bissig und knurrig *(Cina)*.
- Große Unbehaglichkeit, Ängstlichkeit, Rastlosigkeit *(Acon.)*.
- Das Kind beruhigt sich nur, wenn es *umhergetragen* wird.
- Schläfrigkeit bei Schlaflosigkeit.

- Der Schmerz wird von Schweißen begleitet.
- Eine Wange rot und heiß, die andere blaß und kalt.
- Verlangt dieses oder jenes, nur um es anschließend von sich zu weisen.
- Aufgebrachtes Gemüt. *Cham.* ist außer sich: „kann es nicht ertragen!"
- Diarrhoe während der Zahnung *(Calc., Kreos.)*. Grüne Stühle: riechen wie verfaulte Eier; kolikartige Schmerzen.
- Zieht die Beine an. Aufgeblähtes Abdomen.

Kreosotum

- „Das Kind leidet unter einer *sehr* schmerzhaften Zahnung: schläft nachts nicht, wenn es nicht ständig getröstet und liebkost wird." (*Cham.* nur, wenn es im Zimmer auf und ab getragen wird.)
- Schmerzhafter Gaumen, dunkelrot oder blau. *Die Zähne werden schlecht, sobald sie erscheinen.*
- Kann unter Verstopfung leiden, oder Diarrhoe.
- *Cholera infantum* während der Zahnung; sehr heftig: unaufhörliches Erbrechen mit kadaverartig riechenden Stühlen.

Aconitum

- Fiebrig, Fieber; trockene heiße Haut *(Bell.)*. Das Kind nagt an seinen Fäustchen; ist erregt und weint.
- Schlaflosigkeit; Erregung; wirft sich umher; Hitze; Rucken und Zuckungen *(Bell.)* einzelner Muskeln.
- Krämpfe bei zahnenden Kindern *(Bell.)*.
- Verstopfung oder dunkle, wäßrige Stühle.

Coffea

- Hellwach; ständig in Bewegung.
- Leidet nicht; glücklich, aber *schlaflos*.
- Bemerkenswerte Wachheit.
- Übererregtheit des Gehirns.

Belladonna

- Rotes, heißes Gesicht. Trockene Haut. Erweiterte Pupillen.
- Das Kind fährt auf und erwacht, wenn es gerade einschläft.
- Rucken und Zuckungen.

- Blitzartige Erscheinungen und Empfindungen. Schmerzen kommen und gehen plötzlich.
- Krämpfe.
- Im Delirium will *Bell.* beißen, schlagen, weglaufen.
- Akute Zustände bei *Calc.*-Kindern.

Zincum

- „Beschwerden des Gehirns während der Zahnung. Das Kind schreit im Schlaf auf, rollt den Kopf von einer Seite zur anderen. Das Gesicht ist abwechselnd rot und blaß."
- Unaufhörlich zappelnde Füße, muß sie ständig bewegen.

Podophyllum

- *Podo.* hat das starke Verlangen, die Kiefer während der Zahnung aufeinander zu pressen.
- *Cholera infantum.* Die Stühle sind profus und strömen heraus. Die Masse der Stühle ist größer, als man aufgrund der aufgenommenen Nahrungsmenge vermuten würde; übelriechend.

Sulfur

- Das *Sulf.*-Baby bleibt nicht zugedeckt.
- Rauhe Haut und strubbelige Haare; rote Lippen und Augenlider.
- Rötung um den Anus; heiße Handflächen und Fußsohlen.
- Die wundfressenden Stühle *(Calc.)* rufen überall Reizungen und Entzündungen hervor, wo sie mit der Haut in Berührung kommen. (Bei *Lyc.* führt der *Urin* zu Reizungen dieser Körperpartien.)

Darüberhinaus dürfen die *Nosoden* bei verspäteter Zahnung nicht vergessen werden. *Burnett* prüfte den Nutzen von *Tub.* bei allen Arten von verspäteter Entwicklung – wenn aus der Familienanamnese eine Neigung zu Tuberkulose hervorging. Es wird von dem Fall eines Mädchens mit verspäteter Zahnung berichtet, das bereits im Jugendalter war und nach einer Gabe *Tub-bov.* innerhalb von zwei Wochen acht Zähne hervorbrachte.
Man sollte an *Syph.* denken, wenn die Tage glücklich, die Nächte aber ein Schrecken sind *(Lyc.)*; an *Med.*, wenn sich das Kind zum Schlafen auf den

Bauch rollt *(Cina)*, oder wenn das Kind nur in der Knie-Ellenbogenlage schlafen kann, oder wenn die Mutter an einem üblen Ausfluß litt.

Rachitis

Es sind hier weitgehend dieselben Mittel nötig, die auch bei Beschwerden während der Zahnung angewandt werden. Sie sollen hier noch einmal erwähnt werden, auch wenn es sich mehr oder weniger um eine Wiederholung handelt, andernfalls würde das Bild aber unvollständig bleiben.

Calcarea carbonica

- Passend bei fetten, blonden, lethargischen Kindern mit stark schwitzendem (großen) Kopf, besonders während des Schlafs *(Sil., Sanic.)*. Sie haben weiche, fette, schlaffe, instabile Gliedmaßen, die sich unter ihrem Gewicht verbiegen. Großes Abdomen.

Calcarea phosphorica

- Wie bei *Calc.* ist auch hier der Kopf vergrößert, die Fontanellen bleiben lange offen; jedoch weniger Schweiße.
- Dünner Schädelknochen.
- Dünn – sogar abgemagert.
- Eingesunkenes, schlaffes Abdomen (Gegenteil von *Calc.*).
- Das Rückgrad ist zu schwach, um den Körper aufrecht zu halten: dünner Hals, zu schwach, um den Kopf zu halten.
- Das Kind ist blaß und kalt; erscheint dumm.
- „Durch die fortgesetzte Einnahme von *Calc-p.* kann sich sogar Kretinismus ausbilden." (d.h.: man denke in einem Fall von Kretinismus auch an *Calc p.*)

Silicea

- Blasses, wächsernes, erdfarbenes Gesicht.
- Großer Kopf *(Calc-p., Sulf.)*, offene Fontanellen.
- Kleiner und abgemagerter Körper.
- Knochen und Muskeln sind schwach entwickelt, lernen daher nur langsam laufen.
- < durch Milch; das Kleinkind verträgt keinerlei Milch *(Aeth.)*.
- Diarrhoe durch Milch.
- Übelriechende Schweiße am Kopf, im Nacken, im Gesicht, an den Füßen.

Sanicula

- *Sanicula aqua* enthält *Calcium, Kieselerde* etc. und verbindet daher viele Symptome dieser Mittel. Ein Arzneimittel von unschätzbarem Wert bei kränklichen Kindern, die nicht gedeihen.
- Mangelhafter Ernährungszustand.
- Dünn und alt aussehend. Schmutzig bräunliche Haut.
- Eigensinnig und empfindlich.
- Kalte, feuchte Hände und Füße.
- Profuse Schweiße an Hinterkopf und Nacken.

Sulfur

- Großer Kopf (*Calc.* etc.).
- Neigung zu Rachitis *(Calc.)*.
- Unersättlicher Appetit, mangelhafte Assimilation.
- Hungrig, doch trotzdem abgemagert *(Jod.)*.
- Schrumpelig und ausgetrocknet, wie ein alter Mann.
- Die Haut hängt in Falten, gelblich, runzelig, schlaff.

Chamomilla

- Überaus *empfindlich*; *sehr reizbar*.
- Wechselhaft: niemals zufrieden.
- Will *umhergetragen* werden; kann nicht stillhalten.
- „Das *Cham.*-Kind verträgt keine Berührung."
- Schmerzhaftes Zahnfleisch, schmerzhafte Zahnung: hält kaltes Glas an sein Zahnfleisch.
- Schmerzen – Koliken: krümmt sich zusammen und schreit. Tritt.
- Diarrhoe. Grasgrüner Stuhl.
- Eine Wange rot, die ander blaß.
- Husten oder andere Beschwerden durch Zorn ausgelöst.
- Schläfrig, aber kann nicht schlafen.

Arnica

- Empfindlich gegen *Berührung*.
- Will nicht gestört oder angefaßt werden.
- < durch Hitze.
- Besonders, wenn es während der Geburt eine *Verletzung* oder dergleichen gegeben hat.

Skorbutische Rachitis:

Manganum

- Allgemeine Schmerzen, Wundheitsgefühl, Empfindlichkeit *(Arn.)*.
- Die Knochen schmerzen, besonders die Tibiae.
- Kränkliches Gesicht, anämisch.
- Ständiges Jammern; gereizt.
- *Alle Symptome* > sich im Liegen.
- < durch kaltes, feuchtes Wetter.

Arnica

- (Siehe oben.) *Ein großartiges Mittel für diesen Zustand.*

Phosphorus

- Neigt zu blauen Flecken; Blutungsneigung. Blutendes Zahnfleisch.
- Besonders bei nervösen, schlanken Kindern.

Kreosotum

- Blutung und Ulzeration des Zahnfleisches.
- Üble Gerüche, Mund etc.
- Das Temperament von *Cham.* (siehe oben), aber *übelriechend und blutend.*

Mangelhafter Ernährungszustand

Calcarea carbonica

- *Kälte.*
- Profuse Schweiße am Kopf *(Sil.)* während der Nacht *(Sil.)*.
- Kalte, feuchte Füße; kalte Beine mit Nachtschweißen.
- Unverträglichkeit von Milch *(Calc-p., Nat-c., Mag-c., Aeth., Sil., Lac-c.)*.
- Großer Kopf, mit großem, hartem Abdomen *(Sil.)*.
- Schwellung des Magens; aufgetrieben, selbst bei Abmagerung des übrigen Körpers.
  "Ein dickbauchiges Kind mit abgemagerten Gliedmaßen und Hals." *(Sil.)* (Gegenteil von *Calc-p.*)
- Mangelhafter Ernährungszustand.
- Drüsen, Knochen und Haut betroffen.
- Mangelhafte Entwicklung der Knochen; verspätetes Zahnen; Rachitis.
- Das Kind ist fett, schlaff; hat schlecht ausgebildete Knochen, schlecht ausgebildete Zähne.
  "Die Knochen hören auf zu wachsen, und Marasmus stellt sich ein."
  "Vergrößerte Drüsen, Abmagerung des Halses und der Gliedmaßen, während das Fettgewebe und die Drüsen des Bauches an Größe zunehmen."
- Schlaff; schwächlich; müde.
- Saure Schweiße, Kopfschweiße. Saurer Stuhl. Saures Erbrechen.
- Weiße Stühle; Verstopfung mit weißen Stühlen.
- Wurmbeschwerden; es werden Würmer ausgeschieden und erbrochen.
- Kauen, Schlucken oder Zähneknirschen im Schlaf *(Cina)*.
- Zornig und mürrisch; leicht verängstigt.
- [Verlangen nach *Eiern.*]

Calcarea phosphorica

- Erbricht Milch *(Calc., Nat-c., Mag-c.)*.
- Stühle grün, schleimig, durchfällig, mit unverdauten Speiseresten, mit stinkendem Flatus.
- Blasses Gesicht, weiß; fahl.

- Der Hals kann den Kopf nicht halten.
- Marasmus: eingefallen, abgemagert und sehr anämisch.
- Große, hagere Kinder mit schmutziger, bräunlicher Haut.
- Reizbar, ruhelos, mürrisch.
- Schlaffes, eingesunkenes Abdomen (Gegenteil von *Calc.*).
- [Verlangen nach Salzigem; Speck; Geräuchertem.]

Phosphorus

- Groß, schlank, feingliedrig; die Kinder wachsen zu schnell.
- „Rasch abgemagerte Kinder, kommen in einen marastischen Zustand. Neigen zu Auszehrung."
- Feingliedrig; wächsern; anämisch. Hektisches Erröten.
- Blutungsneigung; Neigung zu blauen Flecken. Empfindlich gegenüber Kälte.
- Starkes Verlangen, berührt zu werden, gerieben zu werden.
- Furcht, daß irgend etwas geschehen könne; vor Donner; vor der Dunkelheit; vor dem Alleinsein.
- Gleichgültig.
- „Das kränkliche, eingesunkene, erdfarbene Gesicht der Ausgezehrten, oder derer, die in den Zustand der Auszehrung hineingelangen."
- Verlangen nach kaltem Wasser; Eis; Salz; Pikantem.
- Kann über Hitze der Wirbelsäule klagen.
- Frostige Patienten, dennoch werden Magen und Kopf durch Kälte >; Brust und Extremitäten werden durch Hitze >.
- > *durch Schlaf* - durch einen kurzen Schlaf *(Sep.)*.
- Gehört zu den großen Arzneimitteln bei Schwindel *(Con.)*.

Tuberculinum

- „Tief wirkend; lang wirkend; wirkt tiefgreifender auf die Konstitution, als die meisten anderen Mittel (*Sulf., Sil., Dros.* etc.)."
- „*Tuberkulöses Aussehen*; geschwächt und anämisch. Hier gebe man *Tub.*, auch wenn nur wenige Symptome vorhanden sind."
- Hoffnungslosigkeit; Verlangen zu Reisen, irgendwohin zu gehen.
- „Sehr enge Beziehung zu *Calc.*, zu *Sil.* Diese Mittel wirken

sehr tief und können sich abwechseln, d.h., daß eines eine Zeitlang angezeigt sein kann, dann ein anderes." *(Kent).*
- Empfindsam; unzufrieden. Furcht vor Hunden, Katzen.
- Abneigung gegen Fleisch; Verlangen nach Milch, nach Geräuchertem.
- „Allmähliche Abmagerung – zunehmende Schwäche, Müdigkeit."
- Starke Schweiße bei chronischer Diarrhoe.
- Diarrhoe treibt ihn aus dem Bett.
- Verlangen nach frischer Luft; Erstickungsgefühl im warmen Raum.
- > beim Reiten in kaltem Wind. < durch feuchte Kälte.
- „Wenn bei jeder neuen Konsultation ein neues Mittel notwendig erscheint."
- Altes, schmuddeliges Aussehen.
- Sehr rote Lippen *(Sulf.)* und blaue Skleren lassen an *Tub.* denken.

Sulfur

- *Farrington* sagt über Marasmus bei Kindern: *"Gieriger Appetit, besonders um 11 Uhr. Hitzegefühl auf dem Scheitel, mit kalten Füßen. Sind diese drei Symptome vorhanden, wird Sulf. niemals versagen."*
- Erwacht schreiend.
- Große Gefräßigkeit; nimmt alles in seinen Mund.
- Oder: „trinkt viel und ißt wenig."
- Durstig, verlangt nach viel Wasser.
- Verlangen nach Fett; ißt rohes Fett.
- „Langsam, faul, hungrig und immer müde."
- Rote Lippen, Nasenöffnungen, Augenlider, Anus.
- Übelriechender, wundfressender Stuhl.
- Häufige, schleimige Diarrhoe oder hartnäckige Verstopfung.
- Schreit, bevor großer Stuhl abgeht.
- „*Sulf.*-Kinder besitzen die höchst bemerkenswerte Eigenschaft, sich ständig schmutzig zu machen."
- Furcht zu Baden; haßt das Baden; < durch Baden.
- Abgemagerte Gliedmaßen mit aufgetriebenem Abdomen.
- Kümmerliche Muskulatur, sogar die Abdominalmuskula-

tur, begleitet von starken Auftreibungen des Abdomens.
- Abmagerung bei gutem Appetit (*Jod.* etc.).
- Hautausschläge; juckend; < nachts. Furunkel.

Psorinum

- Blasse, kränkliche, zierliche Kinder. Unsauberes Aussehen *(Sulf.)*.
- Haben einen scheußlichen Geruch an sich, selbst nach dem Baden.
- Verabscheuen das Baden *(Sulf.)*.
- *Kent* sagt: *"Abstoßender Anblick und Geruch."*
- Sehr fröstelig; < durch frische Luft; aber auch < im warmen Bett.
- Flüssige, stinkende Stühle.
- Bewirkt Wunder bei diesen bemerkenswert abstoßenden Kindern. Das wurde schon häufig beobachtet!

Sepia

- „Keine Fähigkeit, natürliche Liebe zu empfinden." *Gleichgültigkeit.*
- Fehlende Lebensfreude. „Niemals glücklich, außer wenn er jemanden ärgert."
- Erschwertes Begriffsvermögen.
- Fortschreitende Abmagerung. Runzelige Haut.
- Das Kind sieht aus wie ein schrumpeliger, vertrockneter, alter Mann.
- *Sommersprossen*, besonders auf der Nase und den Wangen; „der *Sep.*-Sattel".
- Bettnässen *im ersten Schlaf.*
- Feuchte, kalte Beine und Füße *(Calc.)*.

Silicea

- Schwächliche Kinder, durch mangelhafte Assimilation.
- Großes Abdomen durch Krankheiten (?) des Mesenteriums.
- „Großer Kopf, kleiner Körper; abgemagert, das rundliche Abdomen ausgenommen."
- Blasses, wächsernes, erdfarbenes oder gelbliches Gesicht.
- Schmal und alt aussehend. Zusammengeschrumpfte Glied-

maßen.
- Mangelhafte Entwicklung von Knochen und Muskeln, daher verspätetes Laufenlernen.
- Kälte; Frösteligkeit.
- Profuse Kopfschweiße, während des Schlafs *(Calc.)*.
- Übelriechende Schweiße am Kopf und im Gesicht.
- Fußschweiße; übelriechende Fußschweiße *(Bar-c., Petr.)*.
- Kleine Wunden eitern; heilen schlecht *(Hep.)*.
- Furunkel und Eiterbläschen; Sepsis.
- Mangel an Selbstvertrauen.

Natrium muriaticum

- Schlechter Ernährungszustand. Ißt gut, magert aber dennoch ab *(Jod.)*, besonders am Hals *(Sars.)*.
- Abmagerung, Schwäche, nervöse Erschöpfung, nervöse Reizbarkeit.
- Haut: glänzend, blaß, wächsern, wie ölig; oder trockene, welke, schrumpelige Haut.
- Das Kleinkind sieht aus wie ein alter Mann *(Jod., Abrot., Arg-n., Sanic., Sars., Op., Ars.)*.
- Die Knochen des Schultergürtels treten hervor und der Hals ist dürr; doch die Hüften und die unteren Extremitäten bleiben voll und rundlich. (Gegenteil von *Abrot.; Lyc.* magert ebenfalls von oben nach unten ab.)
- Kinder, die *trotz gierigen Appetits abmagern* (*Sulf., Jod.* etc.).
- Eines der wenigen Mittel mit „Landkartenzunge".
- Herpes an den Lippen.
- Schreckliche Kopfschmerzen.
- Verlangen nach Salz. Haßt Brot und Fett.
- Weint leicht, ist jedoch nicht zugänglich für Trost.

Abrotanum

- Die Abmagerung betrifft hauptsächlich die Beine. Aufsteigende Abmagerung (Gegenteil von *Nat-m., Lyc.* etc.).
- Aufgeblähtes Abdomen.
- Mürrische, reizbare Kinder.
- Blasses, altaussehendes Gesicht mit eingesunkenen Augen (*Jod., Nat-m., Sulf.* etc.). Runzelig.
- Sehr starker Appetit: *Heißhunger bei Abmagerung* (*Jod.* etc.).

Marasmus; schlaffe, lose hängende Haut.

Jodum

- *Allgemeine Abmagerung; möchte die ganze Zeit über essen.*
- Während der Körper verwelkt, vergrößern sich die Drüsen.
- „Verfall des gesamten Körpers: die Muskeln schrumpfen, die Haut wird runzelig, und das Gesicht eines Kindes wirkt wie das einer kleinen, alten Person, *aber die Drüsen unter den Armen, in den Leisten und im Bauch sind vergrößert und hart (Arg-n., Abrot., Nat-m.).*"
- Immer hungrig. Ißt zwischen den Mahlzeiten und ist dennoch immer hungrig.
- Essen > die Beschwerden. Abmagerung bei gleichzeitigem, enormem Appetit.
- Erregung; Ängstlichkeit; impulsiv. < bei dem Versuch, stillzuhalten.
- < durch Hitze; > durch Kälte *(Lyc.);* (Gegenteil von *Sil.* etc.).
- Ihm ist immer zu heiß.

Sanicula

- Das Kind sieht alt (*Arg-n.* etc.), schmutzig, fettig und bräunlich aus.
- Fortschreitende Abmagerung.
- Entblößt sich, trotz kältesten Wetters *(Sulf.).*
- Schweiße beim Einschlafen, hauptsächlich im Nacken. Durchnäßt die Wäsche *(Calc., Sil.).*
- Kalter, klebriger Schweiß am Hinterkopf und am Hals.
- Das Kind hat Verlangen nach Fleisch, fettem Schinken, *Salz (Nat-m., Arg-n., Nit-ac.).*
- *Das Kind will ständig gestillt werden, verliert trotzdem an Gewicht.*
- Nach intensiver Anstrengung schlüpft der fast ausgetriebene Stuhl wieder zurück *(Sil.).*
- Der Körper riecht nach altem Käse.
- Stinkende Fußschweiße, reibt die Zehen wund *(Sil.).*

Sarsaparilla

- Abmagerung des Halses *(Nat-m.)*; die Haut liegt in Falten

(Abrot.).
- Schwäche des Geistes und der Gewebe.
- Vererbter Marasmus bei Kindern.
- Abmagerung im Halsbereich *(Nat-m.).*
- Trockene, violette, kupferfarbene Ausschläge.
- Keine Assimilation.
- Abgemagerte Kinder; altaussehendes Gesicht (*Nat-m., Arg-n.* etc.).
- Großer Bauch; trockene, schlaffe Haut.
- Schreit, wenn er Wasser lassen muß. Oder: *Stößt am Ende des Urinierens einen schauerlichen Schrei aus.*

Lycopodium

- Magert von oben nach unten ab *(Sanic., Nat-m.).* Die unteren Extremitäten sind wohl genährt.
- Flatulenz; aufgetrieben wie eine Trommel *(Arg-n.)*, kann kaum atmen. So voll, daß er nicht essen kann.
- Erwacht übellaunig. < zwischen 16 und 20 Uhr.
- Kein Selbstvertrauen *(Sil.)*; Beschwerden aufgrund von Erwartungsspannung *(Arg-n., Ars., Sil.).*
- Weint, wenn ihm gedankt wird; wenn er ein Geschenk erhält.
- Welke Knaben mit trockenem Husten; Kopfschmerzen.
- > durch Kälte. < in einem warmen Raum *(Jod.).*
- Rotes Sediment im Urin; „Ablagerung wie roter Pfeffer".
- Verlangen nach Süßigkeiten *(Arg-n.)*; heißen Getränken.
- Ein Fuß heiß, einer kalt (charakteristisch).
- Kränklich runzeliges Gesicht mit zusammengezogenen Augenbrauen.

Argentum nitricum

- Das Kind sieht ausgetrocknet aus, wie eine Mumie (Gegenteil von *Op., Ars.*).
- Alt aussehend; blasses, bläuliches Gesicht.
- Fortschreitende Abmagerung.
- Verlangen nach Süßigkeiten *(Lyc.)*, die nicht vertragen werden.
- Verlangen nach Salz *(Phos., Nat-m.).*
- Verlangen nach kalter Luft *(Lyc.)*, kalten Getränken (Gegen-

teil von *lyc.)*.
- Ein äußerst flatulentes Mittel *(Lyc.)*, Aufgetriebenheit bis zum Bersten *(Lyc.)*.
- Diarrhoe durch Gefühlsregungen; durch Erwartungsspannung *(Gels.)*.
- Examensängste. Höhenangst.

Opium

- „Ein schrumpeliger, kleiner, ausgetrockneter, alter Mann."
- Schmerzlosigkeit; Untätigkeit; Torpor.
- Oder: Schlaflosigkeit; Unruhe, nervöse Erregung.
- Mangelhafte Reaktion auf gutgewählte Mittel *(Sulf.)*.
- Angst und Furcht.
- Verstopfung durch schmerzlose Paralyse der Därme.

Arsenicum album

- Abmagerung bei Kleinkindern.
- Marasmus. „Ausgetrocknete Mumie".
- Gesicht blaß, ängstlich, verzerrt.
- Rauhe, trockene, gelb-braune Haut.
- Rasche Abmagerung; Sinken der Kräfte.
- Die kleinste Anstrengung führt zu Erschöpfung.
- Frösteligkeit.
- Diarrhoe, sobald er etwas ißt oder trinkt.
- Unverdaute Stühle; übelriechend.
- Ruhelosigkeit; ständige Qualen.
- *"Bei Ars. findet sich Ängstlichkeit, Ruhelosigkeit, Entkräftung, Brennen und kadaverartige Gerüche."*

Hepar sulfuris

- Saurer Geruch *(Calc.)*; weiße *(Calc.)*, übelriechende Stühle; unverdaute Stühle.
- > nach dem Essen *(Nat-m.)*.
- „Spielt nicht, lacht nicht."
- Frostig; überempfindlich; gegen Kälte; gegen trockene Kälte; gegen Luftzug *(Nux-v., Sulf.)*; gegen Berührung.
- Das Gemüt ist ebenfalls überempfindlich; jede Kleinigkeit macht ihn zornig; ist beleidigend, impulsiv *(Nux-v.)*.
- Streitsüchtig *(Nux-v.)*.

- Kleine Wunden eitern *(Sil.)*, sind entsetzlich empfindlich.
- Absonderungen aus den Ohren; Gefahr des Befalls des Processus mastoideus.
- Matt, frostig, schreit während der ganzen Nacht.
- < durch Kälte; > durch Wärme, warmes Einhüllen *(Sil.)*.

Nux vomica

- „Überempfindlich; reizbar; leicht beleidigt; niemals zufrieden. Heftiges Gemüt; unkontrollierbar."
- „Stößt Dinge von sich; zerreißt sie."
- Sehr frostig; kann sich nicht aufdecken (Gegenteil von *Sulf.*).
- „Sehr wählerisch in bezug auf seine Nahrung, verdaut aber fast nichts."
- Gelbes, fahles, aufgedunsenes Gesicht.
- Verstopfung; abwechselnd Diarrhoe und Verstopfung.
- Unregelmäßige Peristaltik; führt dazu, daß der Darminhalt in beide Richtungen weitergetrieben wird; führt zu unregelmäßigem, erfolglosem Stuhldrang.

Natrium carbonicum

- Nervöse, verkümmerte Kleinkinder; *vertragen keine Milch*: Diarrhoe durch Milch. Abneigung gegen Milch.
  „Ein nervöses, kaltes Baby, das sich leicht erschreckt."
- > durch Essen; ißt, um sich zu erwärmen.
- Hinfälligkeitsgefühl und Schmerzen im Magen, die ihn zum Essen zwingen; ständiges Essen.
- Abdomen hart und gebläht; starke Blähungen; lautes Rumpeln.
- < und hungrig gegen 11 Uhr und gegen 5 Uhr morgens.
- Kopfschmerzen durch jegliche geistige Anstrengung.
- „Umknicken" der Fußgelenke; schwache Fußgelenke.

Magnesium carbonicum

- Schwach und kränklich durch unzureichende Ernährung.
- Unverträglichkeit von Milch; verursacht Schmerzen; wird unverdaut ausgeschieden.
- Kneifende Kolik. Die Extremitäten werden angezogen, was Erleichterung bringt.

- Die Stühle sind sauer, grün, wie Froschlaich in einem Tümpel; oder mit talgartigen Klumpen. (*Coloc.*, hat jedoch nicht den grünen, schleimigen Stuhl.)

Petroleum

- Abmagerung mit *Diarrhoe, die nur tagsüber auftritt.*
- *Hungergefühl unmittelbar nach dem Stuhlgang.*
- Abneigung gegen Fett, Fleisch und frische Luft.
- „Kälte *(Calc.)* und Schweiße an einzelnen Körperteilen."
- Übelriechende Füße und Achselhöhlen *(Sil.).*
- Schmutzige, harte, rauhe und verdickte Haut.
- Brüchige Haut, reißt tief ein *(Graph.).*
- < der Hautausschläge im Winter, > im Sommer. Risse an den Händen, die bluten; < im Winter.
- Frostbeulen. See- und Reisekrankheit.
- „Ständiges Hungergefühl bei Diarrhoe. Kann aber nicht ohne Schmerzen essen. Abmagerung; Ausschläge; ungesunde und ungepflegte Finger, die nie sauber aussehen; kann sie nicht waschen, da sie dadurch einreißen."
- „Brennen der Hände und Füße; streckt die Handflächen und Fußsohlen *(Sulf., Cham., Puls., Med.)* aus dem Bett." ("Man sollte sich mit *Sulf.* nicht zu sicher sein, nur weil die Fußsohlen brennen, oder mit *Sil.*, nur weil die Füße schwitzen." *Kent.*)

Baryta carbonica

- „Zwergenhaftigkeit, geistig und körperlich. Geistige Zwergenhaftigkeit, sowie Zwergenhaftigkeit von Organen."
- „Unterbindet die Entwicklung, die ein Kind zu einem Mann oder einer Frau werden läßt." *(Bar-m.)*
- „Abmagerung bei Kindern, die gut ernährt wurden." (*Jod.* etc.)
- „Vergrößerte Drüsen; vergrößertes Abdomen; Abmagerung, Abmagerung der Gliedmaßen und Zwergenhaftigkeit des Geistes. Das kennzeichnet den *Bar-c.*-Marasmus."
- Schüchtern, scheu. Leicht verängstigt.

In Fällen, die keine Fortschritte machen, müssen möglicherweise *Nosoden* in Erwägung gezogen werden, wie z.B.:

Syphilinum

- Zwergenhaft *(Bar-c.)*. Marastisch.
- < nachts.
- Impuls, sich ständig die Hände zu waschen.
- Bei syphilitischer Belastung ist *Syph.* der Schlüssel zum Fortschritt.

Medorrhinum

- Sykotischer Einfluß behindert die Genesung. Schwaches Reaktionsvermögen.
- Liegt auf dem Bauch; schläft in der Knie-Ellenbogenlage.
- Feurig-roter, feuchter, juckender Anus *(Sulf.)*.
- < tagsüber (Gegenteil von *Syph.*).

Tuberkulöse Drüsen und Knochen.

Die homöopathische Behandlung von tuberkulösen Drüsen und Knochen bei Kindern ist eine wahre Freude. Es sind Fälle von 6 oder 8 jährigen, von Tuberkeln „zerfressenen" Kindern beobachtet worden, die seit Beginn ihres Lebens „niemals ohne Verbände" auskamen und sich wiederholten Operationen unterziehen mußten. Die homöopathische Behandlung verhinderte das weitere Fortschreiten der Krankheit nicht nur augenblicklich, sondern verschloß darüber hinaus auch die Wunden. Dadurch konnte langes Leiden und ein klägliches Leben durch neue Energie und Gesundheit ersetzt werden.

Ich erinnere mich an ein von Tuberkeln durchlöchertes Kind. Sie hatte ein Fingerglied verloren und war mit scheußlichen Narben übersät – um ihren Hals, auf ihrer Brust, an Armen und Beinen. Eine zweijährige Behandlung bewirkte nicht nur, daß sich die Wunden und Kavernen verschlossen, sondern brachte die Krankheit zum Stillstand.

Viele unserer Mittel erweisen uns große Dienste bei der Behandlung tuberkulöser Drüsen und Knochen, aber unserer Erfahrung nach übertrifft *Drosera* sie alle.

Drosera

– Die Prüfungen von *Dros.* zeigten, *daß es bei Tieren, die sonst immun waren, die Widerstandsfähigkeit gegenüber Tuberkulose aufhob. Homöopathisch sollte und kann es daher die Widerstandsfähigkeit gegenüber Tuberkulose erhöhen.* Tuberkulöse Erscheinungen oder Tuberkulose in der Familiengeschichte legen nahe, *Dros.* bei der Mittelwahl für jegliche Krankheit in Betracht zu ziehen. Unter dem Einfluß von *Dros.* zeigen die Halsdrüsen, wenn sie tatsächlich aufbrechen müssen, nur sehr kleine Öffnungen; alte eiternde Drüsen nehmen rasch an Größe ab und verschließen sich. Altes vernarbtes Gewebe nimmt ab und wird weich; tiefe, einschnürende Narben entspannen sich und treten mehr an die Oberfläche, so daß die Entstellung deutlich abnimmt. Die Besserung der Gesundheit, des Erscheinungsbildes, des Ernährungszustandes gehen dabei rasch vor sich und sind beeindruckend, wenn *Dros.* ins Spiel kommt.

Dros. erweist sich auch bei Krankheiten der Gelenke und Knochen (bei Personen mit Tbc in der Familienanamnese)

als sehr nützlich, selbst wenn diese nicht tuberkulöser Natur sind. Es nimmt rasch die Schmerzen und verbessert die Gesundheit und das Wohlbefinden.
- *Hahnemann* betonte, daß *Dros.* in seltenen Gaben und in der 30. Potenz gegeben werden sollte. Dieses, „*eines der mächtigsten medizinischen Kräuter unserer Region*, muß (wie er sagte) noch weiter geprüft werden".

Silicea

- Verhärtete Drüsen, besonders im Halsbereich; „skrofulöse Drüsen".
- Ein tiefwirkendes Mittel, um die tuberkulöse Neigung zu beseitigen, wenn die Symptome es verlangen.
- < durch nasses, kaltes Wetter. > durch trockenes, kaltes Wetter, jedoch sehr frostig dabei.
- Neigung zu Drüsenschwellungen, die eitern.
- Das *Sil.*-Kind ist schüchtern; Mangel an Selbstvertrauen und Entschlossenheit.
- Kopfschweiße während des Schlafes *(Calc.)*.
- Kann bei fast allen Erkrankungen der Knochen angezeigt sein.
- Fistelbildungen; übelriechende Absonderungen; Schwellung; Wundränder hart, geschwollen, bläulich-rot.
- Fußschweiße; häufig übelriechende Füße.

Symphytum

- Ein Fall mit nekrotisierendem Unterkiefer nach einem Unfall. *Sil.* und *Tub.* bewirkten keine Besserung. Dann wurde *Symph.* gegeben, mit anschließender Sequesterabstoßung, woraufhin Heilung folgte. *Symph.* ist ein hervorragendes Mittel für die Knochen *(Dros., Phos.)*.

Sepia

- Ein Fall von Knochentuberkulose mit einem Hohlraum auf jeder Seite des rechten Mittelfingers, einen oberhalb und einen unterhalb des ersten Gelenks. Außerdem andere Tbc-Erscheinungen; bei einer Frau, die ihren Mann, der an Schwindsucht starb, gepflegt hatte. *Sil.* und *Tub.* versagten, trotz dreiwöchigen Aufenthalts in einer Heilstätte. Schließlich bekam sie *Sep., weil ihre individuellen Symptome Sep. verlangten*; hierauf heilte der Finger, obwohl sie ihre Hände den ganzen Tag in schmutzigem Wasser hatte, da sie in einer Gastwirtschaft arbeitete, wo sie schrubbte und putzte. *Es ist manchmal schwierig, sich in Erinnerung zu rufen, daß das Arzneimittel, das aufgrund der individuellen Symptome des Patienten verabreicht wurde, in der Lage ist, diesen zu veranlassen, sein Haus wieder in Ordnung zu halten und außerdem gesund zu werden.* Man neigt zu sehr dazu, die Krankheit allein in den Vordergrund zu rücken und diese zu behandeln!

- Der typische *Sep.*-Patient ist gleichgültig; überlastet; lustlos. Hat übelriechende Achselschweiße *(Sil.)*, haßt Lärm und Gerüche; „möchte nur weggehen und allein und still sein".

Sulfur

- „Der König der Mittel bei Skrofulose – bei Karies in der frühen Kindheit."
- „Gieriger Appetit; ergreift gierig alles, was sich anbietet, egal, ob eßbar oder nicht, als wäre er ausgehungert."
  "Runzelig und ausgetrocknet, wie ein kleiner alter Mann."

Tuberculinum

- Patienten mit Tbc in der Familienanamnese, oder mit tuberkulösen Erscheinungen der Drüsen etc.
- Ein tiefwirkendes, langwirkendes Mittel.
- Enge Verwandschaft zu *Calc.*: eine Zeit lang kann das eine angezeigt sein, dann das andere *(Sil., Dros.)*.
- Hat ständig das Bedürfnis, irgendwohin zu gehen – zu reisen.
- Schwächliche Vitalität; müde; geschwächt.
- Abmagerung, bei gutem Appetit *(Jod.)*.
- < im geschlossenen Raum, durch feuchtes Wetter; > durch kalten Wind, frische Luft.
- Verlangen nach Alkohol, Speck, fettem Schinken, geräuchertem Fleisch, kalter Milch, erfrischenden Dingen, Süßigkeiten.
- [Furcht bzw. Abscheu vor Katzen und Hunden.]

Calcarea carbonica

- Wirkt auf die Halsdrüsen und alle anderen Drüsen.
- Die Mesenterialdrüsen werden hart, wund, entzündet.
- Nützlich bei tuberkulösen Erscheinungen, bei Degenerationen durch Störungen des Calcium-Haushaltes.
- Das typische *Calc.*-Kind: großer, schwitzender Kopf, besonders nachts. Phlegmatisch; blond, blaß, fett.
- Knochennekrose bei Kindern dieser Art.
- Sehr nützlich bei Abdominaltuberkulose – sofern die Symptome zutreffen, was gewöhnlich der Fall ist. (*Psor.*, wenn der Geruch des Kindes sehr übel ist.)

Phosphorus

- *Phos.* scheint ebenso wie *Dros.* die Widerstandskraft gegen Tuberkulose zu schwächen, da Arbeiter in Streichholzfabriken sehr anfällig für Schwindsucht waren und an Karies sowie Nekrose der Knochen litten.
- *Phos.* ist nicht nur hilfreich bei der Heilung von Erkrankungen der Knochen, sondern auch bei „skrofulösen Drüsen" – bei den typischen schlanken *Phos.*-Kindern, die zu schnell wachsen; zierlich, wächsern, anämisch.
- Neigung zu blauen Flecken; leichtes Bluten; Durst auf kaltes Wasser; Verlangen nach Salz; liebt Eis.
- Typische *Phos.*-Patienten sind nervös, wenn sie allein sind – fürchten sich in der Dunkelheit; sind eher apathisch und gleichgültig.

Jodum

- Skrofulöse Schwellungen und Verhärtungen von Drüsen: groß, hart, gewöhnlich schmerzlos.
- Trägheit und Schwerfälligkeit. Ausgeprägte Schmerzlosigkeit läßt an *Jod.* denken."
- Zornig und *ruhelos.* Impulse steigen auf.
- Ängstlichkeit; je mehr er versucht, stillzuhalten, desto ängstlicher wird er.
- Ihm ist immer zu heiß.
- Ißt gierig, magert dennoch ab.
- Dunkle Haare und Hautfarbe. (*Brom.*: blond und blauäugig.)

- „Vergrößerung aller Drüsen außer den Brustdrüsen; diese verkümmern und atrophieren."
- Fühlt sich gezwungen, ständig aktiv zu sein, um seine Impulse und Ängstlichkeit kontrollieren zu können *(Ars.)*. *Jod.* ist heißblütig und verlangt nach Kälte; *Ars.* ist kalt und verlangt nach Wärme, warme Räume, warme Kleidung etc.

Bromum

- Sehr nützlich bei vergrößerten Drüsen mit enormen Verhärtungen, *ohne Neigung zu eitern.*
- Die Drüsen werden von Tuberkulose befallen, und das Gewebe wird von Tuberkulose befallen.
- Drüsen, die eine Zeitlang entzündet waren, beginnen geringfügig zu degenerieren.
- „Es ist den vergrößerten, harten, skrofulösen Drüsen, die wir häufig am Hals finden, sehr ähnlich..."
- *Schwellung und Verhärtung von Drüsen* ist ein stark ausgeprägter Zug dieses Mittels.
- Diejenigen, die *Brom.* für chronisch befallene Drüsen benötigen, haben „ein graues, erdfarbenes Gesicht; eine gealterte Erscheinung".
- Oder plethorische Kinder, mit rotem Gesicht, leicht überhitzt.
- Ein linksseitiges Mittel.
- < durch Feuchtigkeit.
- Schwach, aber *leicht überhitzt,* dann schwitzig und empfindlich gegen Zugluft.
- Drüsenerkrankungen bei hellhäutigen Personen; blasse Haut und hellblaue Augen (*Jod.*: dunkler Typus).
- Tonsillen tiefrot, geschwollen, mit einem Netzwerk erweiterter Gefäße.

Cistus canadensis

- Skrofulöse Schwellung und Eiterung der Halsdrüsen.
- Skrofulöse Erkrankungen der Hüftgelenke, mit Fistelbildung, die bis zum Knochen reicht, sowie Ulzerationen auf der Oberfläche, begleitet von Nachtschweißen.
- Ein eigentümliches Symptom von *Cist.*, das zu der Heilung von chronischen Erkältungen und Nasenkatarrhen führte,

ist das *starke Verlangen nach Käse.*

Theridion

- „Hat einen Bezug zur tuberkulösen Diathese."
- Ist mit Erfolg bei Karies und Nekrose von Knochen eingesetzt worden. „Es scheint an der Wurzel des Übels anzusetzen und dessen Ursache zu beseitigen." *(Dr. Baruch).*
- *Ther.* ist überempfindlich, besonders gegen Lärm; schrille Töne durchdringen die Zähne.
- Übelkeit durch Bewegung und beim Schließen der Augen.

Baryta carbonica

- Die Drüsen sind geschwollen, infiltriert, hypertrophiert; eitern manchmal.
- *Zwergenhafte Kinder, Spätentwickler, mit zwergenhaftem Geist.*
- Langsam, mißtrauisch gegenüber Fremden. Schüchtern.
- Jede Erkältung macht Beschwerden.
- Kalter, stinkender Fußschweiß *(Sil.).*
- Reißen und Spannen in den Röhrenknochen; bohrende Schmerzen in den Knochen.

Mercurius

- Ein eigentümliches, aber nützliches Symptom: „Gefühl von Kälteschauern in einem Abszeß", oder in einer Aushöhlung des erkrankten Knochens.

Ein vergessener aber nützlicher Hinweis:

„Dr. . . sagte, daß *Calcium jodatum* bei einigen Fällen mit eiternden Drüsen von großem Nutzen sei. Es bewirke manchmal die Resorption und das Verschwinden der Eiterung, ohne daß es zu einer Absonderung kommt. Zurück bleibe nur eine leichte Verdickung des Gewebes, wie eine kleine Narbe. Sie gab den Kindern *Calc-j.*, die wie typische *Calc.*-Patienten aussahen, aber gleichzeitig *heiß und hungrig waren.*"

Konvulsionen

Belladonna

- Konvulsionen bei Kindern; verbunden mit *starker zerebraler Kongestion.*
- Heiße Haut; Gesicht heiß, hellrot.
- Wilde, starrende Augen *(Cic., Ign., Mosch., Stram.).*
- Kehlkopfspasmen, faßt sich an den Hals. Wird plötzlich steif.
- Heftige Konvulsionen mit Verdrehung der Glieder und der Augen. Kann in den Armen beginnen, dann wird der Körper vor- und zurückgeworfen.
- Licht *(Stram.)*, Bewegung und Kälte (Gegenteil von *Op.*) führen zu Konvulsionen *(Caust.).*
- Die Konvulsionen werden durch die leichteste Berührung neu erregt *(Nux-v., Cic., Stry.)*, durch Zugluft *(Stram., Cic., Nux-v., Stry.).*
- Große Erregung; Zuckungen, Zittern, Spasmen, Konvulsionen.
- Die Konvulsionen treten plötzlich auf, unerwartet.
- Konvulsionen bei Scharlachfieber, Meningitis; bei nervösen klugen Kindern mit großen Köpfen.
- *Bell.* ist plötzlich, hat keine feste Zeit, keine Periodizität. *Calc.* ist das ergänzende Mittel.
- Zur Unterscheidung von *Bell.* und *Acon.*: Beide sind plötzlich, haben eine trockene, heiße Haut, überraschende Zukkungen, Konvulsionen bei der Zahnung. Während wir aber bei *Bell.* Erregung vorfinden, sehen wir bei *Acon.* große Angst und Ruhelosigkeit.
- *Bell.* hat kalte Extremitäten bei heißem Kopf; bei Konvulsionen *(Cic.).*

Stramonium

- Heftige Konvulsionen, jeder Muskel kann beteiligt sein.
- Opisthotonus; starke Verdrehungen. Zusammenziehung der Glieder; beißt sich auf die Zunge.
- Konvulsionen durch helles Licht *(Lyss.)*, glänzende Gegenstände. *Licht erneuert die Krämpfe.*
- *Stram.* ist nicht so steif, so starr wie *Bell., Cic., Cupr.*

- Sobald eine Flüssigkeit die Lippen berührt, kehren die Spasmen mit großer Heftigkeit wieder.
- Schreit.
- Konvulsionen des Kopfes und der Arme mit Schluckauf.
- Eine Seite gelähmt, auf der anderen Seite Konvulsionen.
- Der Kopf fährt plötzlich vom Kissen hoch.
- Sehr empfindlich gegen Licht. Fürchtet die Dunkelheit, aber dennoch erregt (helles) Licht Konvulsionen, Husten etc.
- Renale Konvulsionen.
- Der *Stram.*-Patient fürchtet das Alleinsein, besonders nachts.
- Furcht vor Hunden. Stottern. Erschreckter Gesichtsausdruck.

Hyoscyamus

- Konvulsionen bei Kindern; besonders nach einem Schreck *(Op.)*.
- Konvulsionen nach dem Essen. Das Kind wird nach dem Essen krank, erbricht und fällt in Konvulsionen; es schreit und wird bewußtlos.
- Konvulsionen durch Würmer *(Cina, Art-v., Stann.)*.
- Plötzliches Zusammenzucken und Zuckungen. Ein Arm zuckt, dann der andere. Konvulsionen nicht generalisiert, sondern wandernd.
- Kantige Bewegungen; Schaum vor dem Mund *(Cupr.); der Patient erscheint wild.*
- Konvulsionen während des Schlafs; Konvulsionen enden mit tiefem Schlaf.
- Den Konvulsionen folgen Sehstörungen und Schielen.
- Der *Hyos.*-Patient ist argwöhnisch und mißtrauisch, schwatzhaft *(Lach.)*. Entblößt sich; spielt mit den Genitalien; hält obszöne Reden.

Ignatia

- Konvulsionen durch Furcht; Schreck; nach Bestrafung *(Cina)*. Kinder bekommen nach einer Bestrafung Konvulsionen im Schlaf.
- Empfindlichkeit.

- Gesicht blaß (Gegenteil von *Bell., Stram., Op., Nux-v.*) oder gerötet, aber normalerweise besteht todesartige Blässe.
- Konvulsivische Zuckungen. Zuckungen um die Augenlider und den Mund, dann Versteifung.
- Das Kind ist kalt und blaß; fixierter, starrer Blick (Starren: *Cic., Stram., Mosch., Aeth.*).
- Konvulsionen in der ersten Periode der Zahnung.

Cina

- Das Kind verträgt keinerlei Störungen, keinerlei Bestrafung *(Ign., Op.)*, es bekommt dann Konvulsionen.
- Es knirscht mit den Zähnen, umklammert die Daumen.
- Kaubewegungen, sogar bevor die Zähne durchkommen.
- Zuckungen, Konvulsionen durch Würmer.
- Schläft auf dem Bauch *(Med.)*.
- Gesicht blaß, dunkle Ringe um die Augen.

Chamomilla

- Beschwerden durch Widerspruch. Das Kind ist reizbar, schnippisch, ungeduldig und zornig; es will dies und das.
- Konvulsionen durch Zorn *(Nux-v.)*, bei der Zahnung *(Calc.)*.
- < um 9 Uhr, oft auch um 21 Uhr.
- Konvulsionen nach jeder Gemütsbewegung.
- Eine Wange rot, die andere blaß. Gesicht und Kopf heiß und schweißig.
- Schlägt die Daumen in die Handflächen *(Cupr., Glon.)*.

Nux vomica

- Konvulsionen der Kinder durch Verdauungsstörungen *(Ip.)* oder durch üble Laune.
- Konvulsionen bei Bewußtsein *(Cina, Stram.)*; ist bewußt oder halbbewußt während der Spasmen.
- Konvulsionen aller Muskeln des Körpers, mit zusammengebissenen Zähnen; Gesicht bläulich, kommt außer Atem.
- Konvulsionen heftigster Art mit Opisthotonus *(Cic., Op., Stry.)*.
- Zuckungen, Spasmen, Konvulsionen sind < durch die leichteste Berührung, durch Geräusch, Erschutterungen

(*Cic.* etc.), *durch den leisesten Luftzug (Lyss., Stry.); nach Zorn.*
- Der Patient ist nervös und kalt, überempfindlich und reizbar.

Ich behandelte einmal eine Henne, die bei der leichtesten Berührung oder wenn andere Hühner sie anstießen in Konvulsionen fiel. Sie wurde prompt durch *Nux-v.* geheilt.

Oenanthe

- Unwillkürliche Stühle bei Konvulsionen.
- Heftige Konvulsionen mit nach oben verdrehten Augen; Kieferstarre *(Nux-v., Stry.).*
- Fällt nach hinten; Schaum vor dem Mund, wird schwarz im Gesicht.
- Schnell aufeinanderfolgende Spasmen; Würgegeräusche in der Kehle.
- Vollständige Bewußtlosigkeit.
- Den Konvulsionen folgt tiefer Schlaf oder Koma.

Lyssinum

- Spasmen und Konvulsionen. Immer verbunden mit Halssymptomen, *die Schluckmuskulatur ist immer beteiligt* (der Kiefer: *Nux-v., Oena.*).
- Konvulsionen als Reflexsymptom: wenn er versucht zu schlucken, zu sprechen; durch Luftzug; durch das Geräusch oder den Anblick fließenden Wassers; durch helles Licht *(Stram.)* oder glänzende Gegenstände; lautes Geräusch; starke Gerüche.
- Konvulsionen mit gesteigertem Geruchs-, Geschmacks- und Tastsinn.
- Heftige epileptische Anfälle in schneller Abfolge.
- Sehr gesteigerte Sensibilität des gesamten Körpers, besonders aber der Sinnesorgane. ["Hellsehen".]

Cicuta

- Sehr *heftige* Konvulsionen. Der Patient wird in merkwürdige Stellungen und heftige Verdrehungen gebracht. Doch eine Stellung behält er meist bei – er biegt den Kopf, den Nacken und die Wirbelsäule nach hinten (Opisthotonus). (*Bell.*,

Cupr., Hyos., Nux-v., Op., Stram., Stry. etc.)
- Die Konvulsionen erstrecken sich von oben nach unten. Beginnen im Kopf und erstrecken sich nach unten (Gegenteil von *Cupr.*, wo es in den Fingern und Zehen beginnt).
- Kopf zurückgezogen *(Op.)*; zuckende, steife Glieder.
- Große Schwierigkeiten, aufgrund des Krampfes zu atmen *(Bell.)*.
- Berührung und Luftzug lösen Konvulsionen aus (*Nux-v., Bell., Lyss., Stram., Stry.* etc.).
- Kopf heiß, Extremitäten kalt.
- „Das Starren der Augen ist bei keinem anderen Arzneimittel so ausgeprägt" *(Ign., Mosch., Aeth.)*.
- Zwischen den Anfällen ist der Patient sanft, mild, gelassen, nachgiebig. (Gegenteil von *Cupr.*, das boshaft und heftig zwischen den Anfällen ist; *Nux-v.* und *Cham.* sind sehr reizbar.)

Opium

- Konvulsionen. Verlangen nach kühler Luft, frischer Luft, deckt sich ab.
- Konvulsionen, wenn das Zimmer zu warm ist. (*Bell.*: durch Kälte; *Caust.*) < durch heißes Baden.
- Opisthotonus: der Kopf ist fast bis zu den Fersen zurückgezogen *(Cic., Stry.)*; oder Arme und Beine sind ausgestreckt *(Glon., Plat.)*.
- Stößt die Bettdecke weg: Haut rot, Gesicht rot, marmoriert.
- Pupillen zusammengezogen.
- „Wenn die Mutter das Kind heiß badet, um die Konvulsionen zu mildern, wird es bewußtlos und so kalt, als sei es tot. Wenn Sie zu einem solchen Fall gerufen werden, können Sie sicher sein, daß es *Op.* ist." *(Kent)*.
- Konvulsionen durch Schreck: „Bevor der Anfall beginnt, sieht er den Auslöser des Schrecks erneut vor Augen."
- „Auswirkungen plötzlicher Gemütsregungen: Bestrafung *(Ign., Cina)*, Schreck."
- Der Körper wird steif, Mund und Gesicht zucken, genau wie bei *Ign.*. Nur ist das Gesicht bei *Op.* dunkelrot und aufgebläht; schreit laut."
- Erwacht erschreckt, schreit und weint bis die Krämpfe einsetzen.

Cuprum

- Konvulsionen jeden Grades von Heftigkeit.
- Das erste Anzeichen ist ein Ziehen in den *Fingern*, das *Einschlagen der Daumen* oder Muskelzuckungen.
- Erst werden die Daumen in die Handflächen gedrückt *(Cham., Glon., Aeth.)*, dann legen sich die Finger mit großer Kraft eng um die Daumen.
- Rigidität der Kiefermuskulatur; beißt beim Versuch, die Medizin einzunehmen, auf den Löffel.
- Den Spasmen folgt ein Zustand, der den Anschein erweckt, der Patient sei tot.
- Zwischen den Anfällen: Boshaftigkeit, Heftigkeit, Weinen, Aufschreien und Kreischen (Gegenteil von *Cic.*).
- Bei Epilepsie: Zusammenballen der Finger; fällt mit einem Schrei hin und es geht Urin und Stuhl ab.
- Die Augen zucken, rollen, drehen sich unter den geschlossenen Augenlidern.
- *Gesicht und Lippen blau.*
- Wenn Hautausschläge nicht herauskommen wollen *(Zinc.)*.

Zincum

- Konvulsionen bei akuten infektiösen Fiebern *(Cupr.)*.
- Schwache Kinder; die Hautausschläge kommen nicht heraus; Neigung zu Konvulsionen; Urin unterdrückt.
- Rollt den Kopf von Seite zu Seite.
- Es scheint, als sei nicht genug Kraft vorhanden, um einen heftigen Krampf hervorzubringen (Gegenteil von *Cupr.*).
- Ruhelosigkeit – *besonders der Füße.* „Nervöse Füße."
- Zerebrale Epilepsie, < während Ruhe.
- Der gesamte Körper zuckt während des Schlafs.
- Vor dem Anfall schlecht gelaunt.

Bufo

- Die Pupillen sind erweitert und reagieren vor dem Anfall nicht auf Licht *(Arg-n.)*.
- Die Augäpfel rollen vor dem Anfall aufwärts und nach links.
- Der Kopf wird vor dem Anfall zu einer Seite gezogen, dann wieder zurück.

- Augen während der Krämpfe eingesunken.
- Zucken der Gesichtsmuskulatur, erstreckt sich zum Körper.
- Gesicht während der Konvulsionen in Schweiß gebadet.
- Leckende Bewegungen der Zunge; faßt sich vor dem Anfall ins Gesicht und reibt sich die Nase.
- Epilepsie aufgrund von Masturbation.

Aethusa

- Konvulsionen mit eingeschlagenen Daumen *(Cupr.)*, rotem Gesicht *(Bell., Glon.)*, starrenden Augen (*Cic., Ign., Stram.* etc.), erweiterten, unbeweglichen Pupillen; Zähne zusammengebissen.
- „Das Kind döst nach dem Erbrechen, nach dem Stuhl, mit Konvulsionen." Große Schwäche und Erschöpfung mit Schläfrigkeit.
- Konvulsionen bei Cholera infantum.

Ipecacuanha

- Übelkeit und Erbrechen vor oder während der Krämpfe.
- Das Kind wird krampfartig in eine Richtung gezogen.
- Fürchterliche Krämpfe, betreffen die ganze linke Körperhälfte.
- Klonische und tonische Spasmen bei Kindern und hysterischen Frauen. Rigidität des Körpers mit gerötetem Gesicht, dann spasmodisches Zucken der Arme. Die Arme zucken aufeinander zu.
- Durch schwer verdauliche Speisen *(Nux-v., Puls.)* oder unterdrückte Hautausschläge *(Cupr., Zinc.)*.
- „Alle Beschwerden von *Ip.* sind mehr oder weniger mit *Übelkeit* verbunden."

Pulsatilla

- Eines der wirksamsten Arzneimittel bei Epilepsie, wenn es sich um den *Puls.*-Typus handelt: mild, reizbar, wechselhaft, weint und lacht leicht, eifersüchtig, mag und verlangt Zuwendung.
- Konvulsionen mit heftigem Umherwerfen der Glieder, gefolgt von Entspannung; mit Neigung, aufzustoßen und zu erbrechen.

- (Konvulsionen durch unterdrückte Menses.)

Silicea

- Nächtliche Konvulsionen, besonders um die Zeit des Neumondes.
- Vor dem Anfall Kälte der linken Seite, Schütteln und Drehen des linken Armes (das chronische *Puls.*).

Sulfur

- Ein großes Epilepsie-Mittel – bei *Sulf.*-Kindern. Strubbeliges Haar, das einfach nicht liegen will.
- Widerwille gegen Baden, fürchtet es sogar.
- Hungrig; Verlangen nach Fett. Stößt die Bettdecke von sich.
- Die Krämpfe beginnen mit Zuckungen der Hände *(Cupr.,)*, danach folgen generalisierte konvulsivische Bewegungen des Körpers und der Extremitäten, bei empfindlichem Abdomen.
- Krämpfe nach unterdrückten Hautausschlägen. *Sulf.* beseitigt hier häufig die Neigung zu Konvulsionen.
- Die Aura wird in den Armen empfunden, „wie eine laufende Maus" *(Bell., Calc.)*.

Calcarea carbonica

- Konvulsionen bei der Zahnung. Wenn die Konvulsionen nach *Bell.* fortbestehen.
- Konvulsionen bei Kindern mit großen Köpfen und reichlichem Kopfschweiß, besonders während des Schlafs.
- Dicke, träge Kinder.

Calcarea arsenicosa

- Epilepsie aufgrund von valvulärer Herzerkrankung.
- Die Anfälle beginnen mit einem Schmerz im Herzen oder mit Zusammenziehung (auch ohne organische Erkrankung).
- Vor dem Anfall Blutandrang zum Kopf.
  (*Hering* fand, daß es sehr hilfreich bei Epilepsie ist.)

Viscum album

- Konvulsionen bei Störungen der *Herztätigkeit.*

- Mit ständigem Schwindel, sogar im Bett.
- Gefühl, die gesamte Schädeldecke würde hochgehoben.
- Gesichtsmuskeln in ständiger Bewegung.

Tarantula

- Fällt ohne Vorzeichen bewußtlos hin.
- Rigidität, Zähneknirschen, Zungenbiß.
- Die Augen bleiben offen; Schielen *(Hyos.)*.
- Schwindelig vor dem Anfall, dann Konvulsionen mit *Präkordialangst*.
- Ein großes Arzneimittel bei Chorea.
- *Musik* >.

Glonoinum

- Konvulsionen. Starker Blutandrang zu Kopf und Herz. *Herztätigkeit* heftig und unregelmäßig.
- Glühende Gesichtsröte, aber dunkler als bei *Bell.*
- *Spreizt die Finger und die Zehen* während des Anfalls (Gegenteil von *Cupr.*).
- Konvulsionen durch Sonneneinwirkung *(Bell.)*.
- Pupillen verengt (*Op.*; Gegenteil von *Bell.*).

Platinum

- Konvulsionen zahnender Kinder; blaß, anämisch.
- Kiefersperre *(Nux-v., Oena., Stry.)*.
- *Liegt auf dem Rücken, die Beine gebeugt und die Knie weit auseinandergespreizt.*
- Krämpfe ohne Verlust des Bewußtseins *(Nux-v.)*.

Veratrum album

- Konvulsionen bei Kindern mit *blaßem oder blauem Gesicht und kaltem Schweiß auf der Stirn.*
- Vor oder nach dem Anfall Husten.

Cimicifuga

- Das Kind erwacht erschreckt und zitternd.
- Periodische Konvulsionen. Hysterische Krämpfe.
- Epileptische Krampfanfälle während den Menses.
- Traurigkeit und Trübsinnigkeit überkommen sie wie eine

dunkle Wolke.

Causticum

- Konvulsionen in der Pubertät; durch Schreck (*Bell., Op.* etc.); mit Weinen, Zähneknirschen, heftigen Bewegungen der Extremitäten, Zucken.
- Konvulsionen durch Kaltwerden *(Bell.)*.
- Konvulsionen während des Schlafs, mit Störungen der Augen [Zittern der Augenlider?] und eisiger Kälte des Körpers.
- Rechtsseitige Konvulsionen.
- Der Urin fließt während der Konvulsionen unwillkürlich und reichlich ab *(Bufo, Hyos., Oena., Plb., Zinc.)*.

Plumbum

- Die Beine sind vor dem Anfall taub und schwer; Zunge geschwollen.
- Das Bewußtsein kehrt langsam zurück, doch die Lähmungssymptome bleiben.
- *Plb.* ist abgemagert; Abdomen eingezogen; Gefühl, ein Band würde den Nabel zur Wirbelsäule ziehen.
- *Starke Hyperästhesie mit Verlust an Kraft.*

Arsenicum album

- „Das Kind liegt da wie tot; blaß, aber warm; der Atem setzt eine Zeitlang aus; schließlich wird der Mund erst zur einen, dann zur anderen Seite bewegt, ein heftiger Ruck geht durch den Körper und Atmung und Bewußtsein kehren allmählich wieder."

Argentum nitricum

- Zerebrale Epilepsie. Pupillen anhaltend erweitert, schon Stunden oder Tage vor dem Anfall *(Bufo)*.
- Konvulsionen in der Nacht.
- Den Konvulsionen geht große Ruhelosigkeit voraus. (*Cupr.* hat große Ruhelosigkeit *zwischen* den Anfällen.)
- Der *Arg-n.*-Patient mag keine Wärme; hat ein Verlangen nach Salz und Süßigkeiten.
- Hat alle möglichen merkwürdigen Ängste und Vorstellungen.

- Meint, er würde von Wänden oder der Zimmerdecke erdrückt werden etc.

Um die Liste der Arzneimittel für Konvulsionen zu vervollständigen, benötigt man natürlich ein umfangreiches *Repertorium,* und für die vollständigen Indikationen die *homöopathische Materia Medica.* Die hier genannten Arzneimittel sind aber wahrscheinlich die am häufigsten angezeigten, mit einer gewissen Differentialdiagnose. Aber auch hier ist die *Materia Medica* als ausschlaggebende Instanz hinzuzuziehen.

Chorea

Obwohl angenommen wird, daß *Chorea* rheumatischen Ursprungs ist, gibt es die verschiedensten Mittel dafür – was so sein muß, da die Symptome sehr unterschiedlich sind.
Natürlich haben Krankheitsbezeichnungen keinerlei Wert bei einer homöopathischen Verschreibung. Es geht um das kranke Individuum, dessen Krankheit durch ein ähnliche Arzneimittelkrankheit neutralisiert werden soll. Es hilft nicht im geringsten, zu wissen, daß die mikroskopischen Veränderungen des Nervensystems denen ähneln, die in Fällen von akutem Rheumatismus beschrieben worden sind; diese Tatsache belegt lediglich *Kents* Behauptung, daß, obwohl wir durch post mortale Untersuchungen einiges über Krankheiten erfahren, wir dennoch keine Informationen darüber erhalten, wie wir eine Krankheit zu heilen haben.
Die Behandlung der alten Schule ist für den Patienten nicht segensreich. „Meist wird *Arsen* verabreicht, aber es gibt keinen Beweis dafür, daß es wirklich hilft." Antipyrin, Aspirin etc. werden als „nützlich" empfohlen; während das, was *Hahnemann* in der Form von Chloroforminhalationen als „antipathisch" bezeichnet, für seine gewöhnlichen Resultate bekannt ist: „Die Bewegungen stellen sich wieder ein, sobald die anästhesierende Wirkung nachläßt."
Mit der *Homöopathie* erzielt man jedoch vorzügliche Ergebnisse, wenn die vorhandenen Symptome mit einem Mittel angegangen werden, daß in der Lage ist, ähnliche Symptome bei einem Gesunden hervorzurufen. Wir haben nicht ein einziges Mittel gegen Chorea, sondern wir haben viele Mittel; – und keines könnte anstelle eines anderen die gleiche Wirkung erzielen. Die kantigen Bewegungen von *Hyos.* lassen sich nicht mit den graziösen, „kreisenden" Anfällen von *Stram.* verwechseln. Das Zucken, das noch im Schlaf andauert, wird durch *Agar.* unverändert bleiben, das – wie auch immer die Symptomatik bei Tag sein mag – des Nachts in einen ruhigen Schlaf fällt.
Es ist eine interessante Tatsache, daß Spinnengifte Auswirkungen auf das Nervensystem zeigen und daher fähig sind, extremes Rucken und Zuckungen zu heilen.

Agaricus

- Ungeschickt; läßt Gegenstände fallen; stolpert über Gegenstände.
- Beim Greifen nach einem Gegenstand wird dieser in der

Regel verfehlt.
- Häufiges Muskelhüpfen an verschiedenen Körperstellen.
- Unwillkürliche Bewegungen bei Kindern im Wachzustand; *verschwinden im Schlaf.* (*Mygal.* - Gegenteil von *Tarant.*)
- Zucken der Augen, Wangen, Brust, Abdomen.
- Rucken, Zucken und Zittern.
- Empfindungen von Kriechen und Krabbeln.
- Schweiße können an wechselnden Seiten auftreten.
- *Agar.* ist sehr frostig, < durch Kälte.

Cimicifuga

- Geistiges Ungleichgewicht; Schwermut legt sich über sie, wie eine Wolke.
- Unregelmäßige Bewegungen des linken Arms; oder Gefühl, als sei er an die linke Körperseite gebunden.

Ignatia

- *Emotionale* Chorea, nach Kummer, Schreck, Aufregung oder Strafandrohung. Seufzen und Schluchzen.
- Die Gangart ist betroffen: stolpert und stürzt über kleine Gegenstände *(Agar.).*
- Läßt Gegenstände fallen *(Agar.).* Ständiges unwillkürliches Zucken und Umherwerfen der Arme. Bewegungen und Verzerrungen der Gliedmaßen und des Kopfes.
- Kann nicht gehen oder seine Hände zum Schreiben gebrauchen.
- Sitzen und Stehen fällt extrem schwer.
- *Psychisch instabil.*
- Ein intelligentes Kind wird fast geistesschwach.

(Ein Fall mit heftigem Rucken bei dem Versuch, sich zu bewegen oder zu laufen, der sich nach Scharlach entwickelte, wurde durch *Scarlatinum* gebessert; der Fall heilte schließlich durch *Ign.* rasch aus.)

Opium

- *Emotionale* Chorea *(Ign., Laur., Cham.);* durch Schreck, Ärger, Tadel.
- Die Gliedmaßen werden hochgeworfen - im rechten Winkel zum Körper.

- Spasmodisches Rucken der Flexoren.

Chamomilla

- Zucken der Augen, der Gesichtsmuskulatur; der Extremitäten.
- Abneigung gegen Berührung; will nicht angesprochen werden.
- Gehässig; plötzliche oder unangemessene *Reizbarkeit.*
- Beschwerden durch *Ärger, Zorn.*

Magnesium phosphoricum

- Chorea: unwillkürliche Bewegungen oder Verzerrungen der Gliedmaßen. Krämpfe des Kehlkopfes etc.
- Konvulsivische Zuckungen der Mundwinkel.
- < auf der rechten Seite.
- < durch Kälte, Luft, Luftzug, Waschen.
- < durch Berührung. > durch Wärme und Hitze.

Mygale

- Zuckungen und Kontraktionen der Gesichtsmuskulatur; besonders: rasches Schließen und Öffnen von Augen und Mund. Rucken des Kopfes, besonders zur rechten Seite.
- Worte werden während des Sprechens ausgestoßen.
- Zuckungen und Rucken eines Armes und eines Beines, im allgemeinen rechts. Die Hand, die zum Kopf gehoben wird, wird gewaltsam nach hinten oder nach unten gerissen.
- Unkontrollierbare Bewegungen der Arme und Beine.
- Zieht die Beine nach, bei dem Versuch, zu gehen.
- Die Gliedmaßen sind während des Schlafes ruhig. (*Agar.* – Gegenteil von *Tarant.*)
- „Eines unserer besten Mittel bei unkomplizierter Chorea." *(Farrington).*

Tarantula

- Rechter Arm und rechtes Bein sind besonders betroffen.
- Nächtliche Chorea – die Verzerrungen lassen noch nicht einmal während der Nacht nach. (Gegenteil von *Agar., Mygal.*)
- Essen ruft unwillkürliche Bewegungen der Zunge hervor,

die dazu führen, daß die Nahrung aus dem Mund fällt.
- Choreatische, unregelmäßige Bewegungen.
- Sehr destruktiv. Zerreißt, beißt in die Bettwäsche.
- Chorea mit der Neigung zu Beißen oder Reißen.
- Drohende Imbezillität *(Ign.)*.
- Empfindlich gegen Musik; *Musik bringt Erleichterung.*
- <, wenn man ihn beobachtet.

Tarantula cubensis

- „Wird ebenfalls zu den spezifischen Choreamitteln gezählt, ob bei Kindern oder bei Erwachsenen, bei akuten oder bei chronischen Fällen."

Belladonna

- Starkes Zucken und Rucken der Muskulatur.
- Bemerkenswerte Schnelligkeit der Empfindungen und Bewegungen.
- Die Augen funkeln und bewegen sich mit großer Schnelligkeit. Erweiterte Pupillen.
- Spasmodische Bewegungen – im allgemeinen nach hinten.
- Wirft den Körper im Liegen nach hinten und nach vorn, ein ständiger Wechsel zwischen Emprosthotonus und Opisthotonus.
- Hüpfen, Rucken; schrecklicher Schlaf. (Gegenteil von *Agar.*, *Mygal.*).
- Fährt auf und spricht im Schlaf.
- Taumelt beim Gehen.
- Erregbar und empfindlich.
- Gerötetes Gesicht, glänzende Augen, große Pupillen, heiße Haut.
- Folgen geistiger Erregung.

Hyoscyamus

- „Kennzeichnend sind Konvulsionen, Krämpfe, Zittern, Beben und Rucken der Muskulatur."
- Konvulsivisches Rucken der Extremitäten, was zu einer Vielzahl von *kantigen* Bewegungen führt. (*Stram.* wirkt anmutiger während der Krämpfe.)
- Kantige Bewegungen der Arme.

- Wenn alle Muskeln des Körpers zucken, von den Augen bis zu den Zehen.
- Mißtrauisch. Geschwätzig.
- Will nicht zugedeckt bleiben.
- Geistige Dumpfheit, wenn der Patient nicht erregt ist.
- Folgen von Schreck *(Op., Hyos., Stram.).*

Stramonium

- Unwillkürliche Bewegungen; Spasmen.
- Sehr heftige konvulsivische Bewegungen.
- Hebt die Arme über den Kopf: macht anmutige, kreisende Bewegungen (Gegenteil von *Hyos.*).
- Die Gesichtsmuskulatur ist ständig beteiligt.
- Chorea als Folge von Schreck *(Op., Hyos.).*
- Zucken der Hände, Füße, Sehnen.
- „Befällt alle Teile des Körpers kreuzweise; *oder insbesondere die oberen Extremitäten.*"
- Torkelt beim Gehen.
- Kann sich in einem dunklen Raum nicht auf den Füßen halten, stürzt.
- *Angst in der Dunkelheit*; Angst beim Alleinsein.

Cuprum

- Periodisch auftretende Chorea.
- Unregelmäßige Bewegungen; fangen in den Fingern und Zehen an (Gegenteil von *Agar.*) und breiten sich über den Körper aus.
- Zuckungen, häufig einseitig.
- Umständliche Bewegungen, begleitet von Gelächter, Grimassenschneiden, Verzerrung des Mundes und der Augen.
- Schreckliche Verzerrungen.
- Erschwertes oder undeutliches Sprechen.
- *Krämpfe.*
- > im Liegen.
- Folgen von Schreck *(Op., Hyos., Stram.).*
- Wenn Ausschläge nach „innen gehen" (Scharlach etc.).

Cicuta

- Heftiges Rucken; konvulsivische Bewegungen.

- Klonische und tonische Spasmen. Heftige Handlungen.
- Choreaanfälle veranlassen das Kind, sich seltsam, beängstigend zu verdrehen – seltsame Stellungen einzunehmen, weshalb es aufschreit.
- Geht mit den Füßen nach innen gedreht; auf der Außenkante des Fußes.
- Schwingt die Füße, zeichnet bei jedem Schritt den Bogen eines Kreises.
- Eigentümliches Verlangen: will Kohle, merkwürdige Dinge essen *(Alum.)*.
- Folge von Unfällen; Gehirnerschütterung; Kopfverletzungen.

Arsenicum album

- „Nützlich bei hartnäckigen Fällen von Chorea."
- Ängstlich; unruhig; Furcht; besonders nach Mitternacht. Anspruchsvoll.

Phosphorus

- Vollendet die Heilung bei großen, schlanken, nervösen Kindern.
- Durst auf kaltes Wasser; Verlangen nach Salz.

Rheumatismus bei Kindern

Aconitum

- Intensive, plötzliche Anfälle, als Folge von *kaltem, trockenem* Wetter. Fieber bis um 40 C. Hohes Fieber, trockene Haut; Durst; rote Wangen.
- Schießende, reißende Schmerzen; häufig mit Taubheitsgefühl *(Cham.)*.
- Wenn der Rheumatismus das Herz befällt.
- Druckgefühl in der Brust; harter, hüpfender Puls.
- Herzklopfen mit starken Seelenqualen.
  (Aber immer zusammen mit der Ruhelosigkeit, Ängstlichkeit und nächtlichen < von *Acon.*)

Belladonna

- Akuter, entzündlicher Rheumatismus.
- Rötung der befallenen Gelenke. Rote, heiße, schmerzhafte, brennende Gelenke.
- < *durch Bewegung (Bry., Spig.)*; durch *Erschütterung.*
- Bei *Bell.* kommen und gehen die Schmerzen *plötzlich.*
- *Bell.* hat Verlangen nach Zitronen, die Erleichterung bringen.
- < nach Naßwerden des Kopfes, oder durch Schneiden der Haare, – kann sogar zu Schmerzen in den Extremitäten führen.

Bryonia

- Gelenke rot, geschwollen, steif, mit stechenden Schmerzen.
- < durch die leichteste Bewegung.
- Durst auf große Schlucke.
- Trockene, belegte Zunge.
- Will allein gelassen werden.
- *Bry.* affiziert bevorzugt die Schleimhäute in allen Teilen des Körpers; die Synovialmembranen.

Rhus toxicodendron

- Ständige Bewegung allein bringt dem Patienten Erleichterung *(Pyrog.)*.
- Oder: muß sich bewegen, obwohl die Bewegung schmerz-

haft ist.

- Alle Arten rheumatischer Schmerzen und Lahmheit werden durch Bewegung >; < durch Ruhe; < im Anfang der Bewegung.
- Folgen kalter Luft; Folgen unterdrückter Schweiße *(Dulc.)*; von *kaltem, nassem* Wetter. (*Dulc.* hat nicht die deutliche > durch Bewegung.)
- Kann kaltes Wetter nicht vertragen. < durch Waschen oder Baden.

Chamomilla

- Die Schmerzen stellen sich während der Nacht ein, besonders zu Beginn der Nacht. Sie sind so heftig, daß der Patient nicht still liegen kann.
- Das Kind muß getragen werden; ältere Kinder stehen auf und gehen umher.
- Schmerzen *mit Taubheitsgefühl*; mit Zuckungen der Extremitäten.
- Schlaflosigkeit und Ruhelosigkeit nachts. Rucken und Zukken.
- *Überempfindlich gegenüber Schmerzen.* „Kann sie nicht ertragen."
- *Cham.* ist zornig, bissig, unduldsam.

Mercurius

- Rheumatismus mit schmutzig belegter Zunge.
- Übelriechende Schweiße.
- < durch Hitze *und* Kälte.
- Nächtliche <.
- < durch Bettwärme.

Ledum

- Frostige Patienten, wobei die rheumatischen Schmerzen durch *Kälte* gelindert werden *(Puls.)*.
- < der Schmerzen nachts; < durch Bettwärme, will sich abdecken. (*Merc.*, aber *Merc.* hat außerdem profuse Schweiße, die keine Erleichterung bringen.)

Cimicifuga

- Rheumatismus der Muskulatur, besonders des Halses. Steifer Hals *(Rhus-t.)*.
- Frostig; Folgen von Kälte, von feuchter Kälte *(Rhus-t., Dulc.)*.
- Hysterische und rheumatische Zustände.
- Psychische Zustände, nachdem der Rheumatismus verschwunden ist.
- Ein „schwarze Wolke" legt sich über sie.
- Taubheitsgefühl, Rucken, Zittern, Wundheit.

Pulsatilla

- Die rheumatischen Schmerzen wandern von einer Körperstelle zur anderen.
- Schmerzen in den Gelenken, wie verstaucht, mit Rötung und Schwellung.
- Rheumatische Schmerzen der Wirbelsäule und der Extremitäten.
- < durch Ruhe, > durch langsame Bewegung *(Ferr.)*.
- < durch Nässe; durch nasse Füße.
- < in einem warmen Raum; die meisten Schmerzen > sich durch Kälte.
- Der typische *Puls.*-Patient ist weinerlich, reizbar, wechselhaft. Kein Verlangen nach Wasser. Verlangen nach Dingen, die sie krank machen.

Natrium phosphoricum

- *Schüsslers* großes Mittel für Rheumatismus.
- „Saure Muskeln, mit Steifigkeit." *(Arn.)*
- Spannungsgefühl der Muskeln und Sehnen.
- Schwäche und Schwere der Gliedmaßen *(Gels.)*.
- Gefühl, als seien die Sehnen verkürzt; im Kniebereich: „Gefühl, als wären die Waden angespannt."
- Das rechte Handgelenk und die Knie sind besonders befallen.
- Zittern des Herzens; Unwohlsein; besonders nach einer Besserung der Extremitäten.
- Ein großartiges Mittel für Rheumatismus bei Kindern. Es ist schon beobachtet worden, wie akute Anfälle innerhalb

von zwei Tagen verschwanden.
- Alle möglichen Arten rheumatischer Zustände, die das Periost (vergleiche *Ruta*) und fibröse Gewebe befallen.

Manganum

- Wundheit des Periosts, besonders des Schienbeins. Wundheitsgefühl bei Berührung und Erschütterung *(Bell.)*.
- Die Knochen sind sehr empfindlich gegen Berührung; Haut empfindlich.
- Unerträgliche Schmerzen an Periost und Knochen.
- Rheumatismus wandert von Gelenk zu Gelenk; < durch Berührung, Bewegung, nachts.
- Kann kein Gewicht auf den Fersen ertragen (einige Kinder mit Rheumatismus müssen auf den Zehen laufen).
- Weicher und schwacher Puls; manchmal beschleunigt, manchmal langsam.
- < durch kaltes, feuchtes Wetter *(Dulc., Rhus-t.)*.
- Kränkliches, blasses, eingesunkenes Gesicht (Anämie).
- Ängstlichkeit und Furcht: „Irgend etwas wird geschehen."
- > im Liegen.

Naja tripudans

- Zittern der Muskeln. Rheumatische Diathese.
- Bei allen Beschwerden besteht die Neigung, sich im Bereich des Herzens festzusetzen.
- „Junge Menschen, die mit Herzklappenfehlern aufwachsen."
- „Schuljungen und Mädchen, die keinerlei Symptome (bei Herzerkrankungen) aufweisen: das allgemein gebräuchliche Mittel bei dieser Art von (Herz) Beschwerden."
- „Das nützlichste aller Mittel, das uns bei pathologischen Zuständen des Herzens zur Verfügung steht, wenn nur sehr wenige Symptome vorhanden sind." *(Kent)*.
- Wundheitsschmerz zwischen den Schultern, zusammen mit Herzbeschwerden.
- Erwacht nach Luft ringend, erstickend *(Lach.)*.

Kalmia

- Wandernde Schmerzen, < durch Bewegung.

Bewegen sich von oben nach unten, die Arme und Beine hinunter; von den Schultern zu den Fingern.
- Schießende und reißende Schmerzen entlang den Verläufen der Nerven.
- Schmerzen wandern plötzlich *(Puls.)*; kommen und gehen plötzlich *(Bell.)*.
- Rheumatismus (auch syphilitischer), der schließlich das Herz befällt und Verdickungen der Herzklappen hervorruft.
- Heftige, stürmische, sichtbare Herztätigkeit *(Spig.)*; oder zeitweise auch bemerkenswert langsamer Puls.
- „Kardiologische Symptome durch äußerlich behandelten Rheumatismus."

Spigelia

- Rheumatische Perikarditis und Endokarditis.
- Unregelmäßige Herztätigkeit.
  Heftiges Herzklopfen, erschüttert die Brust. „Die Herztätigkeit ist deutlich zu sehen und kann im ganzen Raum gehört werden."
- Muß auf der rechten Seite liegen, mit erhöhtem Kopf.
- (Wie *Bry.*) < durch Bewegung.
- Stöße in der Brust, wie durch ein Messer.
- Die Schmerzen von *Spig.* sind heftig, schießend, reißend; wie durch glühend heiße Nadeln *(Ars.)*; wie heiße Drähte. Intensive Schmerzen.
- Die Schmerzen hinterlassen ihre Spuren: rot, entzündet, empfindlich.
- < durch Kälte, Feuchtigkeit. Empfindlichkeit gegenüber Kälte.
- < durch Vornüberbeugen, Bewegung, Geräusche.
- Eigentümliches Symptom: Furcht vor spitzen Gegenständen – Nadeln.
- „Nützlich bei akuten Herzinfarkten und bei chronischen Erkrankungen der Herzklappen, begleitet von Anfällen heftigen Herzklopfens."

Aurum

- Der Rheumatismus springt von Gelenk zu Gelenk und befällt schließlich das Herz.

- Liegen ist unmöglich; muß vornübergebeugt sitzen.
- Sichtbares Klopfen der Karotiden.
- Gesicht zyanotisch; schnappt nach Luft; kann kaum lauter als mit einer flüsternden Stimme sprechen.
- Starke Schweiße.
- Schwellungen der Füße und Beine.
- *Aur.* ist das depressivste und verzweifeltste aller Mittel.

(Siehe auch unter Rheumatismus der Erwachsenen, S. 172 ff.)

Rheumatismus

Aconitum

- *Plötzliches* Einsetzen, als Folge von *kalter, trockener* Luft.
- Schmerzen, zusammen mit Ameisenlaufen und Taubheitsgefühl *(Cham.)*.
- Rheumatische Entzündung der Gelenke; unerträgliche Schmerzen.
- Intensive, hellrote Schwellung der betroffenen Körperteile. Empfindlich gegenüber Berührung. Hohes Fieber.
- Nächtliche <.
- Zusammen mit der Ängstlichkeit, Furcht und Ruhelosigkeit von *Acon.*

Bryonia

- Ein Mittel mit < durch *kaltes, trockenes* Wetter *(Acon., Nux-v., Hep., Caust.)*.
- Akuter Gelenkrheumatismus; Schwellung; Spannung.
- < durch die geringste Bewegung. Will still liegen.
- Reizbar, will allein gelassen werden.
- Weiß belegte Zunge; trockene, harte, dunkle Stühle.
- Durst auf große Mengen.
- Erleichterung durch Schweiße (Gegenteil von *Merc.*).
- Die charakteristischen Schmerzen von *Bry.* sind *stechend.*
- Wirkt hauptsächlich auf die Synovialmembranen (Gelenke, Pleura, Perikard, Meningen).
- Heftige, lokale Entzündung. Die betroffenen Körperteile sind sehr heiß.

Nux vomica

- „Der gesamte Körper ist brennend heiß, besonders das Gesicht ist rot und heiß, kann sich dennoch nicht im geringsten aufdecken, ohne zu frösteln."
- „Rheumatisches Fieber: Schwindel, Fröste, abwechselnd mit Hitze, Schmerzen des Kopfes, des Rückens und der Extremitäten; Durst; trockene Haut; spärlicher, dunkler Urin; verzögerte Stühle. Abendliches Fieber mit < bis zum nächsten Morgen."
- Lumbago; ziehende und spasmodische Schmerzen. Muß

sich aufrichten, um sich umzudrehen.
- Befällt hauptsächlich den Stammteil der Muskeln und die großen Gelenke; blasse, spannende Schwellungen.
- < durch Bewegung *(Bry.)*; ihm graut vor jeder Bewegung.
- < durch die geringste Erschütterung *(Bell.)* und Kälte.
- Sehr frostig; kann es nicht ertragen, sich zu entblößen.
- > durch Wärme, heiße Anwendungen, wenn er warm wird.
- *Nux-v.* ist reizbar, mürrisch, schroff.
- < durch trockenes Wetter, > durch feuchtes Wetter *(Caust.)*.

Causticum

- Folgen von *kaltem, trockenen Wetter (Acon., Bry., Nux-v.)*.
- > durch feuchtes Wetter; warme Feuchtigkeit *(Nux-v.)*.
- Brennende Schmerzen in den Gelenken.
- Rheumatismus im Kiefergelenk *(Rhus-t.)*.
  Steifigkeit der Hüften, des Rückens; kann sich nur mit Schwierigkeiten erheben.

Rhus toxicodendron

- < durch Kälte und Nässe (Dulc., Colch., Verat.).
- < durch Nässe; Baden; Waschen; Anstrengung.
- Ziehende, reißende Schmerzen, besonders des fibrösen Gewebes; der Gelenke; der großen Gelenke.
- *Ruhelosigkeit*; muß sich bewegen, obwohl der Beginn der Bewegung schmerzhaft ist.
- > durch warme, trockene Anwendungen.

Rhododendron

- *Wie Rhus-t.* < durch kaltes, nasses, stürmisches Wetter.
- > durch Bewegung. Aber die Schmerzen wandern mehr, als die bei *Rhus-t.* Die Schmerzen bewegen sich von oben nach unten.

Dulcamara

- Durch Abkühlung, wenn der Patient zuvor erhitzt war; durch unterdrückte Schweiße oder Ausschläge. Folgen von *kaltem, nassen Wetter (Rhus-t.)*.
- Bei plötzlichem Einbruch von kaltem Wetter.

- Steifer Hals, schmerzhafter Rücken, wunder und lahmer Lendenbereich.
- > durch Umherbewegen *(Rhus-t.)*.

Arsenicum album

- *Ars.* wird durch seine Periodizität und zeitliche Verschlimmerung angezeigt: nach Mitternacht und von 1 bis 2 Uhr nachts.
- Sowie durch seine intensive psychische und physische Ruhelosigkeit; durch seine Ängstlichkeit und Entkräftung.

In einem sehr akuten Fall, der sich unlängst ereignete, setzten bei dem Patienten die Symptome rasch ein: Hohes Fieber, Schmerzen im Knie, die den Patienten zwangen, sich ständig zu drehen und zu wenden, obwohl jede Bewegung Schreie hervorrief und beide Ellenbogen, durch die Anstrengung des Sich-Drehens, bald wundgescheuert waren. Beim Erwachen waren Mund und Zunge absolut trocken; es waren Nachtschweiße vorhanden. *Rhus-t.* brachte keine Hilfe. *Ars.* 200 brachte fast augenblickliche Erleichterung. Der Patient erwachte am folgenden Tag, nach einem 14 stündigen tiefen Schlaf, mit trockener Haut und feuchtem Mund. Die Schmerzen waren praktisch verschwunden. Damit war der Anfall beendet – der Patient mußte sich allerdings noch davon erholen.

Colchicum

- Arthritische Schmerzen; der Patient schreit bei Erschütterung.
- Befällt das Periost und die Synovialmembranen.
- Rötung, Hitze, Schwellung der befallenen Gelenke.
- < *durch kaltes, nasses Wetter*; unterdrückte Schweiße.
- < im Herbst. > durch Wärme.
- Der Patient ist kalt, schwach, empfindlich, ruhelos. *Abscheu gegen den Geruch oder Anblick von Nahrung (Ars., Sep.)*.

Belladonna

- Gelenke geschwollen, gerötet, heiß, glänzend.
- Ausgesprochen empfindlich gegenüber Berührung oder *Erschütterungen*.
- Rote Streifen gehen vom entzündeten Gelenk aus.

- Intermittierendes Fieber mit Nackenschmerzen.
- Besonders zusammen mit Symptomen des Gehirns.

Acidum salicylicum

- Akuter, entzündlicher Rheumatismus eines oder mehrerer Gelenke, insbesondere der Ellenbogen oder Knie.
- Starke Schwellung und Rötung. Hohes Fieber.
- Sehr empfindlich gegen die geringste Erschütterung *(Bell.)*.
- Bewegung ist unmöglich.
- In potenzierter Form, wenn die Symptome es verlangen.

Sticta pulmonaria

- Akuter, entzündlicher Rheumatismus, besonders der Knie.
- < durch Bewegung.
- Geschwätzigkeit; muß reden.
- Gefühl des Schwebens; Gefühl, als ruhte die Extremität nicht auf dem Bett.

Chamomilla

- Taubheitsgefühl bei den Schmerzen *(Acon.)*.
- „Kann es nicht ertragen!" Außer sich vor Pein.
- Bis auf das Äußerste gereizt *(Nux-v.)*. Schroff.
- Stechende Schmerzen springen von einer Stelle zur anderen.
- Heftige rheumatische Schmerzen treiben ihn aus dem Bett und zwingen ihn, umher zu gehen. (*Wolhynisches Fieber* wurde mit diesem Mittel geheilt.)

Lac caninum

- Entzündlicher Rheumatismus; wandert von Gelenk zu Gelenk, springt von einer Seite zur anderen (von Sprunggelenk zu Sprunggelenk etc.), *kehrt dann wieder zur ursprünglichen Seite zurück.*
- < durch die geringste Bewegung, durch Berührung. Hyperästhesie; überempfindlich.
- (Eigentümliches Symptom: „Glaubt, von Schlangen umgeben zu sein.")

Ferrum phosphoricum

- „Tritt in Erscheinung, wie ein sich akut entwickelnder Rheumatismus bei einem *Phos.*-Patienten."
- Akuter Gelenkrheumatismus; befällt ein Gelenk nach dem anderen; geschwollene Gelenke, aber nicht stark gerötet; hohes Fieber. Oder rot, geschwollen und sehr empfindlich.
- < durch die geringste Bewegung.

Kalium bichromicum

- Die Beschwerden wandern von Gelenk zu Gelenk *(Mang., Puls., Lac-c.).*
- Abwechselnd mit Verdauungsbeschwerden.

Pulsatilla

- *Wechselhaft*, in jeder Hinsicht.
- Die Schmerzen wandern rasch von einer Körperstelle zu einer anderen.
- Einmal mit großer Heftigkeit; dann wieder mild.
- Ebenfalls mit Rötung und Schwellung der Gelenke.
- *Folgen von feuchtem Wetter*; nassen Füßen *(Sil.).*
- Frostigkeit nimmt mit den Schmerzen zu; dennoch werden sie *durch Hitze* <, nachts, im Bett.
- > durch Entblößen; kalte Getränke; kühle, frische Luft.
- Empfindlich gegenüber Erschütterungen, Berührung, Druck.
- Kann vor Weinen kaum seine Symptome äußern.
- Wechselhafte Launen; reizbar, dann zu Tränen geneigt, dann wieder lächelnd.
- Trockenheit des Mundes und dennoch *Durstlosigkeit.* (*Merc.* hat einen feuchten Mund mit starkem Durst.)
- „Ziehende, reißende Schmerzen in den Extremitäten, > durch Bewegung und nach Bewegung; < in einem warmen Raum; > durch kalte Anwendungen." (Vergleiche *Kali-s.*)

Ledum

- Wie *Puls.*, < durch Hitze; > durch Kälte. "*Puls.*, nur noch extremer!"
- Der Patient, der seine Füße in eine mit Eis gefüllte Wanne steckt, um die Schmerzen in den Füßen zu erleichtern."

- < durch Bettwärme.
- Immer frostig, trotzdem < sich die Schmerzen durch Hitze; > durch Kälte.
- < durch Bewegung, besonders die Gelenke (*Puls.* wird durch Bewegung >).
- Die Beschwerden beginnen in den Füßen und wandern nach oben (Gegenteil von *Kalm.*).
- Die Beschwerden in den betroffenen Gelenken werden durch die geringste Erschütterung <.
- „*Led.* ist aufgedunsen und violett."

Phytolacca

- Akuter Rheumatismus, der sich in die Länge zieht; nächtliche <.
- < durch Bettwärme und durch warme Anwendungen.
- Ruhelosigkeit; unerträgliche Schmerzen *(Cham.)*.
- Gonorrhoischer Rheumatismus *(Med., Thuj.)*.

Medorrhinum

- Akuter gonorrhoischer Rheumatismus mit intensiven Schmerzen und Empfindlichkeit der befallenen Gelenke.

Veratrum album

- Äußerst heftige Schmerzen, treiben den Patienten ins Delirium. < durch feuchtes Wetter.
- Schlüsselsymptom: *kalter Schweiß* im Gesicht, besonders auf der Stirn.

Eupatorium perfoliatum

- Gefühl wie zerschlagen, gebrochen, verrenkt.
- *Die Knochen fühlen sich an, als seien sie gebrochen.*
- Rheumatismus mit Schweißen und Wundheitsgefühl der Knochen.
- Fröste und hohes Fieber. Häufige Kälteschauer.
- Die Gelenke sind besonders betroffen: Hüfte, Schulter, Innenseite des Knies, Fuß, Großzehengelenk, Ellenbogen.
- Scharfe Schmerzen in der Hüfte, Fußgelenk und Schulter.
- < der Schmerzen von 10 Uhr bis 16 Uhr.
- Will stillhalten, muß sich aber bewegen.

Arnica

- Zerschlagenheitsgefühl, Taubheit, Schwellung des befallenen Gelenks.
- Kann Berührung nicht ertragen.
- Gefühl, „als sei das Bett zu hart" *(Pyrog.)*. < durch Bewegung des betroffenen Körperteils.
- Interkostalrheumatismus, täuscht Pleuritis vor. (Wirkt hierbei wie ein Zaubermittel.)
- < durch feuchtes, kaltes Wetter *(Rhus-t., Dulc.)*.
- Das Herz ist betroffen, mit Dilatation und Dyspnoe.

Gelsemium

- Rheumatische Schmerzen mit Schweregefühl und Kräfteverlust in den Extremitäten. Mit Zittern.
- Fieber mit Frösten, die den Rücken hoch und runter laufen.
- Die Krankheit nimmt ihren Ausgang in warmem Wetter.

Mercurius

- Profuse und persistierende Schweiße, die keinerlei Erleichterung bringen.
- < durch Schweiße.
- Ist durchnäßt von übelriechenden Schweißen; übler Mundgeruch.
- < nachts; durch Bettwärme (Gegenteil von *Nux-v.)*.
- Kriechende Fröste; *kriechende Fröste in den betroffenen Körperteilen.*

Hepar sulfuris

- Schweiße treten tagsüber und nachts auf, ohne Erleichterung.
- Schweiße durch die geringste Bewegung.
- Er verabscheut Berührung und ist höchst empfindlich gegenüber Berührung *(Arn.)*, was in keinem Verhältnis zum tatsächlichen Schmerz steht.
- < durch Kälte; *Luftzug.*

Cimicifuga

- Rheumatische Schmerzen in den Gelenken, begleitet von Hitze und Schwellung.

- Befällt die Stammteile der Muskeln; krampfende, stechende Schmerzen.
- Extremes Wundheitsgefühl der Muskulatur.
- „Eine schwere schwarze Wolke hat sich über sie gesenkt."

Kalmia

- Wandernder Rheumatismus mit Beteiligung des Herzens.
- Die Schmerzen ziehen nach unten und verschieben sich plötzlich.
- Häufig bemerkenswert verlangsamter Puls.

Cactus

- Entzündlicher Rheumatismus mit Herzbeschwerden.
- Zusammenschnürungsgefühle, überall.
- Zusammenschnürungsgefühl des Herzens, als ob ein eisernes Band seine normale Tätigkeit behindere; oder als sei es eingesperrt.

Anacardium

- Rheumatische Leiden des Perikards.
- Scharfe Stiche durch die Herzregion *(Sulf., Spig.)*.
- Gefühl, als seien die Stiche „doppelt", d.h. ein Stich wird schnell von einem anderen gefolgt; dann folgen lange Intervalle.

China

- Heilte akuten, entzündlichen Rheumatismus, bei dem sich die Symptome *jeden zweiten Tag* <.

Drosera

- „Ein Fall von akutem Rheumatismus, der Keuchhusten folgte, wurde durch *Dros.* rasch ausgeheilt."
- Nagende und schießende Schmerzen in den Diaphysen der Röhrenknochen der Arme, Oberschenkel und der Beine; mit heftigen Stichen in den Gelenken.
- Die Fußknöchel sind bevorzugt betroffen.
- Schmerzen wie durch eine Dislokation; große Steifheit.
- Gefühl, „als sei das Bett zu hart" *(Pyrog., Arn.)*.
- Kälteschauer im Ruhezustand; die Kälteschauer treten

nicht auf, wenn der Patient in Bewegung ist (Gegenteil von *Nux-v.*).
- Fiebriger Schüttelfrost über den gesamten Körper, mit Hitze des Gesichtes, aber kalten Händen; ohne Durst.
- Schweiße. Nachtschweiße.

Die Nosoden dürfen nicht vergessen werden.

Medorrhinum

- Mehrere Gelenke sind befallen – in einem späteren Zustand.
- Enorme Rötung, Schwellung, Schmerzen und Empfindlichkeit.
- Sehr heftige Schmerzen, werden durch die geringste Bewegung <.
- Handgelenke und Fußgelenke sind besonders betroffen – die Knie.
- Brennen der Handinnenflächen und der Fußsohlen; entblößt die Füße.
- Akuter (und chronischer) gonorrhoischer Rheumatismus *(Thuj., Nit-ac.)*.

Thuja

- Hier ist das Kniegelenk am stärksten befallen.
- *Stark übelriechender Schweiß (Merc.)* – ölig; hinterläßt gelbe Flecken.
- Nachtschweiße, durchnässen sogar das Bett; hören gegen 2 bis 3 Uhr nachts auf.
- Ein seltsames Symptom: „Schweiße nur an unbedeckten Körperteilen."

Tuberculinum, Bacillinum

- Wenn Tbc in der Familienanamnese vorhanden ist oder wenn der Patient in seiner eigenen Anamnese tuberkulöse Manifestationen aufweist. Im Krankenhaus haben wir kürzlich zwei Fälle von protrahiertem akuten Rheumatismus beobachtet, der sich erst besserte, als eine dieser *Tbc-Nosoden* gegeben wurde.

Vielleicht ist es hilfreich die Informationen im Groben wie folgt zusammenzufassen. **Rheumatismus**:

Verschlimmerung durch Wärme: Bry., Led., Phos., Phyt., Puls., Thuj.

Besser im Kühlen: Led., Puls.

Besser durch Wärme: Ars., Caust., Colch., Coloc., Lyc., Merc., Nux-v., Rhus-t., Sulf.

Verschlimmerung durch kalte Nässe: Arn., Colch., Dulc., Rhus-t., Verat.

Verschlimmerung durch kalte Trockenheit: Acon., Bry., Caust., Hep., Nux-v.

Besser durch Nässe, oder schlechter durch Trockenheit: Asar., Bry., *Caust.*, *Hep.*, Kali-c., *Nux-v.*, Sep., Spong.

Besser durch warme Nässe: Caust., Hep., Nux-v.

Verschlimmerung durch Bewegung: *Bry.*, Ferr., Phos., Lac-c., Led., Sal-ac., Stict.

Besser durch Bewegung: Cham., Dulc., Rhod., *Rhus-t.*, *Puls.*

Verschlimmerung durch Nässe: Puls., Verat. (siehe auch „kalte Nässe".)

Wandert rasch: Kalm., *Lac-c.*, *Puls.*, Kali bi.

Taubheitsgefühl bei den Schmerzen: Acon., Cham., Puls.

Verschlimmerung durch Erschütterung: Arn., *Bell.*, *Bry.*, Hep., Led., Nux-v., Rhus-t.

Verschlimmerung durch Berührung: Arn., *Bell.*, Bry., Cham., *Colch.*, *Hep.*, Led., Med., *Nux-v.*, Puls., Rhod., Rhus-t.

„Unbeeinflußt durch Wetterwechsel" schließt folgende Mittel aus: Dulc., Nux-m., Phos., Ran-b., Rhod., Rhus-t., Sil., Tub.

„Unbeeinflußt durch Nässe" schließt folgende Mittel aus: Calc., Merc., Nat-s., Ruta.

Herzbeschwerden

Arnica

- Schmerzen im Bereich des Herzens, als ob es zusammengedrückt würde *(Cact. Lil-t.)*, oder einen Schock oder ein Trauma erlitten hätte. *(Angina pectoris.)*
- Zunächst rasche, dann extrem langsame Herztätigkeit.
- Stiche in der Herzgegend; Stiche ziehen von links nach rechts.
- Der Puls ist schwach; beschleunigt; unregelmäßig.
- Furcht vor plötzlichem Tod bei nächtlichen Herzbeschwerden.
- Bildet sich ein, er hätte eine Herzkrankheit.
- Eines unserer hervorragendsten Mittel bei ermüdetem Herzen; Dilatation nach *Anstrengung* oder Erschöpfung.
- „*Arn.* ist ein höchst bemerkenswertes Herzmittel." Auch „unser größtes Stärkungsmittel".
- Ermüdung (auch des Herzens) durch körperliche oder geistige *Anstrengung.*
- Zerschlagenheitsgefühl, wie geschlagen, wund; Neigung zu Blutergüssen.
- Ruhelosigkeit, weil das *Bett zu hart erscheint.*
- Will nicht berührt werden; *fürchtet sich vor Annäherung.*

Aconitum

- Starke Beschwerden des Herzens und der Brust.
- Entsetzliches Druckgefühl im Präkordialgebiet.
- Nach innen gerichteter Druck im Herzbereich.
- Herzklopfen mit starker Ängstlichkeit und beschwerlicher Atmung.
- Seelenqual (Ruhelosigkeit, Angst) mit Atemnot.
- Gefühl, als ob etwas zum Kopf strömt, begleitet von Verwirrung und Hitzewellen im Gesicht.
- Plötzliche Anfälle von Herzschmerzen, begleitet von Atemnot.
- *Acon.* ist *ängstlich; ruhelos; voller Furcht*; Furcht vor dem Tod.
- *Plötzliche*, akute Zustände durch Frost, Schreck, Schock.
- Alle Beschwerden und Ängste werden nachts <.

Kent schreibt bei *Acon.*: „Sitzt aufrecht und kann kaum atmen. *Acon.* hat extrem heftige kardiologische Störungen, unregelmäßigen, schwachen, vollen und hüpfenden Puls. Setzt sich im Bett auf, ergreift seinen Hals, will alles von sich werfen. Vor Mitternacht Hitze der Haut, starker Durst, starke Furcht – all das tritt zusammen auf.
Plötzliche Schmerzanfälle im Herzen mit Atemnot ... Ausbruch profuser Schweiße ... schreckliche Ängstlichkeit."

Spigelia

- Heftiges Herzklopfen, so stark, daß er das Pulsieren seines Herzens *hören* kann, oder daß die Herzschläge durch die Kleidung *gesehen* werden können.
- Das Herzklopfen < sich im *Sitzen* und beim Vornüberbeugen. (Gegenteil von *Kali-c.*)
- Das Herz scheint in vibrierender Bewegung zu sein.
- < durch tiefe Inspiration oder durch das Anhalten der Luft.
- „Die Herztöne sind möglicherweise einige Zentimeter vom Körper entfernt hörbar." *(Nash).*
- Muß auf der rechten Seite liegen oder mit erhöhtem Kopf.
- *Spig. hat stechende* Schmerzen. Scharfe neuralgische Schmerzen (Brust, Kopf, Herz, Augen etc.).
- < durch die geringste *Bewegung.*

Lycopus virginicus

- Hervortreten der Augen, mit tumultartiger Herzaktion *(Spig.).*
- Gefühl, als seien die Augen voll und schwer; nach außen gedrückt.
- Kardiologische Reizerscheinungen. Der Puls ist schnell, klein, zusammendrückbar; oder schnell, hart, gespannt, nicht zusammendrückbar.
- Zitternde Hände.
- (*Lycps.* ist nützlich bei Struma mit Exophthalmus.)

Kalium carbonicum

- *Stechende* Schmerzen – Brust, Herz, zwingen den Patienten zu schreien.
- Stiche über dem Herzen und durch das Schulterblatt.
  Die Herzaktion ist intermittierend, unregelmäßig, stür-

misch, schwach. Mitralinsuffizienz.
- Beugt sich vornüber und stützt sich auf seine Arme auf, um das Gewicht von seiner Brust zu nehmen (Gegenteil von *Spig.*).

Es ist ein Fall beobachtet worden, bei dem *Kali-c.* auf einige Gaben *Carb-v.* folgte und einem sterbenden Kind wieder zum Leben verhalf. Es handelte sich um einen Fall mit einem alten Mitralfehler, mit einer Perikarditis exsudativa und einer Pneumonie mit Pleuraerguß. Ein Arzt, der das Kind besuchte, sagte (sie lag vornübergebeugt, kalt, fast pulslos, gab einige wenige ziehende Atemzüge von sich): „Ich fresse einen Besen, wenn dieses Kind noch durchkommt." Und genau das tat das Kind! Ein paar Jahre später kam sie noch einmal ins Krankenhaus, mit einem weniger ernsten Zusammenbruch.

- *Kali-c.* hat *stechende Schmerzen* (wie *Bry.*), aber auch unabhängig von Bewegung und Atmung (Gegenteil von *Bry.*).
- Die Verschlimmerungszeit ist zwischen 2 und 4 Uhr morgens.
- *Kali-c.* hat profuse Schweiße. Aufgedunsenheit um die Augen.
- Das Komplementärmittel von *Carb-v.* (dem „Reanimator").

Lilium tigrinum

- Dumpfe, drückende Schmerzen im Herzen; scharfe, kurze Schmerzen mit Herzflattern.
- Wird durch einen Schmerz aus dem Schlaf geweckt, als ob das Herz heftig gepackt (gequetscht) würde, der Griff löst sich allmählich wieder, wobei der Herzschlag und die Atmung unterbrochen sind.
- Gefühl, als würde das Herz *ergriffen* oder in einem Schraubstock *zerdrückt (Cact.)*; Gefühl, als sei das gesamte Blut im Herzen angesammelt – muß sich zusammenkrümmen (Gegenteil von *Spig.*).
- Empfindung, als würde das Herz abwechselnd umgriffen und wieder losgelassen.
- Gefühl, als sei das Herz *mit Blut überladen*.
- Heftiges Herzklopfen mit starkem Pulsieren der Karotiden.

- Depressive Stimmung. Weint.
- Charakteristische Symptome: Gefühl, in Eile zu sein; als hätte sie strengstens auferlegte Pflichten, aber nicht die Fähigkeit, diese zu erfüllen.
- Druckgefühl im Rektum und in der Blase. Ständiger, entsetzlicher Stuhldrang, Harndrang.
- Gefühl des *Nach-unten-Drängens* durch ein großes Gewicht, als ob der gesamte Inhalt des Beckens durch die Vagina hindurchtreten wolle, wenn nicht ein Hand dagegendrückt.

Cactus

- Herzklopfen; Gefühl, als würde das Herz zerdrückt.
- *Zusammenschnürungsgefühl* des Herzens, als ob es durch ein eisernes Band an seiner normalen Tätigkeit gehindert würde.
- Mehrere heftige, unregelmäßige Herzschläge mit einem Druck- und Schweregefühl.
- Kleine, unregelmäßige Herzschläge, die dazu zwingen, tief zu atmen.
- Kongestion der Brust.
- Schmerzhafte Einschnürung im unteren Brustbereich; „als wäre ein Band straff um die falschen Rippen gebunden, was die Atmung behindert".
- Starkes Einschnürungsgefühl (Sternum), „durch eine eiserne Zange zusammengedrückt".
- „Es liegt in der Natur von *Cact.*, Zusammenschnürungsgefühle zu erzeugen."
- Enge und Zusammenschnürungsgefühl um den Kopf; Brust, Zwerchfell, Herz, Uterus – Umklammerungsgefühl.
- Gefühl, als sei die Brust mit einer Flut von heißem Blut gefüllt.
- „*Cact.* hat eine tiefgreifende heilende Wirkung auf das Herz."
- Furcht und Leid. Heftiges Leiden!
- Schreit vor Schmerzen.
- Blutansammlungen in einem Organ: Brust; Herz. „Das Blut scheint immer an der verkehrten Stelle zu sein."
- Starkes Pulsieren wird an eigentümlichen Stellen wahrge-

nommen: im Magen, in den Därmen, sogar in den Extremitäten.
- „Beschwerden um 11 Uhr morgens und 23 Uhr abends."

Sepia

- Heftiges Herzklopfen und pulsieren aller Arterien, im Bett.
- Stiche im Herzen.
- Heftiges Herzklopfen; als ob es sich durch die Brustwand zwängen wolle.
- > durch langes und sehr schnelles Gehen.
- Der *Sep.*-Patient ist gleichgültig; haßt Zuspruch.
- Neigung zu Ptosis, Nach-unten-Drängen in den Beckenorganen *(Lil-t.)*.
- Profuse Schweiße, besonders unter den Achseln.
- Allgemeine > durch Bewegung, durch Nahrung, Schlaf.

Digitalis

- Gefühl, als ob das Herz still stünde, begleitet von großer Ängstlichkeit; muß den Atem anhalten.
- *Sehr langsamer Puls*: fadenförmig, langsam, intermittierend. Das Herz hat seine Kraft verloren; es schlägt schneller und manchmal unregelmäßig.
- *Gefühl, als würde das Herz aufhören zu schlagen, wenn sie sich bewegen würde.* (*Gels.* muß sich bewegen, damit das Herz nicht stehenbleibt.)
- Erschwerte Atmung; seufzen; hört auf, wenn sie einschläft.
- *Dig.* wirkt auf das Herz und auf die Leber: Gelbsucht, weiße Stühle, *zusammen mit einem sehr langsamen Puls (Kalm.).*
- Diarrhoe und Übelkeit bei Herzkrankheiten.

Kalmia

- Heftiges Herzklopfen mit Ohnmachtsgefühl; mit erschwerter Atmung.
- Wandernde rheumatische Schmerzen in der Herzregion, die entlang des linken Armes ausstrahlen *(Lat-m., Med.).*
- Herzkrankheiten nach häufigen rheumatischen Anfällen, oder abwechselnd mit diesen.
- Hypertrophie und Insuffizienz oder Verdickungen von Herzklappen, als Folge von Rheumatismus. Anfälle von

Seelenängsten, die in der Herzgegend empfunden werden, mit Atemnot und fiebriger Erregung.
- Bemerkenswerte Langsamkeit des Pulses *(Dig.)*. Sehr schwacher Puls; oder sehr stürmische, rasche und sichtbare Herzaktion *(Spig.)*.
- „Wenn Rheumatismus äußerlich behandelt wurde und sich anschließend eine Herzsymptomatik entwickelt." *(Kent)*.

Naja tripudans

- Ein großartiges Herzmittel, das nur in niedrigen Potenzen geprüft wurde, weshalb uns feinere Indikationen fehlen.
- Schwaches Herz. Post-diphtherische Herzbeschwerden.
- „Für Herzbeschwerden durch akuten Rheumatismus."

Aurum

- Häufige Beschwerden in der Herzgegend und zittrige Furchtsamkeit.
- Heftiges Herzklopfen.
- Kongestion des Herzens, vornehmlich zusammen mit den geistigen Symptomen von *Aur.*
- Rheumatismus, der sich auf das Herz gelegt hat *(Kalm.)*.
- Akuter Rheumatismus mit hoffnungslosen Zuständen des Herzens; extreme Dyspnoe; es ist dem Patienten unmöglich, sich hinzulegen.
- Ein seltsames Symptom: Das Herz scheint beim Gehen zu wackeln, als hätte es sich gelöst.
- Der geistige Zustand von *Aur.* zeichnet sich durch tiefgreifende *Verzweiflung und Melancholie* aus.
- Abscheu vor dem Leben. Neigung zu Selbstmord.
- Große Seelenqualen steigern sich bis zur Selbstzerstörung.
- Verliert jegliche Freude an allen Dingen.
- Schreckliche Melancholie, die sich nach Quecksilbermißbrauch einstellt.
- Schmerzen wandern von Gelenk zu Gelenk und befallen schließlich das Herz.

Aurum muriaticum

- Ist ebenfalls sehr wertvoll bei Herzbeschwerden.

  Hering sagt: „Unentbehrlich bei Angina pectoris (neben *Arn.*).

- Schweregefühl, Schmerzen, Gefühl von Starre im Herzen. Herzbedingte Schmerzen.
- Herzstiche, > durch Druck.

Latrodectus mactans

- Heftige Schmerzen im Präkordialgebiet, erstrecken sich zur Achselhöhle, den linken Arm und Unterarm hinab bis zu den Fingern, mit Taubheitsgefühl und Apnoe.
- Heftige Schmerzen im Präkordialgebiet und Schmerzen im linken Arm, der fast gelähmt ist.
- Der Puls ist nicht mehr zählbar; schnell und fadenförmig. (Ein großartiges Mittel bei Angina pectoris und Herzinfarkt.)

Spongia

- Zusammenschnürende Schmerzen *(des Herzens)* mit Ängstlichkeit.
- Anfälle von Beklemmungen und kardialen Schmerzen, <, wenn er mit dem Kopf tief liegt.
- Angstschweiße.
- Herzklopfen; heftig, mit Schmerzen; keuchende Atmung; erwacht plötzlich nach Mitternacht mit Erstickungsgefühl, in großer Aufregung; Ängstlichkeit.
- Erwacht häufig, wie durch einen Schreck und mit Erstikkungsgefühlen *(Lach.)*.
- Zyanotische Lippen *(Lach.)*.
- Angina pectoris; zusammenziehende Schmerzen in der Brust, Hitze, Erstickungsgefühl, Schwächegefühl, Angstschweiße.
- *(Struma mit Exophthalmus.)*

Lachesis

- Krampfartige Schmerzen im Präkordialgebiet, verursachen Herzklopfen mit Ängstlichkeit.
- „Gefühl, als sei das Herz zu groß für die Höhle, in der es liegt."
- Bläuliche Lippen. Zyanose *(Spong.)*.
- Unerträglichkeit von Druck; an Hals, Kehlkopf, Magen, Abdomen.

- Als würde er durch eine Schwellung im Rachen ersticken.
- < nach dem Schlaf *(Spong.)*.

„*Lach.* ist eines unser nützlichsten Mittel bei Herzbeschwerden, akuter oder chronischer Art. Das eigentümliche Erstickungsgefühl, der Husten, und die Verschlimmerung durch Enge sind dabei die Leitsymptome." *(Nash)*.

Arsenicum album

- Nützlich bei Fällen mit fortgeschrittenen und hoffnungslosen Herzbeschwerden.
- Herzklopfen, begleitet von Schmerzen; kann nicht auf dem Rücken liegen; < beim Treppensteigen. Nervöses Herzklopfen.
- Herzklopfen und zittrige Schwäche nach dem Stuhlgang.
- *Angina pectoris*; plötzliches Engegefühl über dem Herzen; quälende Schmerzen im Präkordialgebiet; Schmerzen erstrecken sich zum Hals und Hinterkopf; (bei *Lat-m.* und *Kalm.* erstrecken sich die Schmerzen in den linken Arm und in die linke Hand). Erschwerte Atmung; Ohnmachtsanfälle. Gerät durch die geringste Bewegung außer Atem; sitzt vornübergebeugt oder mit dem Kopf nach hinten geneigt.
- Nächtliche <, besonders zwischen 1 und 5 Uhr morgens.
- Rheumatismus mit Befall des Herzens, mit starker Entkräftung, kalten, klebrigen Schweißen; starke Ängstlichkeit und Beklemmung; Brennen in der Herzgegend.
- Der Puls ist klein, schnell, schwach; intermittierend.
- Herzklappenfehler, mit Dyspnoe, Anasarka.
- *Herzbeutelerguß* mit starker Reizbarkeit, seelischen Qualen und Ruhelosigkeit.

Beachte: Die Leitsymptome von *Ars.* sind in der Regel vorhanden: *extreme Ruhelosigkeit*, treibt ihn aus dem Bett, oder von einem Bett ins andere. Durst auf häufige und kleine Schlucke. Verschlimmerung durch Kälte; besser durch Hitze. (Gegenteil von *Apis*). Jedoch wurde die heilsame Wirkung von *Ars.* auch schon in einem Fall mit Herzbeutelerguß beobachtet, bei dem diese Symptome nicht vorhanden waren.

Apis

- „Die lanzinierenden, schießenden Schmerzen, das Herzklopfen und die Orthopnoe haben *Apis* seinen unschätzbaren Wert bei Entzündungen des Herzens und Wassersucht verliehen."
- Plötzliche Ödeme, Dyspnoe, und plötzliche, lanzinierende oder *stechende* Schmerzen, Ruhelosigkeit und Ängstlichkeit.
- Man denke an *Apis* bei brennenden und *stechenden* Schmerzen – unabhängig von ihrer Lokalisation.
- *Apis* ist in der Regel durstlos.
- < nach dem Schlaf; in einem warmen Raum und durch Hitze. > durch kalte Luft, einen kalten Raum, kalte Anwendungen. (Gegenteil von *Ars.*)
- „Die Haut ist abwechselnd trocken und heiß, oder schweißig."

Sulfur

- Ängstliches Herzklopfen. Heftiges Herzklopfen.
- Blutandrang zum Herzen. „Zu viel Blut im Herzen." *(Cact.)* Gefühl, als sei das Herz vergrößert.
- Starke Blutwallung mit brennenden Händen.
- Stiche in Herz und Brust; < durch tiefes Einatmen.
- *Sulf.* ist hungrig, unordentlich, streitsüchtig.
- < durch Hitze. Kleidung ist ihm unerträglich; liebt Fett.
- Beschwerden neigen zu Rückfällen. Unterdrückte Hautausschläge.

Pulsatilla

- Rheumatische Reizung des Herzens, wobei die Schmerzen rasch im ganzen Körper umherwandern.
- Herzsymptome aufgrund von Verdauungsstörungen.
- Schweregefühl, Druck, Völlegefühl (Herz). Heftiges Herzklopfen mit Schmerzen; getrübte Sicht.
- Der Patient ist nervös, weinerlich, verträgt keine Hitze; Verlangen nach frischer Luft und Zuwendung.

Phosphorus

- Herzklopfen; heftig; bei der geringsten Bewegung.
- Heftig, beim Liegen auf der *linken* Seite.

- Ängstlichkeit im Präkordialgebiet, durch Gefühlsregungen.
- Schweregefühl der Brust, als ob ein Gewicht darauf läge.
- Einschnürungsgefühl; Druckgefühl über dem Herzen.
- Brennende Schmerzen zwischen den Schulterblättern *(Lyc.)*.
- Der *Phos.*-Typ: groß, zart; Furcht vor dem Alleinsein, in der Dunkelheit, vor Donner. Durst auf kalte Getränke.

Bei Fällen, die nicht in der erwarteten Art und Weise auf die Behandlung ansprechen, dürfen die Nosoden nicht vergessen werden. Eine von *Hahnemanns „chronischen Krankheiten"* kann das Hemmnis für den Fortschritt einer akuten Krankheit sein. Das gilt nicht nur für Tuberkulose, Syphilis und Gonorrhoe, sondern ebenfalls für Scharlach, Diphtherie, Windpocken, Masern und alle anderen Erkrankungen. Deshalb sollte man folgende Mittel nicht vergessen:

Tuberculinum, Bacillinum

- Fälle von Herzerkrankung, bei denen tuberkulöse Erscheinungen in der eigenen oder in der Familiengeschichte auftauchen.
- Herzklopfen; Schweregefühl; Druckgefühl über dem Herzen.
- Reizbar; reizbar beim Erwachen; kann an nichts Gefallen finden; nichts kann ihn zufriedenstellen.
- „Will reisen; kosmopolitische Geisteshaltung." Erstickungsgefühl in einem warmen Raum *(Puls.)*.

Medorrhinum

- Gefühl, als sei das Herz sehr heiß; es schlägt schnell, mit dem Gefühl, als wolle es bersten; oder Gefühl eines Hohlraumes, in dem sich das Herz befindet.
- Scharfe Schmerzen an der Herzspitze, < durch Bewegung.
- Starke Herzschmerzen, erstrecken sich in den linken Arm *(Lat-m.)* und zum Hals.
- Intensive Herzschmerzen strahlen in alle Teile der linken Brust aus; < durch die geringste Bewegung.
- Die Beschwerden von *Med.* < sich während des Tages – von Sonnenaufgang bis Sonnenuntergang.
- Die Beschwerden von *Syph.* < sich nachts – von Sonnen-

untergang bis Sonnenaufgang.
- *Med.* hat viele geistige Symptome. *Alles scheint unwirklich*, wie ein Traum.
- Die Zeit vergeht zu langsam: Dinge, die vor einer Stunde erledigt wurden, scheinen eine Woche zurückzuliegen *(Cann-i.)*.
- Seelische Qualen; Selbstbetrachtung; erwartet immer, daß etwas Böses geschieht. „Gefühl, als sei jemand hinter ihr."
- Kann sich nicht konzentrieren; vergißt, was sie liest; kann einfache Worte nicht buchstabieren.
- Neuigkeiten scheinen ihr Herz zu berühren, noch bevor sie diese erfährt.

Syphilinum

- Druck und Schmerz hinter dem Sternum.
- Lanzinierende Schmerzen im Herzen während der *Nacht*, von der Herzbasis zur Spitze. (*Med.* hat die < tagsüber.)

Diphtherinum

- (Bedarf noch mehr Prüfungen.) Bei „diphterischer Anamnese".
- Schwacher, unregelmäßiger oder intermittierender Puls; schnell oder langsam; begleitet von Erbrechen und Zyanose.

Crataegus oxyacantha

- Einem irischen Arzt wird nachgesagt, daß er sich einen Ruf bei der Behandlung von Herzkrankheiten mit *Crat.* erworben hat.
- *"Schwache Herzmuskulatur."*
- Der Puls ist unregelmäßig, schwach, intermittierend.
- „Muß über einen recht langen Zeitraum eingenommen werden, um gute Resultate zu erzielen." *(Boericke)*.

Windpocken

Aconitum

- Fälle im Anfangsstadium, mit Ruhelosigkeit, Ängstlichkeit und hohem Fieber.

Antimonium tartaricum

- Verzögerte oder sich zurückbildende, blaue oder pustelartige Ausschläge.
- Schläfrig, schweißig und geschwächt; Übelkeit.
- Verzögerter Ausschlag, beschleunigt diesen.
- In Verbindung mit Bronchitis, besonders bei Kindern *(Ant-c.)*.

Belladonna

- Starke Kopfschmerzen; gerötetes Gesicht; heiße Haut.
- Schläfrigkeit, aber Unfähigkeit zu schlafen.

Mercurius

- „Wenn die Bläschen eitern."

Rhus toxicodendron

- Intensives Jucken.
- „In der Regel ist es das einzige Mittel, das benötigt wird; unter seiner Wirkung bildet sich die Krankheit bald zurück."

Diphtherie

(Siehe auch unter Tonsillitis, S. 20 ff.)

Apis

- Der Rachen ist hellrot, geschwollen, wie „lackiert".
- Verlängerte Uvula; ödematös.
- Der Hals darf durch nichts berührt werden *(Lach.)*.

Arsenicum album

- Die Pseudomembran hat ein trockenes, schrumpeliges Aussehen. Die Ängstlichkeit, Ruhelosigkeit und Schwäche von *Ars.* sind vorhanden.
- < nachts; 1 bis 2 Uhr.
- Frostigkeit; unstillbarer Durst auf kleine Schlucke.

Baptisia

- Fäulnis; dumpfes, rotes Gesicht.
- Benommenheit; der Patient wirkt, als stünde er unter Drogen.
- Dunkle Pseudomembran; dunkle, braune Zunge.

Diphtherinum

- Wenn die Erkrankung von Anfang an einen bösartigen Verlauf zu nehmen scheint.
- *Schmerzlose* Diphtherie. Die Symptome sind fast nur oder vollständig objektiv wahrnehmbar.
- Der Patient ist schwach, apathisch. Stupor.
- Dunkelrote Schwellung der Tonsillen und des Rachens.
- Atem und Absonderungen sind sehr übelriechend *(Merc-c.)*.
- Die Pseudomembran ist dick, dunkelgrau oder bräunlich schwarz.
- Niedrige Temperatur, oder unterhalb der Norm. Der Puls ist schwach und beschleunigt. Sehr schwaches Reaktionsvermögen.
- Nasenbluten oder von Anfang an tiefgreifende Schwächung. Zusammenbruch, schon fast zu Beginn der Krankheit.

- Schlucken bereitet *keine* Schmerzen, aber Flüssigkeiten werden erbrochen oder kommen aus der Nase wieder heraus.
- Kehlkopfdiphtherie; postdiphtherische Paralyse *(Caust., Cocc., Gels., Lyc.).*
- Wenn der Patient gleich von Anfang an dem Tode geweiht scheint und die bestgewählten Mittel keine Erleichterung oder keine anhaltende Besserung bringen.
- Beseitigt persistierende Diphtherie-Bakterien bei Trägern der Krankheitskeime.

  Wie alle *Nosoden* ist es unter der 30. Potenz praktisch nutzlos, wobei die heilsamen Fähigkeiten mit den höheren Potenzen zunehmen. Es sollte nicht zu häufig wiederholt werden.

Kalium bichromicum

- Nasendiphtherie; *fadenziehende* Absonderungen.
- Zähes und festsitzendes Exsudat.

Lac caninum

- Die Patienten sind nervös, voller Vorstellungen, höchst empfindlich.
- Überempfindliche Haut *(Lach.)*, Berührung ist unerträglich, fester und harter Druck rufen aber keine Schmerzen hervor.
- Perlfarbene oder silbrig weiße Pseudomembran.
- Milchiger Zungenbelag.
- Ein charakteristisches Merkmal ist das *Wechseln der befallenen Seiten.*

  Die Schmerzen springen zwischen den Seiten hin und her.

Lachesis

- Die Bildung der Pseudomembran beginnt auf der *linken* Seite und breitet sich zur rechten Seite aus.
- Gesicht und Rachen haben ein zyanotisches Aussehen. Erstickungsgefühl.
- Kalte Nahrung kann leichter geschluckt werden als heiße.
- Starke Empfindlichkeit des Halses und des Rachens. So stark, daß der Patient die Berührung der Bettwäsche nicht ertragen kann und den Halsausschnitt des Nachtgewandes öffnet.

- Allgemeine und lokale < durch Hitze. Alle Symptome < nach dem Schlaf. Je länger der Patient schläft, um so < geht es ihm beim Erwachen.
- Charakteristisch sind Geschwätzigkeit und Mißtrauen.

Lycopodium

- < zwischen 16 und 20 Uhr.
- Fängt in der Nase an *(Kali-bi.)*, oder auf der *rechten* Seite des Rachens, breitet sich nach links aus.
- Warme Getränke können leichter geschluckt werden; aber auch das Gegenteil kann manchmal der Fall sein.
- Bewegung der Nasenflügel.
- Verminderte Harnmenge oder reichliches Sediment, bestehend aus Uraten oder feinem rotem Sand.

Mercurius cyanatus

- Recht schnelles Einsetzen, begleitet von Entkräftung.
- Eine oder beide Seite des Rachens sind betroffen.
- Die Pseudomembran breitet sich rasch im gesamten Rachen aus.
- Weiß, gelb oder grünlich.
- Dick belegte Zunge, feucht; Speichelfluß.
- Riecht immer *faulig*. Heiße Schweiße.
- Lauwarme Getränke können besser geschluckt werden als heiße oder kalte.
- Dem Patienten geht es (im allgemeinen) am späten Abend oder des Nachts <.
- Hat sich bei Angina Plaut Vincent als heilsam erwiesen.

Phytolacca

- Häufig angezeigt.
- Graue oder weiße Pseudomembran, kann sich vom Zäpfchen ausgehend ausbreiten.
- Kann sich von der rechten zur linken Tonsille ausbreiten *(Lyc.)*. Die Schmerzen werden jedoch, im Unterschied zu *Lyc.*, durch Hitze <.
- Der Rachen ist dunkelrot. Klagt über ein Klumpengefühl im Hals; oder, als stecke eine glühend heiße Kugel im Hals.
- Schmerzen erstrecken sich *zum Ohr*.

Keuchhusten

Antimonium tartaricum

- Der Husten setzt nach dem Essen ein, und wenn das Kind wütend wird. Endet mit Erbrechen.
- „Die Brust sitzt voll mit *rasselndem* Schleim." Durstlosigkeit; belegte Zunge.

Arnica

- „Ein wundervolles Keuchhustenmittel."
- Heftiger, kitzelnder Husten, wenn das Kind wütend wird. *Weint, bevor es anfängt zu husten (Bell.)*; spürt, daß der Hustenanfall naht und fürchtet sich davor.

Belladonna

- Weinen und Schmerzen im Magen vor dem Husten. Hat das Gefühl, der Kopf würde bersten.
- Trockener, spasmodischer Husten, < nachts; im Liegen.
- „Krämpfe des Kehlkopfes, die den Husten und die erschwerte Atmung verursachen." *(Kent).*
- *Kent* schreibt: „Der *Bell.*-Husten ist eigentümlich. Sobald ein wenig Schleim mit großer Heftigkeit und unter großer Anstrengung gelöst wurde, hat der Patient Ruhe. Während dieser Ruhephase wird der Kehlkopf und die Trachea immer trockener und beginnen zu kitzeln. Dann setzt der Krampf, das Keuchen und der hackende Husten ein."
- Besonders nach Einwirkung von Kälte.

Bromum

- *Mit einem Kältegefühl im Rachen.*
- Gefühl, als sei der Kehlkopf mit Samt bedeckt, fühlt sich aber *kalt* an.
- „Keuchhusten während des Frühjahrs, eher bei heißem Wetter." < durch heißes Wetter.

Bryonia

- „Das Kind hustet unmittelbar nach dem Essen und Trinken und erbricht, kehrt dann zum Tisch zurück, ißt den Rest seiner Mahlzeit, hustet und erbricht dann erneut." *(Lilienthal).*

- „Trockener, spasmodischer Husten; Keuchhusten, erschüttert den gesamten Körper." Der Husten zwingt ihn, aus dem Bett aufzuspringen – auch bei *Bry.*

Carbo animalis

- *Mit einem Kältegefühl in der Brust.*
- Heftiger, trockener Husten, erschüttert das Abdomen, als wollte alles herausfallen; muß den Bauch abstützen *(Dros.).*

Carbo vegetabilis

- Der Husten ist meist trocken und hart; oder klingt rauh; hat die Neigung, nach einer ausgedehnten Mahlzeit aufzutreten.
- Bei jedem heftigen Anfall bringt der Patient einen Klumpen Schleim hervor, oder den Anfällen folgt Würgen und Sodbrennen.
- Schmerzen in der Brust nach dem Husten; *Brennen* wie von einem glühenden Stück Kohle.
- *Verlangen nach Salz.* (Das war der entscheidende Hinweis bei einem Fall, der unmittelbar nach der Gabe ausheilte.)
- „Eines der besten Mittel, die wir für das Anfangsstadium des Keuchhustens besitzen. Würgen, Erbrechen und Röte des Gesichtes." *(Kent).*
- Anfallsweise auftretender, heftiger, spasmodischer Husten; mit kaltem Schweiß und kaltem, schmalem Gesicht nach den Anfällen.

Cina

- Wird steif, mit glucksendem Geräusch im Ösophagus, wenn der Anfall vorübergeht.
- Keine > durch Essen; der Magen ist aufgebläht, trotzdem hungrig. Zähneknirschen.

Coccus cacti

- < nachts, wenn der Patient im Bett warm geworden ist.
- > beim Liegen in einem kühlen Raum, ohne besonders zugedeckt zu sein. Verlangen nach einem kalten Raum.
- *Wenn die Mutter es schafft, dem Kind schnell genug ein Glas mit kaltem Wasser zu bringen, kann sie den Anfall verhindern.*

- Das Kind hält die Luft an, um das Husten zu verhindern.
- „Erwacht morgens mit Anfällen von Keuchhusten, die mit dem Erbrechen von *zähem Schleim* enden. Dieser hängt in langen Fäden aus dem Mund – große, dicke Fäden. Hier wird *Coc-c.* die Krankheit abkürzen." (*Kali-bi.* hat fadenziehenden, aber gelben Schleim; *Coc-c.* hat klaren oder weißen Schleim.)

Corallium rubrum

- Erstickendes Gefühl *vor* dem Husten. Anschließend Erschöpfung.

Cuprum

- > durch das Schlucken von kaltem Wasser.
- Ununterbrochene Anfälle, bis der Patient vollkommen außer Atem ist.
- Schnappt nach Luft, mit wiederholter ziehender Einatmung, bis das Gesicht schwarz ist. Schleim in der Trachea und Krämpfe im Kehlkopf.
- *Krämpfe*; beginnen in den Fingern und Zehen.
- *Eingezogene Daumen* während des Hustens.

Drosera

- Die Hustenanfälle folgen einander so heftig, daß der Patient kaum Luft holen kann.
- Druckgefühl der Brust, als ob etwas beim Husten und Sprechen die Luft zurückhalten würde, so daß er die Luft nicht ausatmen kann.
- Beim Atmen zwingt ihn eine plötzliche Kontraktion im Hypogastrium zum Seufzen, was den Husten provoziert.
- Ein Gefühl des Krabbelns im Kehlkopf, das den Husten hervorruft.
- *Beim Husten erbricht er* Wasser, Schleim und Nahrung.
- Zusammenziehender Schmerz im Hypochondrium beim Husten. Kann aufgrund der Schmerzen nicht Husten, es sei denn, er drückt mit seiner Hand auf die Magengrube.
- Der Bereich unterhalb der Rippen ist bei Berührung schmerzhaft, und beim Husten muß er mit seiner Hand auf diese Stelle drücken, um die Schmerzen zu lindern.

- *Spasmodischer Husten mit Würgen und Erbrechen.* Der Husten wird durch ein Kitzeln oder durch Trockenheit im Rachen hervorgerufen.

Ipecacuanha

- Steifheit; versteift sich; gerät außer Atem; wird blaß; entspannt sich dann wieder und erbricht Schleim, was Erleichterung bringt.
- Konvulsionen bei Keuchhusten; beängstigende Krämpfe, besonders der *linken* Seite.

Kalium carbonicum

- Konvulsivischer und kitzelnder Husten nachts.
- Der Husten ist so heftig, daß es zum Erbrechen kommt.
- Husten um 3 Uhr nachts, kehrt jede halbe Stunde wieder.
- Sackartige Schwellungen zwischen den Oberlidern und den Augenbrauen; häufig ist das Gesicht ebenfalls aufgedunsen.
- „Trockener, harter, quälender, hackender Husten."

Kalium sulfuricum

- Keuchhusten mit Würgen, jedoch *ohne* Erbrechen.
- Gelber, schleimiger Auswurf.
- Die Zunge ist mit gelbem Schleim belegt.
- Heiß und schwitzend. *Haßt* den Husten und weint *(Bell.)*.
- Sieht „blaß, fett und wie vierzig aus", sogar ein Kind.

Lobelia

- *Der Husten endet mit heftigem Niesen.*

Magnesium phosphoricum

- Heftige, spasmodische Hustenanfälle mit blauem und gedunsenem Gesicht. Endet mit einem inspiratorischen Stridor.

Mephitis

- Keuchhusten oder ähnliche heftige Hustenanfälle. Sehr heftiger, spasmodischer Husten, als würde jeder Anfall das Leben beenden.
- Häufige Anfälle, besonders nachts.

- Verlangen nach Salz *(Carb-v.)*.
- < im Liegen. Das Kind muß aufgerichtet werden.

Masern

Aconitum

- Katarrh mit hohem Fieber, bevor der Ausschlag die Diagnose sichert.
- Rötung der Konjunktivae; trockener, bellender Husten.
- Juckende, brennende Haut; rauher und hirseartiger Ausschlag.
- *Ruhelos, ängstlich, wirft sich umher; fürchtet sich.*

Belladonna

- Hellroter Ausschlag; Hitze und Trockenheit der Haut – solche Fälle, die an Scharlach denken lassen.

Euphrasia

- Fälle mit starker *katarrhalischer* Ausprägung.
- „Ein wundervolles Mittel bei Masern. Wenn die Symptome passen, wird es eine sehr schwere Masernerkrankung in eine sehr milde verwandeln."
- „Strömende, brennende Tränen; Photophobie; reichliche Absonderung aus der Nase; intensive, klopfende Kopfschmerzen, trockener Husten und Ausschlag." *(Kent).*
- Reichlicher, *wundmachender* Tränenfluß mit *milder* Absonderung aus der Nase. (Gegenteil von *All-c.*, das einen wundmachenden Schnupfen, aber milde Tränenflüssigkeit hat.)

Gelsemium

- Fröste und Hitze folgen schnell aufeinander. Niesen und Wundheit des Rachens; wundmachende Absonderungen aus der Nase.
- Heftige, schwere Kopfschmerzen; Schmerzen im Hinterkopf.
- Durstlosigkeit ist bei *Gels.* die Regel *(Puls.).*
- Schläfrigkeit und Dumpfheit. Schwere der Augenlider; Entzündung der Augen.
- Das Gesicht ist dunkelrot, geschwollen; betrunkener Gesichtsausdruck *(Bapt.).*

Kalium bichromicum

- „Es ist wie *Puls.*, nur schlimmer.“ Folgt auf *Puls., das bei milderen Fällen angezeigt ist.*
- Es hat einen masernartigen Ausschlag, mit Katarrh der Augen.
- Masern mit eitriger Absonderung aus Augen und Ohren; mit Pusteln auf der Hornhaut.
- Schwellung der Speicheldrüsen; katarrhalische Taubheit.
- *Kali-bi.* hat zähe, *fadenziehende Absonderungen.*

Morbillinum

- Prophylaktisch bei Ansteckungsverdacht.

Pulsatilla

- „Wenn starkes Fieber vorhanden ist, wird *Puls.* nicht das Mittel sein.“
- Katarrhalische Symptome; starker Tränenfluß.
- Trockener Mund, aber selten durstig.

Sulfur

- „Masern mit leicht violettem Aussehen. *Sulf.* bringt den Fall in Bewegung, wenn die Haut eine dunkle Färbung hat und der Ausschlag nicht durchkommt.“
- „Durch Routineverordnungen kann man bei dieser Krankheit mit *Puls.* und *Sulf.* schon recht gute Erfolge erzielen. Manchmal benötigt man zusätzlich *Acon.* und *Euphr.*“ *(Kent).*
- Langsame Rekonvaleszenz. Der Patient ist schwach und entkräftet.

Verzögerter oder unterdrückter Ausschlag; Hirnbeteiligung:

Apis

- Der Ausschlag geht nach innen und es treten Hirnsymptome in Erscheinung.
- Stupor mit stechenden Schmerzen, die den Patienten veranlassen zu schreien *(Cri encephalique).*
- Durstlos; < durch Hitze, heiße Räume, Feuer.
- > durch kühle Luft. Spärlicher Urin.

- Ein wichtiges Mittel bei Ödemen und Ergüssen.

Bryonia

- Der Ausschlag erscheint mit Verzögerung.
- Harter, trockener Husten mit reißenden Schmerzen.
- Geringe oder keine Expektoration.
- Oder der Ausschlag verschwindet und das Kind wird schläfrig; blaß, Zuckungen des Gesichtes, kauende Bewegung der Kiefer. (*Zinc.* knirscht mit den Zähnen.)
- Jegliche Bewegung läßt das Kind unter Schmerzen aufschreien.
- Leichte Form eines Deliriums: „Will nach Hause gehen", obwohl er sich bereits zu Hause befindet.
- Oder: Anstelle des Ausschlages tritt eine Bronchitis oder eine Pneumonie zusammen mit *Bry.*-Symptomen auf.

Cuprum

- Heftigkeit der Symptome. Schreckt aus dem Schlaf auf.
- *Spasmen; Krämpfe; Konvulsionen.*
- Krämpfe der Finger und der Zehen, oder die Krämpfe beginnen hier.

Helleborus

- „Wenn jegliche Sinneswahrnehmung erloschen ist und das Kind in tiefem Stupor liegt."

Stramonium

- Der Ausschlag kommt nicht richtig durch. Das Kind ist heiß, mit hellrotem Gesicht. Wirft sich umher, weint, als würde es sich im Schlaf vor etwas fürchten. Konvulsivische Bewegungen.

Zincum

- Bei Kindern, die zu schwach sind, um einen Hautausschlag zu entwickeln.
- Der Ausschlag ist nur sehr spärlich ausgeprägt. Der Körper ist eher kühl.
  Liegt im Stupor, knirscht mit den Zähnen. (*Bry.* kaut.)
- Erweiterte Pupillen; Schielen und Rollen der Augen.
- *Unruhige, zappelige Füße.*

Mumps

Jaboranti

- *Burnetts* homöopathisches Mittel bei Mumps, das alle anderen zu übertreffen scheint. Es wirkt sehr schnell und mildert auch die Schmerzen.
- Darüber hinaus hat *Jab.* den Ruf, den Metastasierungen entgegenzuwirken, ob zu den Hoden oder den Brustdrüsen.
- Wenn die Schwellung plötzlich, als Folge einer Verkühlung, verschwindet und sich schlimmere Beschwerden einstellen.
- *Jab. wirkt auch prophylaktisch.*

Aconitum

- Bei dem typischen *Acon.*-Fieber mit *Ruhelosigkeit und Ängstlichkeit.*

Baryta jodata oder muriatica

- Bei einem typischen *Baryta*-Kind: zurückgeblieben, schüchtern, „mangelnde Entwicklung".

Belladonna

- Entzündung der *rechten* Parotis mit hellroter Färbung und schießenden Schmerzen.
- Glühende Röte des Gesichtes. Empfindlich gegenüber Kälte.

Bromum

- Parotiden befallen, besonders die linke; besonders nach Scharlach.
- „Schwellung und Verhärtung der linken Parotis; fühlt sich warm an."
- Schwellung aller Drüsen im Halsbereich.
- Langsame Entzündung aller Drüsen mit Verhärtung.
- *Brom.* hilft besonders bei Beschwerden, die sich einstellen, nachdem sich der Patient *überhitzt* hat. Wenn sich die Erkrankung aber einmal ausgebildet hat, ist er empfindlich gegenüber Kälte und Zugluft.

- < durch feuchtes, heißes Wetter.

Carbo vegetabilis

- Entzündung der Parotis. Blasses, kaltes Gesicht. Beteiligung der Brustdrüsen oder der Hoden.

Lachesis

- Besonders linksseitige Parotitis, enorme Schwellung; empfindlich gegen die geringste Berührung; der geringste Druck löst heftige Schmerzen aus. Schreckt zurück, wenn sich jemand nähert; kann kaum schlucken.
- Der Hals ist innerlich wund. Das Gesicht ist rot und geschwollen.
- Glasiger und wilder Ausdruck der Augen.
- Es besteht kein übler Mundgeruch und schmutziger Zungenbelag, wie bei den verschieden *Merc.*-Typen, jedoch findet man ein stärkeres Pulsieren; begleitet von dem entsetzlichen Spannungsgefühl, das für *Lach.* typisch ist.

Lycopodium

- Beginnt auf der *rechten* Seite und ersteckt sich nach links.
- Auch hier besteht nicht der üble Mundgeruch und der Speichelfluß von *Merc.*
- Verlangen nach warmen Getränken.

Mercurius

- Mumps, besonders der *rechten* Seite.
- Übelriechender Speichelfluß.
- Übelriechende Zunge, übelriechende Schweiße *(Merc-c.).*

Phytolacca

- Entzündung der Submaxillardrüsen und der *Parotiden*, die steinhart werden.
- Die Schmerzen schießen beim Schlucken *in die Ohren.*
- < durch Kälte und Nässe.

Pulsatilla

- Schleichendes Fieber, oder Metastasierungen *(Carb-v., Abrot.).*

- Wenn sich der Patient bei Mumps erkältet, schwellen bei Mädchen die Brüste an, bei Jungen die Hoden.

Rhus toxicodendron

- Parotis und Submaxillardrüsen stark entzündet und vergrößert.
- Mumps der *linken* Seite.
- < durch Kälte; kalten Wind; kalte Nässe.
- „Immer mit einem Herpes auf den Lippen."

Scharlach

Belladonna bei Scharlach bietet ein hervorragendes Beispiel dafür, was die Homöopathie bei den üblichen Fällen von epidemischem Scharlach zu leisten vermag. Sie erzielt verblüffende Ergebnisse (wenn es sorgfältig verschrieben wurde, d.h. wenn die Symptome übereinstimmen). Das gilt auch für die Anwendung als Prophylaktikum.

Belladonna

- Das Hauptmittel bei Scharlach.
- Hellrotes, heißes Gesicht. Glänzende, scharlachrote Haut; intensive Hitze; „versengt die Hand".
- „Bei dem echten Sydenhamschen Scharlach, bei dem der Ausschlag absolut glatt und wahrhaft scharlachrot ist."
- Augen gerötet; injiziert; später sind die Pupillen stark erweitert.
- Lippen, Mund und Rachen sind rot, trocken und brennen.
- Erdbeerzunge.
- Bei Ausschlägen, wie Roseolen oder Scharlach, begleitet von Fieber, wundem Rachen, Husten und Kopfschmerzen.
- Zucken, Rucken; möglicherweise mit Delirium.
  (*Apis* verlangt nach Kühlung und will sich abdecken; *Bell.* braucht Wärme. *Bell.* hat auch mehr Durst.)
- Fälle, bei denen es prophylaktisch oder aufgrund der Symptomatik eingesetzt wurde, kommen nicht zur Entwicklung oder nehmen einen sehr milden Verlauf, der keinerlei Folgen hinterläßt. Diese Fälle sind (wie so oft berichtet wurde) praktisch noch nicht einmal infektiös.

Folgezustände von Scharlach:
Hahnemann schreibt: „*Belladonna* besitzt die wertvolle und spezifische Fähigkeit, die Folgeleiden, die nach Scharlach auftreten, zu beseitigen... *Die meisten Mediziner betrachteten die Folgen von Scharlach als wenigstens so gefährlich, wie die Erkrankung an sich, und es hat viele Epidemien gegeben, bei denen mehr Menschen an den Folgezuständen starben, als an der eigentlichen Erkrankung.*"
Er gibt außerdem einen interessanten Hinweis: „In Fällen, bei denen dem Scharlach Ulzerationen nachfolgten und *Belladonna* nicht weiter dienlich war, konnte *Chamomilla* innerhalb von wenigen Tagen die Neigung zu

Ulzerationen beseitigen. Der erstickende Husten, der manchmal dieser Krankheit folgt, wird ebenfalls durch *Chamomilla* beseitigt, besonders dann, wenn er von einem geröteten Gesicht und Gänsehaut an Extremitäten und Rücken begleitet wird."

Ailanthus

- Scharlach; stark ausgeprägter Ausschlag mit bläulicher Färbung.
- Der Ausschlag erscheint langsam, bleibt livide.
- Unregelmäßiger, fleckiger Ausschlag von sehr livider Färbung.
- Livide Färbung des Rachens; Schwellung; Schwellung der Tonsillen mit tiefen Ulzerationen.
- Die Pupillen sind stark erweitert *(Bell.)*.
- Halbbewußter Zustand, kann nichts verstehen.
- Schwindelig; kann nicht aufrecht sitzen. Ruhelos und ängstlich. Später: wahrnehmungslos mit Gemurmel im Delirium.
- Die Zunge ist trocken, ausgedörrt, eingerissen.
- „Bösartiger Scharlach."

Ammonium carbonicum

- Bösartiger Verlauf *(Ail.)* mit Somnolenz.
- Der Körper ist rot, wie mit einem Ausschlag bedeckt.
- Dunkelroter und fauliger Rachen. Schwellung des äußeren Halses.
- Gefühl, als würde die Stirn bersten.
- Zustand wie bei einer Blutvergiftung; starke Dyspnoe; düsteres und gedunsenes Gesicht.

Apis

- Dicker, rosafarbener Ausschlag; fühlt sich rauh an.
- Oder: Wenn der Ausschlag nicht durchkommt; mit deutlicher Entzündung des Rachens; bei Scharlach in der Familie.
- Der Rachen ist wund, geschwollen, ödematös; mit stechenden Schmerzen.
- Konvulsionen, wenn der Ausschlag nicht hervorkommt (vergleiche *Bry.*, *Cupr.*, *Zinc.*, – siehe unter *Masern*).
- < durch Hitze; will sich entblößen; in einen kühlen Raum.

(*Bell.* verlangt Wärme.)

Lachesis

- Fortgeschrittenes Stadium; bösartiger Scharlach.
- Violettes Gesicht.
- < durch Hitze (Gegenteil von *Bell.*).
- Berstende, hämmernde Schmerzen im Kopf.
- Die Symptomatik im Rachen ist < auf der *linken* Seite; kann sich nach rechts erstrecken.
- Eifersucht und Mißtrauen lassen an *Lach.* denken.
- Muß reden; geschwätziges Delirium.
- *Lach.* schläft in die < hinein.

Mercurius

- Kann auf *Bell.* folgen, wenn sich eine Wundheit des Mundes, des Rachens, der Tonsillen zeigt, mit Ulzerationen und ausgesprochen übelriechendem Atem.
- Schweiße, die die Symptomatik <.

Rhus toxicodendron

- „Nützlich bei Scharlach mit grobem Ausschlag. Oder bei unterdrücktem Ausschlag mit Entzündung der Drüsen und Halsschmerzen." *(Kent).*
- „Man kann sich immer dann auf *Rhus-t.* verlassen, wenn akute Krankheiten eine typhoide Verlaufsform annehmen, wie es bei Scharlach der Fall sein kann, und überhaupt kein anderes Mittel angezeigt scheint." *(Farrington).*
- "*Rhus-t.* ersetzt *Bell.*, wenn das Kind zunehmend benommen und *ruhelos* wird."
- Dunkelroter Rachen, mit Ödemen *(Apis).*
- Rote Zunge (glatt?); dreieckige rote Zungenspitze.

Terebinthina

- Albuminurie und Urämie folgen auf Scharlach.
- Toxisch: verwirrt; > nach reichlichem Wasserlassen.
- Häufig bei Wassersucht, als Folgezustand von Scharlach, angezeigt.
- Hämaturie; Urin trübe und rauchig.
- „Hämaturie; Dyspnoe; Benommenheit."

– Die Zunge ist trocken, glänzend.

Beachte: *Acidum nitricum, Phosphorus* sind nur zwei von vielen Mitteln, die möglicherweise bei schwierigen Fällen nötig werden; oder bei Fällen, die man erst in einem späteren Stadium zu Gesicht bekommt, wenn bereits Komplikationen eingetreten sind. Hier muß entsprechend der Symptomatik und Konstitution des Patienten verschrieben werden.
Bezüglich *unterdrückter* oder *rezidivierender* Ausschläge sei der Leser auf das Kapitel *Masern* verwiesen.

Pocken

Aconitum

- Zur Abmilderung des ersten Stadiums und des frühen zweiten Stadiums.
- Hohes Fieber; starke Ruhelosigkeit; Furcht vor dem Tod.

Anthracinum

- Gangränöse Fälle, mit heftigem *Brennen.*

Antimonium tartaricum

- Wurde von Homöopathen lange Zeit für ein spezifisches Pockenmittel gehalten.
- Pusteln mit rotem Hof, wie Pocken, die eine Kruste hinterlassen und später eine Narbe bilden.
- Schmerzen im Rücken und in der Lendenregion.
- Heftige Schmerzen in der Lumbosakralregion; die geringste Bewegung verursacht Würgen und kalte Schweiße.
- Heftige Kopfschmerzen; < abends und im Liegen; > im Sitzen und durch Kälte.
- Rückenschmerzen; Kopfschmerzen; Husten mit dem Gefühl eines erdrückenden Gewichtes auf der Brust; vor oder zu Beginn der Hauterscheinungen; Diarrhoe etc. Auch wenn der Ausschlag ausbleibt.
- *Lilienthal* sagt: „Verzögerte Ausschläge mit Übelkeit, Schlaflosigkeit; oder unterdrückte Ausschläge. „Faulige“ Pocken mit typhoiden Symptomen *(Bapt.).*

Apis

- Erysipelartige Rötung und Schwellung, mit stechenden, brennenden Schmerzen im Rachen und auf der Haut.
- Durstlosigkeit.
- Spärlicher Urin – später ausbleibend.

Arsenicum album

- Starker Kräfteverfall.
- Brennende Hitze; beschleunigter, kleiner Puls.
- Starker Durst. Ausgeprägte Unruhe.

- Unregelmäßig entwickelter Ausschlag, zusammen mit typhoiden Symptomen.
- Hämorrhagische Fälle, oder wenn die Pusteln einsinken und der Hof eine livide Färbung annimmt.
- Ausbreitung der Pusteln in den Mund und zum Rachen.
- < durch Kälte. (*Apis* wird durch Hitze <.)

Baptisia

- Typhoide Symptome; stinkender Atem.
- Dicke Pusteln unter dem Gaumendach, auf den Tonsillen, der Uvula, in den Nasenhöhlen; aber nur wenige auf der Haut.
- Starke Entkräftung mit Schmerzen in der Sakralregion.
- Benommen; komatös; hat das Gefühl, seine Extremitäten „lägen verstreut“.

Belladonna

- Anfangsstadium; hohes Fieber und zerebrale Kongestion.
- Intensive Schwellung der Haut und der Schleimhäute.
- Dysurie und Tenesmen der Blase.
- Delirium und Konvulsionen. Photophobie.

Crotalus horridus

- Pustulöse Ausschläge. Nach Impfungen.
- Ausschläge, Furunkel, Pusteln, gangränöse Zustände, bei niedrigem Fieber und bläulicher Verfärbung der betroffenen Stellen.
- Hämorrhagische Diathese.

Cuprum sulfuricum

- Zerebrale Reizung, wenn der Ausschlag ausbleibt. Konvulsivische Erscheinungen.

Hamamelis virginicus

- Hämorrhagische Fälle, bei denen Blut aus der Nase sickert; blutendes Zahnfleisch; Bluterbrechen, blutige Stühle.

Hippozaeninum

- Leichte Formen bösartiger Ulzerationen, besonders wenn

der Nasenknorpel betroffen ist.
- Zusammenfließende Pocken.
- Pusteln und Geschwüre breiten sich stark über den gesamten Körper aus, bis kaum eine Körperstelle frei bleibt.

Hyoscyamus

- Der Ausschlag bleibt aus, was starke Erregtheit, Wut, seelische Qualen, anfallsweise auftretendes Delirium hervorruft.
- Will sein Bett verlassen und sich entblößen.

Lachesis

- Hämorrhagische Fälle.
- < nach dem Schlaf.
- Dunkle oder leicht violette Erscheinung, mit extremer Empfindlichkeit gegenüber Berührung.

Malandrinum

- *Clarke* sagt: Die Homöopathen haben in *Maland.* einen sehr wirksamen Schutz gegen Pockeninfektionen und Impfungen gefunden.

Man glaubte, oder glaubt noch, daß die *Pferdemauke* identisch mit den Pusteln sei, die auf den Eutern der Kühe auftreten. Diese gelangten auf die Hände der Melkerinnen, die so gegen Pocken immun wurden. Aufgrund dieser Beobachtung entwickelte sich die Inokulation und später die Impfung.

Mercurius

- Stadium der Eiterung; Speichelfluß. Das Blut neigt dazu, zum Kopf zu drängen.
- Feuchte, geschwollene Zunge mit starkem Durst.
- Diarrhoe oder Dysenterie mit Tenesmus, besonders während der Austrocknungsphase.

Acidum phosphoricum

- Zusammenfließende Pocken mit typhösen Zuständen.
- „Die Pusteln kommen nicht richtig zur Ausbildung; bilden sich zu großen Blasen um, die eine rauhe Oberfläche hin-

terlassen."
- Stumpfsinnig; will nichts, noch nicht einmal etwas zu trinken.
- Beantwortet Fragen, unterhält sich jedoch nicht.
- Sehnenhüpfen; Ruhelosigkeit. Furcht vor dem Tod.
- Wäßrige Diarrhoe.

Phosphorus

- Hämorrhagische Diathese. Blutige Pusteln.
- Harter, trockener Husten; rauhes Gefühl in der Brust.
- Lungenblutungen.
- Gefühl, als sei der Rücken zerbrochen. Ohnmacht. Starker Durst.

Rhus toxicodendron

- „Die Ausschläge nehmen eine livide Färbung an und typhoide Zustände folgen nach."
- Trockene Zunge. Lippen- und Zahnbelag.
- Will sein Bett verlassen. Starke Ruhelosigkeit *(Ars.)*.
- Zusammenfließend; zunächst starke Schwellung, später schrumpfen die Ausschläge und färben sich livide.

Sarracenia purpurea

- (Eine Droge der nordamerikanischen Indianer.) Scheint Hervorragendes bei der Abwendung und Heilung von Pokkenerkrankungen geleistet zu haben.

Sulfur

- Neigung zu Gehirnmetastasen während der Eiterung.
- Im Stadium der Austrocknung; oder manchmal muß es als Zwischenmittel eingefügt werden, wenn andere Mittel versagen.

Thuja

- Dieses Mittel wird die Pusteln der Impfung austrocknen und verschwinden lassen. Es sollte als eines der Pockenmittel in Betracht gezogen werden.
- *Lilienthal* sagt: „Schmerzen in den Armen, Fingern, Händen, mit Völlegefühl und Wundheit des Rachens."

- „Ein deutlicher und dunkelroter Hof umgibt die Pusteln."
- „Die Pusteln sind milchig und flach, schmerzhaft bei Berührung. Sollte besonders im Stadium der Eiterung verabreicht werden, es kann die Bildung von Narben verhindern."

Variolinum

- Die *Pockennosode* ist wahrscheinlich das mächtigste aller Pockenmittel, da es das gesamte Bild der Erkrankung beinhaltet.
- Dumpfheit des Kopfes.
- Heftige Schmerzen im Rücken und in den Gliedmaßen, die recht taub werden.
- Fröste, gefolgt von hohem Fieber.
- Heftige Kopfschmerzen.
- Weiß belegte Zunge.
- Starker Durst.
- Heftige Schmerzen und Leiden im Bereich des Epigastriums, mit Übelkeit und Erbrechen, das meistens aus grünlichem Wasser besteht.
- Bei vielen Fällen tritt eine profuse Diarrhoe hinzu. In einigen Fällen Verzweiflung.
- Die Pusteln befinden sich auf verschiedenen Körperteilen, die meisten auf dem Bauch und auf dem Rücken. Die Pusteln sind gut ausgeformt, einige sind eingezogen, einige eitrig.
- „Bei regelmäßiger Einnahme wird die Krankheit einen milderen Verlauf nehmen. Es ist in der Lage, unvollständig ausgebildete Pusteln in gut ausgeformte umzuwandeln, die dann bald austrocknen. Fördert die Eiterung und die Austrocknung. Verhütet die Narbenbildung." *(Lilienthal).*

Folgen von Pockenimpfungen

Die Homöopathie besitzt mit *Thuja* ein großartiges Mittel für Pockenimpfungen und deren Folgen.
Zahlreiche Personen klagen seit ihrer Impfung über einen verschlechterten Gesundheitszustand: Kopfschmerzen, Asthma, Epilepsie etc. Das sind genau die Fälle, die während der Behandlung nicht in Bewegung kommen und eine schlechte Gesundheit aufweisen.

Thuja

- Ein direktes Antidot zur Impfvergiftung.
- Bei akuten Fällen bringt es das Fieber, den Ausschlag und die Pusteln zum Verschwinden.
- In chronischen Fällen kann es bei zahlreichen Zuständen unmöglich sein, ohne *Thuj.* zu heilen. Wenn die Symptome sich bis zu einem bestimmten Punkt bessern, jedoch ständig wiederkehren, wobei der Anfang der Erkrankung auf eine oder mehrere Impfungen zurückdatiert werden kann, wird *Thuj.* stets für den tiefreichenden Anstoß sorgen, der zur Heilung führen wird.

Arnica

- Darf nicht vergessen werden. Es hebt nicht wie *Thuj.* oder *Maland.* die Impfung auf, besitzt aber bemerkenswerte Kräfte, Schmerzen, Schwellungen und allgemeines Unwohlsein zu nehmen.

Malandrinum

- Die Symptome und Wirkungen dieser Nosode (wird aus Pferdemauke hergestellt) sind denen von *Thuj.* sehr ähnlich.
- *Clarke* zitiert: „*Burnetts* Indikationen sind folgende: An der unteren Körperhälfte fettige Haut und Ausschläge. Langsame Bildung von Pusteln, was nicht aufhört."

Silicea

- Der *Sil.*-Patient ist schwach, hat einen Mangel an Standfestigkeit, schreckt vor Verantwortung zurück.
- Frostig; empfindlich gegenüber Zugluft; wird aber auch

durch sehr heißes Wetter geschwächt.
- Nächtliche Kopfschweiße *(Calc.)*. Schweißige, übelriechende Füße.

Sulfur

- Warme Patienten. Haben auf alles Hunger; Verlangen nach Fett.
- Unverträglichkeit von Kleidung und dem Gewicht der Kleidung.
  Stößt die Bettwäsche weg; streckt die Füße heraus. Ausschläge jeglicher Art.

Erysipel

Aconitum

- Plötzliches, heftiges Einsetzen, nach Einwirkung von kaltem Wind.
- Hohes Fieber *mit Ruhelosigkeit und Furcht vor dem Tod.*

Apis

- Kann in Flecken auftreten. Starke Schwellung.
- Hochgradige Entzündung, mit *Stechen, Brennen, Ödemen* und Blasenbildung.
- Die Augenlider hängen wie Wasserbeutel herab.
- > *durch Kälte*; < durch Hitze.
- Nervös, reizbar; Schlaflosigkeit.

Arsenicum album

- „Plötzliche entzündliche Zustände, wie gangränöse oder erysipelartige Entzündungen.
- Eine plötzliche Entzündung, die dazu neigt, einen bösartigen Verlauf zu nehmen, paßt zu *Ars.*"
- Die Absonderungen bei *Ars.* sind beißend.
- Charakteristisch ist das *Brennen, das durch Hitze* > wird.
- Intensive *Ängstlichkeit, Ruhelosigkeit* und Entkräftung.

Baptisia

Schläfrig, dumpf, komatös; dunkelrotes Gesicht und benebelter Gesichtsausdruck.
- Kann erweckt werden, fällt jedoch wieder in den Schlaf zurück, während er antwortet.
- Typhoide Zustände im Verlauf der Krankheit.
- Wirkt sehr schnell; schneller Zusammenbruch und ebenso schnelle Genesung *(Crot-h.).*

Belladonna

- Schwellung, gleichmäßig, hellrot, rotgestreift; oder tief dunkelrot.
- Keine besondere Neigung zu Ödemen oder Bläschenbildung.
- Klopfende Schmerzen; Klopfen im Gehirn.

- Gehirnbeteiligung. Fälle mit Delirium.
- Zucken der Extremitäten.
- *Bell.* ist akut, *plötzlich* und heftig.
- *Bell.* ist rot, mit intensiver Hitze, trocken.

Cantharis

- Erysipel des Gesichts *mit großen Blasen.*
- Brennen in den Augen; die Luft erscheint gelblich; heiße Tränenflüssigkeit.
- Wie *Rhus-t.*, aber wenn die Symptomatik sehr heftig wird, ist *Canth.* angezeigt.
- „*Rhus-t.* hat auch die Blasenbildung und das Brennen, aber bei *Canth.* färbt sich das Erysipel innerhalb kurzer Zeit *schwarz.* Es sieht aus, als würde sich Gangrän bilden. Bei Berührung brennt es wie Feuer – als wäre der Finger ein glühendes Stück Kohle. Dies ist bei *Rhus-t.* nicht der Fall."
- „Die kleinen Blasen brennen bei Berührung, brennen wie Feuer. *Ausschläge brennen bei Berührung." (Kent).*
- Erysipel der Augen, mit Neigung zur Gangränbildung.
- „Unstillbarer Durst mit starker Abneigung gegen Getränke."

Crotalus horridus

- Häufig wiederkehrende Erysipele des Gesichtes.
- In der Regel lokale phlegmonöse oder ödematöse Erysipele. Bläulichrote Färbung der Haut; leichtes Fieber.
- Gangrän; die Haut löst sich durch eine stinkende Flüssigkeit von der Muskulatur. Schwarze Flecke mit rotem Hof und dunkler, schwärzlicher Rötung des angrenzenden Gewebes.
- „*Crot-h.* ist bei Krankheiten der fauligsten Art angezeigt, die sich mit ungewöhnlicher Geschwindigkeit einstellen und den Fäulniszustand in ungewöhnlich kurzer Zeit erreichen." *(Kent). (Bapt.)*

Croton tiglium

- *"Erysipele, die sehr stark jucken."*
- „Ausschläge, die sehr stark jucken; kann jedoch das Kratzen nicht ertragen, da es schmerzt.
- Ein sehr leichtes Kratzen, ein bloßes Reiben reicht, um die

Reizung zu lindern.“ *(Guernsey).*
- Gefühl, „als würden Insekten auf dem Gesicht krabbeln“.
- „Der Husten verschwindet und die Ausschläge treten auf; dann verschwinden die Ausschläge und der Husten stellt sich wieder ein.“

Cuprum

- Erysipel des Gesichts verschwindet plötzlich.
- *Ausschläge „schlagen nach innen“ und Krämpfe, Spasmen, Konvulsionen folgen nach.* Bringt den Hautausschlag wieder hervor – mit Erleichterung.
- Die Krämpfe fangen charakteristischerweise in den Fingern und Zehen an.

Euphorbium

- Vesikuläres Erysipel; Erysipelas bulbosum.
- *Rote entzündliche Schwellung mit Bläschen von der Größe einer Erbse, die mit einer gelben Flüssigkeit gefüllt sind.*
- Rote, entzündliche Schwellung mit bohrenden, nagenden Schmerzen, die vom Zahnfleisch in die Ohren ziehen, gefolgt von einem Jucken und Kitzeln.
- Die Bläschen platzen und ergießen eine „gelbe Flüssigkeit“.
- Kälteschauer und Frostigkeit.
- Vorübergehende Anfälle von Verrücktheit.

Hippozaenium

- „Bösartige Erysipele, insbesondere, wenn sie von *starker Eiterbildung und Zerstörung der betroffenen Körperteile begleitet werden. Ulzera, die keine Heilungstendenz aufweisen, mit livider Verfärbung.“ (Clarke).*

Lachesis

- Violett, marmoriert, geschwollen.
- „Wenn der zerebrale Zustand nicht *Bell.* verlangt.“ *Bell.* ist rot; *Lach. ist weniger rot und mehr blau.*
- Befällt vornehmlich die *linke* Seite.
- Für *Lach.* ist die < durch Schlaf typisch; außerdem die Redseligkeit; das Mißtrauen; die Eifersucht.
- Überempfindlich gegen Berührung, besonders am Hals;

das Gesicht muß unbedeckt bleiben, sonst bekommt er Erstickungsgefühle.

Mercurius

- *Speichelfluß*; bitterer oder salziger Geschmack.
- *Übelriechender Atem, Schweiß.*
- Erysipel mit Schorfbildung; mit „brauner Nekrose". Begleitet von Brennen; Ulzeration.
- Frostigkeit und Hitze abwechselnd; oder Hitze und Kälteschauer zur gleichen Zeit.
- Kriechender Frost; an einzelnen Körperteilen; an Stellen mit Eiterbildung oder Ulzeration.
- < nachts.

Rhus toxicodendron

- Erysipel mit Bläschenbildung, zusammen mit *Ruhelosigkeit.*
- Erysipel des Gesichts mit Brennen; große Blasen, die sich rasch ausbreiten; verfärben sich violett und dellen sich bei Druck ein.
- Breitet sich häufig von links nach rechts über das Gesicht aus.
- *Rhus-t.* wird durch Feuchtigkeit <; ebenso durch Kälte.
- Vorübergehende > durch Bewegung.

Secale

- Gangränöses Erysipel; konkurriert mit *Ars.* Das einzige Merkmal, das diese beiden Mittel unterscheidet, ist, daß *Sec.* Kälte und *Ars.* Hitze verlangt.
- Brennen; Gefühl, als fielen „Feuerfunken" auf die betroffenen Körperteile.
- Ameisenlaufen. „Gefühl, als kröchen Mäuse unter der Haut."

Thuja

- Ödematöses Erysipel des Gesichts.
- Patienten, die häufig geimpft wurden [Pockenimpfung], benötigen möglicherweise *Thuj.*, oder Fälle, die sich unmittelbar *nach einer [Pocken-] Impfung* entwickeln.

- Ein eigentümliches, charakteristisches Symptom sind die profusen Schweiße, die nur an unbedeckten Körperteilen auftreten.

Veratrum viride

- „Ein eigentümliches Symptom, das ich bei einem sehr schweren Fall mit Erysipel, begleitet von einem starken Delirium, bestätigt fand, ist *ein schmaler, deutlich umschriebener, roter Streifen, genau auf der Mitte der Zunge.*" *(Nash).*
- „Phlegmonöses Erysipel des Gesichts und des Kopfes." *(Clarke).*

Weniger schwere Fälle:

Ammonium carbonicum

- „Erysipele bei alten, geschwächten Leuten.
- Schwach entwickelte Ausschläge, oder Ausschläge, die der Patient aufgrund von Vitalitätsschwäche nicht an der Oberfläche halten konnte – und die somit verschwunden zu sein scheinen.
- Begleitet von zerebralen Symptomen, die die Benommenheit eines Betrunkenen vortäuschen." *(Nash).*
- „Ausschläge treten hervor, bringen dem Patienten aber keine Erleichterung."
- „Erysipele bei alten Leuten, wenn sich bereits zerebrale Symptome entwickelt haben."
- Mangelhafte Reaktion.

Arnica

- „Erysipel des Gesichts, mit *Wundheitsgefühl* und wundem *Zerschlagenheitsgefühl* am gesamten Körper – dann ist es nicht notwendig mit der Verschreibung von *Arn.* zu zögern."
- „Gefühl, als sei das Bett zu hart; muß sich bewegen, um eine andere Position einzunehmen." „*Rhus-t.* bewegt sich aufgrund von Ruhelosigkeit und Unwohlsein, kann einfach nicht stilliegen, *Arn.* bewegt sich, um das Wundheitsgefühl durch Einnehmen einer anderen Lage zu lindern." *(Kent).*

Graphites

- „Die Ausschläge sondern ein dickes, honigartiges Sekret ab ... Erysipele nehmen manchmal diese Form an und treten in solchen Fällen wieder und wieder auf." *(Sulf.)*
- Erysipelartige, feuchte, schorfig wunde Stellen.
- Oder: „Dünne, *klebrige*, klare, wäßrige Absonderung." *(Guernsey).*

Hepar sulfuris

- Alle möglichen Hautstörungen, wenn gleichzeitig eine *starke Empfindlichkeit gegenüber der geringsten Berührung* besteht *(Canth.).*
- *Extreme Empfindlichkeit* zieht sich durch das gesamte Mittel: gegenüber dem leisesten Luftzug; dem geringsten Geräusch. Geistige Empfindlichkeit und Reizbarkeit – fast bis zum Mord, wenn er provoziert wird.

Pulsatilla

- Erysipele bei den *typischen Puls.*-Patienten.
- Mild aber reizbar; wechselhaft; zu Tränen geneigt; Verlangen nach Zuspruch.
- Verlangen nach frischer Luft; kühler Luft. < durch Hitze. Nicht hungrig oder durstig.

Sulfur

- Wiederkehrende Erysipele *(Graph.).*
- Starkes Brennen; < durch Bettwärme oder Zimmerwärme.
- Violettes Aussehen *(Lach.).*
- „Für Erysipele als solche haben wir keine Mittel, aber wenn ein Patient ein Erysipel hat und seine Symptome zu denen von *Sulf.* passen, werden Sie ihn mit *Sulf.* heilen." *(Kent).*
- „Wenn die Symptome übereinstimmen, wird sich *Sulf.* bei Erysipelen als heilsames Mittel erweisen."
- Der typische *Sulf.*-Patient ist hungrig, besonders zwischen 10 und 11 Uhr vormittags. Liebt Fett, „würde alles essen".
- Entblößt sich nachts oder streckt seine Füße aus dem Bett. Verlangen nach, oder haßt, oder < durch Fett.
- Die Ausschläge *jucken*; werden < durch Hitze, durch ein warmes Zimmer, durch ein warmes Bett und durch

Waschen.
– < nachts. Kann keine Wollkleidung auf der Haut ertragen.
– Der unordentliche, zerlumpte Philosoph. Selbstsüchtig.
– „*Sulf.* kann auch gegeben werden, wenn nur eine geringe Symptomatik vorliegt."

Herpes zoster

Apis

- Brennende und *stechende* Schmerzen, starke Schwellung.
- Große Blasen, manchmal zusammenfließend.
- Treten bei kaltem Wetter hervor.
- Ulzerieren, mit starken brennenden, stechenden Schmerzen.
- < durch Wärme; > durch kalte Anwendungen.

Arsenicum album

- Zusammenfließende herpetische Ausschläge mit *intensivem Brennen* der Blasen.
- Schlaflosigkeit nach Mitternacht.
- Übelkeit und Entkräftung; Schwäche.
- < durch jegliche Art von Kälte, > durch Wärme.
- „Der Herpes hat ein rotes, unheilsames Aussehen.“

Mezereum

- Begleitet von heftigen neuralgischen Schmerzen.
- Jucken wird zu Brennen, wenn der Patient kratzt.
- < durch Berührung; im Bett.
- Die Blasen bilden einen bräunlichen Schorf.

Ranunculus bulbosus

- Es ist immer wieder beobachtet worden, daß eine Gürtelrose nach zwei oder drei Gaben *Ran-b.* in hoher Potenz – 10M – rasch verschwunden ist.
- Die Blasen sind mit einer dünnen, beißenden Flüssigkeit gefüllt.
- Brennende, juckende Blasen, die in Gruppen zusammenstehen.
- < durch Berührung, Bewegung, nach dem Essen.
- Heftige neuralgische Schmerzen, besonders im Interkostalbereich.

Rhus toxicodendron

- „Wahrscheinlich wird sich bei Herpes zoster kein Mittel häufiger als nützlich erweisen. Besonders, wenn er sich nach einer *Durchnässung* entwickelt."

Variolinum

- *Burnett* berichtet, *Vario.* habe den Zustand, die Schmerzen und alles einfach ausgelöscht – und die eigenen Beobachtungen bestätigen dieses.

Typhus und typhoide Zustände bei Fieber

Arnica

- Der Patient sagt, daß es ihm „so gut geht", obwohl er tatsächlich schwer krank ist.
- Kann erweckt werden, gibt korrekte Antworten, verfällt dann wieder in Benommenheit *(Bapt., Ph-ac.)*.
- „Ich bin nicht krank. Ich habe Sie nicht kommen lassen. Gehen Sie wieder!"
- Stinkender Atem, Stuhl. Neigung zu Hämorrhagien.
- „Das Bett fühlt sich zu hart an." *(Bapt., Pyrog.)*
- „So wund", daß er nur eine kurze Zeit in einer bestimmten Position liegen kann; *aus diesem Grund besteht Ruhelosigkeit.*
- Unwillkürlicher und unbemerkter Abgang von Stuhl und Urin.

Arsenicum album

- Rapider Kräfteverfall; starke Abmagerung.
- Die geringste Anstrengung führt zu Erschöpfung.
- Starke *Ruhelosigkeit*; bewegt ständig den Kopf und die Extremitäten – der Rumpf liegt still, aufgrund der extremen Schwäche. Die Zunge ist trocken, braun, schwarz.
- Verzerrtes, hippokratisches, eingesunkenes, ängstliches Gesicht.
- Rapider Kräfteverfall; extreme Entkräftung.
- *Ängstlichkeit; Ruhelosigkeit; Erschöpfung.*
- Glaubt, er müsse sterben. (*Arn.* sagt „er sei nicht krank".)
- < zwischen 1 und 2 Uhr nachts und mittags.
- Kadaverartiger Geruch der Stühle.
- Durst auf kleine Schlucke kalter Flüssigkeit.

Baptisia

- Typhoides Fieber. Typhoide Zustände bei Fieber.
- *Rasches* Einsetzen. Rascher Verlauf.
- Frühe Auftreibung des Abdomens.
- Entsetzlicher Geruch. Delirium.
- Berauschtes Aussehen; violettes, aufgedunsenes Gesicht.
- Antwortet ein oder zwei Worte und fällt dann in seine

Benommenheit zurück.
- Hat das Gefühl, er sei doppelt; auseinandergebrochen.
- Versucht, die Einzelteile wieder zusammenzusetzen *(Pyrog.)*.
- Bei Typhus „wetteifert *Bapt.* mit *Pyrog.* und *Arn.*".

Bryonia

- Ein äußerst beharrliches Mittel; entwickelt sich langsam.
- Zerreißende, klopfende, ruckende Kopfschmerzen.
- Übelkeit und Ekel; weißliche Zunge.
- Bitterer Geschmack. Durst auf kaltes Wasser; trinkt in großen Zügen *(Phos.)*.
- Zunächst Trägheit, dann vollständige Abstumpfung.
- Wenn der Patient geweckt wird, ist er verwirrt, sieht Phantasiegebilde.
- *Glaubt, er sei nicht zu Hause und will nach Hause gebracht werden.*
- Irrationale Reden: *brabbelt von seinem Geschäft.* < nach 15 Uhr.
- Das Delirium beginnt in der Regel gegen 21 Uhr.
- Will völlig ruhig liegen. Schmerzen in den Extremitäten beim Bewegen.
- Trockene Zunge.
- Leicht ärgerlich.
- Der Patient fällt in Ohnmacht, wenn er versucht, sich aufzusetzen.

Carbo vegetabilis

- „Ein letzter Rettungsring bei hoffnungslosen typhoiden Zuständen – im letzten Stadium des Kollaps; wenn Kälte vorhanden ist, kalte Schweiße, starke Entkräftung; Dyspnoe. Will, daß ihm Luft zugefächelt wird. Kalte Zunge."
- „Hoffnungslose Fälle. Das Blut stagniert in den Kapillaren."
- Blaufärbung, Kälte, subkutane Blutungen.
- Kann kaum atmen, Verlangen nach Luft. Der Patient verlangt, daß ihm *Luft zugefächelt wird.*
- Blutungen, dunkel, zersetzt, nicht geronnen *(Crot-h.)*.
- Unbeschreibliche Blässe des Gesichts und des Körpers.

Crotalus horridus

- Typhus mit Zersetzung des Blutes und *Hämorrhagien* – überall, aus jeder Körperöffnung.
- Intestinale Blutungen; dunkles, flüssiges, nicht geronnenes Blut.
- Die Zunge ist feurig-rot, glatt, wie poliert *(Pyrog.)*, stark geschwollen.
- *Gelbfärbung der Haut* ist eine Indikation für *Crot-h.*
- „*Lach.* ist kalt und feucht; *Crot-h.* ist kalt und trocken."
- Sehr schnelles Einsetzen der Symptomatik *(Bapt., Hyos.)*.
- Rasch fortschreitende Bewußtlosigkeit. Berauschte Erscheinung *(Bapt.)*.
- Wenn der Typhus eine faulige Verlaufsform annimmt. "Krankheiten der scheußlichsten Art, Zustände von Zersetzung, die sich mit ungewöhnlicher Geschwindigkeit entwickeln."

Hyoscyamus

- Fieberhafte Zustände nehmen rasch eine typhöse Verlaufsform an *(Bapt., Crot-h.)*.
- Getrübtes Sensorium.
- Starrende Augen; Flockenlesen. Zupft an der Bettwäsche.
- Schmutzig belegte Zähne.
- Die Zunge ist trocken, schwerfällig. Der Mund ist so trokken, daß die Zunge darin rasselt.
- Unwillkürlicher Stuhl und Urin *(Phos., Arn.)*.
- Sehnenhüpfen.
- Brabbelt vor sich hin oder sagt stundenlang kein Wort.
- Sehr mißtrauisch; lehnt es, ab die Medizin zu nehmen; glaubt, man wolle ihn vergiften *(Rhus-t., Lach.)*.
- Eifersüchtig *(Lach.)*. Abwechselnd sanftmütig und schüchtern, dann wieder gewalttätig. Kratzt und versucht zu verletzen.
- Entblößt sich *(Phos.)*. Hat das Verlangen, nackt zu sein.
- Spricht mit imaginären Personen; mit toten Personen.
- Wahnideen; Halluzinationen; spricht im Delirium, gefolgt von Benommenheit.
- Kann im Anfangsstadium noch erweckt werden; später tritt völlige Bewußtlosigkeit ein.

Lachesis

- Geschwätzigkeit; sehr geschwätzig im Delirium.
- Das Gesicht ist aufgedunsen, violett, marmoriert.
- Starkes Rumpeln im aufgetriebenen Abdomen.
- Kann den Druck der Kleidung nicht ertragen; darf das Abdomen oder den Hals nicht berühren.
- Schwellung der Zunge *(Crot-h.)*; Schwierigkeiten, sie hervorzustrecken.
- Mißtrauisch. „Man versucht, sie zu vergiften!" *(Rhus-t.)*
- < nach dem Schlaf; schläft in die < hinein.
- Kalt, feucht. *(Crot-h. ist kalt und trocken.)*
- Der Stuhl enthält dunkles Blut.

Acidum muriaticum

- „Ebenfalls eines unser besten Mittel bei typhoiden Zuständen."
- Die Zunge ist trocken, ledrig, geschrumpft *(Hyos., Ars.)*.
- Zuerst erfolgt die *muskuläre Entkräftung*, der Patient bewahrt lange geistige Klarheit (Gegenteil von *Ph-ac.*).
- Der Unterkiefer hängt herab. Der Patient kann sich aufgrund seiner enormen Schwäche nicht im Bett aufrechthalten *(Ph-ac.)*.
- Kann nicht urinieren, ohne daß gleichzeitig Darmtätigkeit einsetzt.
- „Dieses Mittel ist *Carb-v.* ähnlicher als irgend ein anderes Mittel."

Acidum phosphoricum

- „Eines unserer besten Mittel für typhoide Zustände."
- Gleich zu Anfang einsetzende Einschränkung der vitalen, sinnlichen und geistigen Lebensfunktionen.
- Langsam zunehmende Entkräftung.
- Fortgeschrittene Stadien typhoider Zustände.
- Der Patient befindet in einem stuporösen Zustand, nimmt nichts von dem wahr, was um ihn herum geschieht. Wenn er aber erweckt wird, ist er völlig bei Bewußtsein.
- Glasiges Starren, als ob er nur langsam begreifen würde.
- Entkräftung. Tympanitisches Abdomen.
- Trockene, braune Zunge. Dunkle Lippen. Zahnbelag.

- Blutungen: aus der Nase, aus den Lungen, aus den Eingeweiden *(Crot-h.)*.
- Der Unterkiefer hängt herab: „als ob er vor Erschöpfung sterben müßte."

Phosphorus

- Aufgetriebenes, wundes, sehr berührungsempfindliches Abdomen *(Lach.)*.
- < beim Liegen auf der *linken* Seite; > auf der rechten Seite.
- Übelriechende, blutige, unwillkürliche Stühle. *Der Anus scheint offenzustehen (Apis.)*.
- Brennen im Magen; brennender Durst auf kaltes Wasser. Verlangen nach Eiscreme.
- Furcht vor dem Alleinsein; in der Dunkelheit; vor Donner.
- Besonders nützlich bei typhösen Pneumonien.
- Mißtrauisch *(Lach.)*.

Pyrogenium

- (*Burnetts* berühmtes Mittel für typhoide Zustände.)
- Gefühl, das Bett sei zu hart *(Bapt.)*.
- Starke Ruhelosigkeit, muß sich ständig bewegen *(Rhus-t.)*, um das Wundheitsgefühl der Körperteile zu erleichtern *(Arn.)*.
- Die Zunge ist sauber, glatt, feurig-rot; oder trocken und rissig.
- Entsetzlich übelriechende Diarrhoe *(Bapt.)*.
- Hat das Gefühl, doppelt zu sein *(Bapt.)*.
- Schneller Puls; oder Puls, der im Mißverhältnis zur Körpertemperatur steht.

Rhus toxicodendron

- „Fieberhafte Zustände nehmen einen typhösen Verlauf; rotes Dreieck auf der Zungenspitze und Ruhelosigkeit."
- *Kann in keiner Position ruhen (Pyrog.)*.
- Langsame und beschwerliche Geistestätigkeit. Gibt möglicherweise korrekte Antworten. Spricht zu sich selbst.
- Lehnt Nahrung und Medizin ab. Fürchtet, vergiftet zu werden *(Hyos., Lach.)*.
- Träumt von großen Anstrengungen.

Taraxacum

- Ruhelosigkeit der Extremitäten mit reißenden Schmerzen.
- „Wie *Rhus-t.*, doch mit der charakteristischen *Landkartenzunge*."

Terebinthina

- Die Zunge ist hellrot, glatt, glänzend *(Pyrog.)*.
- Extreme tympanitische Auftreibung *(Phos., Ph-ac.)*.
- Dicker, spärlicher Urin; mit Blut vermischt, oder wolkig, trüb, eiweißhaltig.
- Diarrhoe vermischt mit Blut.
- Zahlreiche, frische Ecchymosen *(Arn.)*.

Ausgeprägte psychische Zustände

(Siehe auch unter Ängste etc.)

Sulfur

- *Der zerlumpte Philosoph.* Unordentlich; voller Theorien *(Cann-i.).*
- „Gleichgültigkeit gegenüber seiner unsauberen äußeren Erscheinung. Nach einer Gabe *Sulf.* zieht er jedoch wieder ein sauberes Hemd an."
- Ist aber überempfindlich gegen üble Gerüche.
- Grübelt über religiöse oder philosophische Betrachtungen. Sorge um sein Seelenheil. Gleichgültigkeit gegenüber allem andern. Gibt belanglose Antworten.
- Närrisches Glücksgefühl und Stolz; glaubt, er besäße wunderschöne Dinge; hält sogar seine Lumpen für wunderschön. Fantastische Illusionen. Er ist zu faul, um sich aufzuraffen; zu unglücklich, um zu leben.
- Hat das Verlangen, Dinge zu berühren. Kinder verabscheuen es, gewaschen zu werden.

China

- Zusammenbruch durch erschöpfende *Flüssigkeitsverluste.*
- Hat kein Verlangen mehr, zu leben; ihm fehlt jedoch der Mut zum Suizid *(Nux-v., Rhus-t.).*
- Apathisch, gleichgültig, schweigsam.
- Ausgesprochene Empfindlichkeit; Geräusche oder Aufregung sind unerträglich. Extreme Reizbarkeit der Nerven.

Nux moschata

- *Benommenheit und Schläfrigkeit*; Stupor und Unempfindlichkeit; Unüberwindliche Müdigkeit.
- *Abwesenheit des Geistes.* Kann nicht denken. Starke Gleichgültigkeit gegenüber allen Dingen.
- Der Patient scheint benebelt. Automatismen.
- Völliger Verlust des Gedächtnisses.
- Übt ihre Tätigkeiten aus, als sei sie in einem Traum.

Ein Arzt verfiel nach schlimmen Grippeanfällen in einen Zustand von

Gleichgültigkeit und Ungereimtheit. Er trug seine Briefe ungeöffnet mit sich herum. Schließlich beendete *Nux-m.* diesen Zustand.
Eine Patientin stand an der Schwelle des Todes, nachdem sie eine Hirnthrombose erlitten hatte. Sie war derart benommen und komatös, daß es fast nicht möglich war, sie dazu zu bringen, etwas zu schlucken. Sie konnte nicht erweckt werden. Eine Gabe *Nux-m.* ließ sie rasch wieder aufleben, brachte ihre Lebensgeister zurück und sie kam wieder zu guter Gesundheit (im Alter von 80 Jahren). *Nux-m.* ist ein außergewöhnliches, mächtiges und raschwirkendes Mittel bei solchen Zuständen.

Silicea

- Geistige Schwäche, Verlegenheit, Furcht, Nachgiebigkeit.
- Haßt Streitigkeiten und Auseinandersetzungen.
- Starke Angst, in der Öffentlichkeit in Erscheinung zu treten *(Lyc., Arg-n., Gels.)*. Erschöpfung durch anhaltende Anstrengung oder geistige Arbeit. „Würde alles für ein ruhiges Leben geben."
- *Starke Versagensängste:* Angst, daß er bei seiner geistigen Tätigkeit versagen könnte – bewältigt diese jedoch zufriedenstellend *(Lyc.)*.
- Reizbar; zurückhaltend; möchte sich vor allem drücken. Sanft, gutmütig, weinerlich. „*Puls.* – nur noch ausgeprägter."
- Starke Furcht, irgend etwas zu unternehmen. Das chronische *Puls. (Kali-s.)*

Lycopodium

- Müder Geist; vergeßlich; besorgte Geschäftsleute, wenn sie schwierige Zeiten zu bewältigen hatten; kann nicht denken.
- Abneigung gegen Arbeit; neue Dinge zu unternehmen.
- Befürchtungen vor einem Ereignis; daß er etwas vergessen könnte; daß er Fehler begehen könnte; – bewältigt jedoch alles einwandfrei (z.B. eine öffentliche Rede).
- Kein Selbstvertrauen *(Sil.)*. Gewissensbisse.
- Mißtrauisch; argwöhnisch; kritiksüchtig.
- Furcht vor Männern (*Nat-c., Plat., Puls.* etc.).
- Abneigung gegen Gesellschaft; fürchtet sich jedoch vor dem Alleinsein.
- Will allein sein, möchte aber, daß jemand in seiner Nähe ist. Abneigung zu sprechen.

- Weint bei der kleinsten Freude; weint, wenn ihm gedankt wird.
- < nachmittags, besonders zwischen 16 und 20 Uhr. Keinerlei < morgens, außer, daß er sich „schlecht fühlt, wenn er aufwacht".

Alumina

- Stumpfheit des Geistes. Schweres Begriffsvermögen.
- Gedächtnisschwäche.
- Unlust zu jeder Beschäftigung.
- Kann nicht zusammenhängend denken.
- Die Zeit vergeht zu langsam.
- (Hartnäckige Obstipation; Untätigkeit der Därme.)

Causticum

- Wie betäubt im Kopf und ängstlich.
- Unlust, hinfällig und matt.
- Kummer; Sorgen.
- (*Lähmung* einzelner Körperpartien. Urin geht unbemerkt ab – beim Husten, Lachen etc.)
- Gedächtnisschwäche; umnebelter Geist.
- Furcht im Dunkeln; beim Alleinsein.
- Furcht vor Hunden.

Cereus bonplandii

- *Clarke*: „Apathisch (in der Kirche), kann sich nur schwer konzentrieren, obwohl er sich seht bemüht.
- Weiß nichts mit sich anzufangen.
- Verlangen, sich mit Arbeit zu beschäftigen; sich mit etwas Nützlichem zu beschäftigen.
- Betet; oder Neigung zum Beten (*Aur; Stram., Verat. etc.*).
- Religiöse Wahnideen.
- Reizbar; Neigung, zu fluchen und zu schwören."

Manganum

- „Angst und Furcht, große Besorgtheit.
- Etwas Schreckliches könnte geschehen.
- Kann nicht denken. Geschäftliche Schwierigkeiten, da er sich nicht konzentrieren kann.
- Am seltsamsten ist, wodurch er Erleichterung findet: *Er legt sich hin, und alles Leiden geht vorbei.*
- Er ist aufgeregt, müde und angsterfüllt; dann legt er sich hin und alles ist vorbei. Er sagt: Warum bin ich nur nicht eher darauf gekommen?" *(Kent).*

Acidum phosphoricum

- Geistige *Schwäche*. Der Geist ist müde *(Lyc.).*
- Durch anhaltende geschäftliche Sorgen; bei überanstrengten Schulkindern.
- Antwortet nur langsam oder gar nicht, sieht den Fragenden an. „Sprechen Sie nicht, lassen Sie mich alleine, ich bin müde."
- *Geistige Erschöpfung*; starke Teilnahmslosigkeit.

Ambra grisea

- Verlust des Begriffsvermögens *(Aeth.)*: Liest einen Satz wieder und wieder, versteht ihn dennoch nicht.
- Stellt eine Frage nach der anderen, ohne die Antwort abzuwarten.
- Die Anwesenheit anderer Personen, auch der Kranken schwester, ist unerträglich, während er Stuhl oder Wasser lassen muß *(Nat-m.).*
- *Die Anwesenheit anderer Personen* < die Symptome.
- Der Geist dreht sich um unerfreuliche Dinge; sieht Fratzen, Teufelsgesichter.
- Niedergeschlagenheit.

Baryta carbonica

- Geistige und körperliche Zwergenhaftigkeit.
- Kann gewöhnlichen Gedankengänge nicht begreifen.
- Große Abneigung vor Fremden. Schüchtern.
- Kann nicht lernen, da er nichts behalten kann.
- *Verzögerte Entwicklung.*

Cocainum

- Schüchtern, furchtsam.
- Mangel an Willenskraft: Unentschlossenheit und Niedergeschlagenheit.
- Angst, beim Gehen zu fallen (*Gels.* etc.).
- *Empfindung von kleinen Fremdkörpern oder Würmern unter der Haut.*
  Von der Heilung verschiedener Zustände – z.B. Rheumatismus – wird berichtet, wenn dieses Symptom vorhanden war.

Acidum picrinicum

- Große Teilnahmslosigkeit; Mangel an Willenskraft.
- Gehirnermüdung: *geistige Erschöpfung nach der geringsten geistigen Anstrengung (Ph-ac.).*
- Abneigung gegen geistige und körperliche Arbeit.
- Brennen entlang der Wirbelsäule durch die geringste geistige Anstrengung (vergl. *Phos., Zinc.*).
- Nützlich bei Neurasthenie; perniziöser Anämie.
- *Burnett* verifizierte ein charakteristisches Symptom: Empfindung von Kälte der männlichen Genitalien.

Aethusa

- Die „Narrenpetersilie", *Clarke's* großes Mittel für Prüfungsangst *(Arg-n.).* Er nennt die Symptome: Unfähigkeit zu denken oder die Aufmerksamkeit auf etwas zu richten.
- Verlust des Begriffsvermögens *(Ambr.)*, als ob sich ein Hindernis zwischen den Sinnen und den äußeren Objekten befindet.
- Im Delirium sieht er Katzen und Hunde; versucht, aus dem Bett zu springen, aus dem Fenster *(Bell.).*

Natrium carbonicum

- Nervöse Erschöpfung: körperliche Erschöpfung; Schwäche von Geist und Körper.
- Vergißt, was er liest. „Die Erinnerung reicht nicht einmal vom Anfang bis zum Ende eines Satzes."
- Buchhalter verlieren die Fähigkeit, Zahlen zu addieren.
- Verwirrung des Geistes; Gerhirnermüdung.

- < durch *Sonne*; Beschwerden nach Sonnenstich.

Phosphorus

- Sehr empfindlich gegenüber äußeren Eindrücken *(Nux-v.)*.
- > nach Schlaf *(Sep.)*; nach langem Schlaf. > wenn man die Körperoberfläche reibt.
- Mitgefühl (*Puls.* hat ein Verlangen nach Mitgefühl).
- Ausgeprägtes Vorstellungsvermögen, bis hin zur Hellsichtigkeit (*Acon.*?) und Verzückung.
- Gefühl, aus mehreren Teilen zu bestehen, bekommt sie nicht wieder richtig zusammen (vergl. *Bapt.*, *Raph.*, *Pyrog.*).
- Furcht: im Dunkeln; beim Alleinsein; vor Gewitter; daß sich etwas Schlimmes ereignen wird; vor dem Tod.
- Fremde Gesicher sehen ihn aus der Ecke an.
- Teilnahmslosigkeit gegen geliebte Personen, Freunde *(Sep.)*.
- Zieht sich aus und zeigt sich nackt *(Hyos., Stram.)*.
- Anfälle von Raserei und äußerster Heftigkeit.

Tuberculinum

- *Kent* nennt viele geistige Symptome, die er beobachtet und geheilt hat (mit einer eigenen Präparation).
- Hoffnungslosigkeit bei vielen Beschwerden.
- Angst abends *(Puls.)*, bis Mitternacht.
- Angst und Schwatzhaftigkeit *(Lach.)* während Fieber.
- Personen, die gesundheitlich allmählich immer weiter absinken, man findet nicht das richtige Arzneimittel.
- Ständiges Verlangen, umzuziehen, zu reisen, irgendwohin zu gehen, etwas anderes zu tun, einen neuen Behandler zu finden.
- „Das kosmopolitische Verlangen zu *reisen* ist ein deutlicher Zug der Patienten, die *Tub.* benötigen."
- Personen am Rande des Wahnsinns.
- Intellektuelle Symptome wechseln mit Lungensymptomen.
- Verlangen nach Luft. Erstickungsgefühl im warmen Raum *(Puls.)*.
- „Wenn der Patient jedesmal ein neues Mittel zu brauchen scheint."
- Besonders nützlich bei Patienten mit Tbc in der Vorgeschichte.

- [*Furcht vor Katzen, Hunden.*]

Ailanthus

- Seit der Vergiftung (mit *Ail.*) sind alle Ereignisse seines bisherigen Lebens vergessen, oder er erinnert sich daran, als habe er davon gelesen oder als seien sie anderen Personen zugestoßen.

Glonoinum

- Kann sich nicht erinnern, auf welcher Straßenseite ihr Haus steht. Wohlbekannte Straßen erscheinen fremd.
- Verlust des Orientierungssinnes: Verliert sich in Straßen, die er vor Jahren bereits durchlaufen hat. In bezug auf anderes ist alles in Ordnung.
- Abgeneigt zu sprechen, antwortet kaum.
- Erkennt niemanden: Weist den Ehemann und die Kinder zurück; tobt, schreit, möchte aus dem Haus stürzen, aus dem Fenster springen.
- Für die Beschwerden durch Aufregung, Schreck, Angst, Verletzungen *(Acon.)* und deren spätere Folgen.

Camphora bromata

- Hat das Gefühl, in die eine Richtung zu fahren, obwohl er sich tatsächlich in die andere Richtung bewegt.
- Empfindung, in die falsche Richtung zu gehen, obwohl die Hausnummern zeigen, daß die Richtung stimmt.

Kalium bromatum

- Gedächtnisverlust; man muß ihm das Wort vorsagen, bevor er es aussprechen kann *(Plb.).*
- Dumpf, träge; verlangsamte Wahrnehmung; antwortet langsam.
- Wahnideen: von der Polizei verfolgt zu werden; vergiftet zu werden *(Rhus-t., Lach., Glon.)*; ist für die göttliche Rache erkoren; ihr Kind sei tot.
- Die Hände sind ständig beschäftigt; läuft stöhnend durch den Raum; voller Furcht; fürchterliche Wahnvorstellungen.
- „Das Leben ist durch Familienmitglieder bedroht."
- Furcht, allein zu sein; nachts; glaubt, ein großes Verbrechen

oder eine große Grausamkeit zu tun oder getan zu haben.
- Religiöse Wahnideen; Gefühl moralischer Minderwertigkeit.
- Teilnahmslos; fast Abscheu vor dem Leben.
- Schreckliches Erwachen bei Kindern *(Calc.)*: Kann die Verwandten nicht erkennen oder durch sie beruhigt werden. Dem kann Schielen folgen.

Eupatorium purpureium

- Betäubt, dumm.
- Verschiedenartige Wahnvorstellungen.
- *Heimweh, obwohl zu Hause (Bry.).*

Conium

- Ein *allmählich* zunehmender Zustand von Geistesschwäche.
- Unfähig, irgendeine geistige Anstrengung durchzuführen oder die Aufmerksamkeit auf etwas zu richten.
- Delirium, nicht beständig, ohne Fieber.
- Formen von Geisteskrankheiten, die sich langsam und passiv zeigen.
- Großes Unglücklichsein kehrt alle vierzehn Tage wieder.
- Verträgt das leichteste alkoholische Getränk nicht.
- Charakteristik: Schweiß während des Schlafs.

Plumbum

- Langsames Wahrnehmungsvermögen. Gedächtnisverlust, während des Sprechens; nicht in der Lage, das passende Wort zu finden *(Kali-br.)*.
- Apathie; geistige Betäubung bis hin zum Koma.
- Extravagante Sprache. Sucht etwas im Flur.
- Menschen scheinen so klein wie Puppen zu sein (vergl. *Plat.*), und die gegenüberliegende Wand im Zimmer scheint um 10 m nach unten gesunken zu sein.
- Optische Halluzinationen, sieht Schlösser, Paläste.
- Teufel verfolgen ihn und trachten nach seinem Leben.
- Beschimpft die Ärzte, versucht die Schwestern zu schlagen und zu treten (vergl. *Bell.*).
- Wartet, bevor er antwortet; antwortet vernünftig, dann wie-

der ein Gemisch von vernünftigen Aussagen und Unsinn; bricht in Gelächter aus.
- Heftiges Delirium folgt epileptischen Krämpfen.
- Im Delirium war sein Leben in Gefahr – durch Meuchelmord oder Vergiftung; hielt jeden um ihn für einen Mörder (vergl. *Ars.*).
- Äußerst gesteigerte Muskelkraft.

Zincum

- Schwächung. Geist langsam, schwach und müde.
- Wiederholt alle Fragen, bevor er antwortet.
  Wartet einen Moment, ausdrucksloser Blick; dann erhellt sich das Gesicht und er antwortet.
- *Quält jeden mit seinen Beschwerden.*
- Keine unzulängliche Entwicklung des Geistes, sondern Schwächung des Geistes aufgrund von Krankheit.
- Hirnbeschwerden, Meningitis spinalis etc.
- „Wenn die Reflexe erloschen sind, kommt *Zinc.* an die Reihe."
  (Bei Lähmung durch Hirnthrombose hat man gesehen, wie sich die Reflexe durch *Zinc.* wieder einstellten und die Genesung schnell voranschritt.)

Pulsatilla

- Mild, sanft, tränenreich, aber dennoch bemerkenswert reizbar.
- Bricht in Tränen aus, wenn sie angesprochen wird oder ihre Symptome nennt *(Sep.)*.
- *Wechselhaft*, geistig und körperlich.
- Freude an nichts; aufgebracht wegen „nichts".
- Kann eine Abneigung gegen Heiraten haben; meint, die Anwesenheit des anderen Geschlechts sei gefährlich. Verabscheut Frauen *(Raph.)*.
- Weinerlich, launisch, langsam, phlegmatisch.
- < im warmen Zimmer; > an der kühlen, frischen Luft; durch langsames Gehen im Freien.

Raphanus

- Abneigung gegen alle Frauen: Überdruß, Abscheu und

Zorn, wenn sich Frauen nähern *(Puls., Lach.)*.
- Abneigung gegen Kinder, besonders gegen kleine Mädchen.
- Fühlt sich ohne Unterschied zu allen Männern hingezogen.
- Moralempfinden vollkommen erloschen *(Absin.)*.
- Äußerste Angst und Furcht vor dem Tod.

Cimicifuga

- Denkt, sie wird verrückt. Furcht vor dem Tod.
- Hat das Gefühl, eine *dunkle Wolke* würde sich über sie senken.
- Verwirrt, alles erscheint dunkel, mit einem Gewicht auf dem Kopf.
- *Schwatzhaftigkeit*, wechselt von Thema zu Thema *(Lach.)*.
- Bekümmert, besorgt: Seufzen *(Ign.)* – am nächsten Tag wieder Freude.
- Der Geist ist aufgrund enttäuschter Liebe gestört (*Nat-m.*, *Ign.* etc.). Geschäftliche Fehlschläge.

Ignatia

- „Das Seufzermittel“. Ein Arzneimittel für stillen Kummer. Schluchzen: äußerst eingenommen von dem Kummer.
- Unfähig, die Gefühle und die Erregung zu kontrollieren.
- Auswirkungen lang anhaltenden *Kummers*; schlechter Nachrichten.
- Unglückliche Liebe; unerwiderte Zuneigung *(Nat-m.)*.
- Das Arzneimittel der Stimmungen, der *wechselhaften Stimmungen*.
- Ist über ihren Ausbruch erfreut und macht eine Szene.
- Man kann sich nicht darauf verlassen, daß sie vernünftig reagieren wird: Was man auch sagt, es wird verdreht.
- Macht unerwartete und unberechenbare Dinge.
- Denkt, sie habe eine Pflicht versäumt.
- Das Arzneimittel der *Widersprüche*, des Unnormalen, des Unerwarteten.
- Erträgt keinen Widerspruch oder Kritik.
- Überempfindlich gegen Schmerz *(Cham., Acon.)*.

Anmerkung: *Ign.* verträgt keinen Kummer, keine Sorgen; *Staph.* keinen Ärger, keinen Verdruß.

Natrium muriaticum

- Weint leicht, traurig ohne Ursache.
- Trost < den Zustand, macht sie zornig.
- Das Arzneimittel der unerwiderten Zuneigung und Gefühle (*Cimic.; Nat-m.* ist das chronische *Ign.*).

Psorinum

- Traurig, hoffnungslos, alles ist dunkel.
- Meint, sein Geschäft wird ein Fehlschlag, er muß ins Armenhaus.
- Meint, den Tag der Gnade (Erlösung) verspielt zu haben *(Stram., Lach.).*
- Keine Freude; Verzweiflung um die Genesung.

Sepia

- Neigung zum Selbstmord, aus Verzweiflung um seine schlechte Existenzlage. Der Verzweiflung ergeben.
- Abneigung gegen den Besitz und die Familie; große Teilnahmslosigkeit gegen die, die man normalerweise am meisten liebt *(Phos.).*
- Traurig wegen der Gesundheit und wegen häuslicher Angelegenheiten; unzufrieden mit allem.
- Kein Verlangen zu arbeiten; unaufmerksam, geistesabwesend, träge.
- Grundloses Weinen (*Nat-m., Apis, Puls., Sulf.* etc.). Jähzornig, reizbar.
- „*Sep.* scheint die Fähigkeit, natürliche Liebe zu empfinden, zu beseitigen" (kann diese also auch wieder herstellen).
- Fehlen jeglicher Freude; die Dinge erscheinen fremd; keinen Sinn für die erfreulichen Dinge des Lebens.
- Das Gesicht birgt keine scharfen, geistigen Züge.
- Symptomenkomplex: „Nagender Hunger, Gefühl von Herabdrängen, Verstopfung und Teilnahmslosigkeit."

Natrium sulfuricum

- Niedergeschlagen; weinerlich; *Musik macht sie traurig.*

- Morgens reizbar; haßt es, zu sprechen oder angesprochen zu werden.
- *Lebensüberdruß*: muß sich selbst unter Kontrolle halten, um sich nicht zu erschießen.
- *Nach Kopfverletzungen.*
- Chronische Lungenbeschwerden mit grünen Absonderungen.
- Überempfindlich gegen Wärme und *feuchte* Kälte.

Anmerkung: *Aur.* möchte sich umbringen. *Nat-s.* möchte es eigentlich nicht. Bei *Nat-s.* sind die Lungen der Sitz von Beschwerden, bei *Aur.* ist es das Herz.

Acidum nitricum

- Lebensüberdruß mit Furcht vor dem Tod.
- Ängstlich – *wegen seiner Krankheit*; denkt an seine früheren Beschwerden; Geist schwach und abschweifend.
- Nervös, reizbar; unzufrieden mit sich selbst.
  Anfälle von Zorn, Verzweiflung; Fluchen, Verwünschungen.
- Der typische *Nit-ac.*-Patient hat ein Verlangen nach Fett und Salz.

Aurum

- Das größte unter den Suizid-Mitteln und ein Arzneimittel mit tiefster *Depression.*
- Trübsinn; meint, er sei nicht für diese Welt geeignet. Von intensiver Freude erfüllt, wenn er an den Tod denkt, so daß er sich wünscht zu sterben.
- Sinnt über den Tod nach, über Selbstmord, möchte diese Welt verlassen, sich selbst zerstören.
- Hat keine Liebe für das Leben, von dem er denkt, es sei wertlos.
- Verdrießlich, abgeneigt zu reden, eigensinnig.
- Sitzt abseits, in tiefster Melancholie. Der geringste Widerspruch erregt Zorn, und er vergißt sich; streitet.
- Unzufrieden mit den Lebensumständen, mit sich selbst; hoffnungslos: „Die anderen meinen, er sei nicht gut."
  Große Angst wird in der Präkordialgegend empfunden.

- Voller Haß und Streitsucht. Ängstliches Herzklopfen mit dem Verlangen, Selbstmord zu begehen.
- „Ein Grund für den Zustand von *Aur.* – für den Wahnsinn, den Kummer und die Hoffnungslosigkeit – ist häufig die Syphilis, ein anderer ist der *Verlust von Eigentum.*" *(Kent).*
- „Der Mangel an Gold hat viele zum Selbstmord getrieben, potenziertes Gold hat viele wieder mit Hoffnung und Leben erfüllt."

Drosera

- Niedergeschlagen wegen der Bosheit anderer, entmutigt und um die Zukunft besorgt.
- Fühlt sich äußerst unbehaglich und traurig. Glaubt, er würde von boshaften, mißgünstigen Personen hintergangen.
- Ängstlich, als ob seine Freunde ihm keine Ruhe lassen wollten. Geneigt, ins Wasser zu springen, um sich das Leben zu nehmen; keine Neigung zu anderen Arten der Selbsttötung.
- Nimmt Beleidigungen sehr übel. Kleinigkeiten regen ihn dermaßen auf, daß er ganz außer sich ist vor Zorn.
- Ruhelosigkeit: Kann nicht lange bei einer Sache bleiben, muß sich laufend irgendwelchen anderen Dingen widmen.
- Heilreaktion: glücklich, beständig. Fürchtet nichts Böses mehr, da er im Bewußtsein ist, anständig gehandelt zu haben.
- Besonders hilfreich, wenn eine Tbc-Vorgeschichte vorhanden ist. *Dros.* bricht zusammen und ist daher empfänglicher für Tbc.

Lyssinum

- Etwas Schreckliches wird ihm zustoßen.
- Geneigt, das Kind, das er trägt, durch das Fenster zu werfen und dergleichen anderes.
- Verrückte Gedanken: Ein Glas Wasser in das Gesicht einer anderen Person zu schütten; ihn mit dem Messer zu stechen, das er gerade in der Hand hält.
- Gesteigerte geistige Fähigkeiten im Zustand der Erregung – erstaunlich schnelle Wahrnehmung, erstaunliche Steige-

rung des Begriffsvermögens und große Schnelligkeit im Antworten.

- Oder sehr begrenzte Vorstellungen: ständig mit der gleichen Sache beschäftigt; drückt den gleichen Gedanken immer auf die gleiche Art und Weise aus.
- Schützt sich tatkräftig gegen eingebildete Angriffe.
- Sieht Gegenstände, Tiere und Menschen, die nicht vorhanden sind.
- Furcht, verrückt zu werden.
- Kann nicht schlafen: unbeschreibliche Angst treibt ihn aus dem Bett. Kann nur sitzen oder gehen – und beten.
- (*Hering* nennt Fälle von Verletzungen durch Hundebisse mit Symptomen von Hydrophobie, die durch *Lyss.* 200 schnell geheilt wurden.)
- Wenn er Wasser sieht oder fließen hört, wird er reizbar, nervös, bekommt Stuhldrang, unwillkürlichen Harnabgang und andere Beschwerden.
- Ist unaufhörlich umhergetrieben, ohne ein bestimmtes Ziel zu haben.
- Empfindet genau den rheumatischen Schmerz, an dem sein Bruder leidet.
- Ein merkwürdiges Symptom: befindet sich Kupfergeschirr im Zimmer, so ist er ruhelos und voller Schmerz.
- Bemerkenswert gesteigerte Wahrnehmung: kann den Stunden- und Minutenzeiger der Uhr sehen, obwohl er sie gegen das Epigastrium hält.
- Sieht Hände auf dem Zifferblatt der Turmuhr.
- Kann verstehen, was im Raum nebenan gesprochen wird, und kann sagen, wieviel Kupfergeschirr sich im Raum darunter befindet.
- Ein Stück Stoff, in Zuckerwasser getaucht und an die Magengrube gehalten, erzeugt einen süßen Geschmack im Mund.
- Der Anblick von Wasser, eines Spiegels oder weißer Gegenstände erneuert die Schmerzen, das Leiden oder die Konvulsionen.
- Ein Luftstrom, helles Licht, der Anblick glänzender Gegenstände, leichte Berührung, sogar ein in der Nähe geführtes Gespräch können ihn in heftige Erregung versetzen und

Konvulsionen auslösen.

Medorrhinum

- Die Zeit vergeht zu langsam.
- „Weit weg"-Empfindung: als ob Dinge, die heute geschehen sind, sich vor einer Woche ereignet haben (vergl. *Cann-i.*).
- Ist in großer Eile (vergl. *Lit-t., Arg-n.*). Wenn sie Dinge tut, ist sie in solcher Eile, daß sie ganz erschöpft wird.
- Ahnt Dinge voraus: fühlt Dinge, noch bevor sie sich ereignen, und es stimmt grundsätzlich.
- Hat das Gefühl, sie würde etwas Falsches sagen.
- Meint, es sei jemand hinter ihr, hört ein Flüstern *(Rhodium)*. Sieht Gesichter, hinter dem Bett und den Möbeln, die sie ansehen. In einer Nacht sah sie große Menschen im Zimmer; große Ratten rennen. Spürte eine zarte Hand, die ihr von vorne nach hinten über den Kopf strich.
- Empfindung, als sei das Leben unwirklich wie ein Traum.
- Selbstmordneigung. Wildes, verzweifeltes Gefühl, wie bei beginnendem Wahnsinn. Trübsinn, durch einen Strom von Tränen erleichtert.
- Furcht vor der Dunkelheit.
- Hat eine unverzeihliche Sünde begangen und wird in der Hölle landen (*Psor., Lil-t., Kali-p., Rob., Kali-br., Chel.* etc.).
- Sehr ungeduldig. Sehr egoistisch *(Puls., Sulf.)*.
- Starke Selbstbezogenheit und Selbstmitleid.
- < von Sonnenaufgang bis Sonnenuntergang (von Sonnenuntergang bis Sonnenaufgang: *Syph.*)

Rhodium

- Hört abends ständiges Flüstern *(Med.)*, wie durch menschliche Stimmen, was ihn veranlaßt, nachzusehen, ob jemand in der Nähe ist.

Indigo

- Empfindungstäuschungen: es scheint ihr die ganze Zeit, als habe sie einen großen, ausgeprägten Kropf. Sie mußte ständig nach unten sehen und fühlen, ob dem so ist (vergl. *Zinc., Sabad.*).

Anmerkung: Solche Empfindungen haben uns zu wertvollen Arzneimitteln geführt, wie etwa *Sil.* und *Arn.; Ind.* sollte als Arzneimittel bei Kropf in Betracht gezogen werden. *Ind.* hat auch das Gefühl von „Druck im Augapfel".

Sabadilla

- Bildet sich merkwürdige Dinge ein: daß sein Körper eingefallen sei wie der eines Toten; sein Magen sei zerfressen; sein Hoden geschwollen etc. Weiß, daß alles nur Einbildung ist, fährt aber dennoch damit fort (vergl. *Ind.*).

Secale

- Schreckliche Angst: Angst und Furcht vor dem Tod.
- Delirium, das an Manie grenzt. Raserei mit dem Versuch, ins Wasser zu springen (*Dros.* etc.).
- Hat den Eindruck, daß *zwei* kranke Personen im Bett liegen würden *(Bapt., Pyrog., Petr.)*, die eine würde sich wieder erholen, die andere nicht.
- Das Zimmer vermittelt den Eindruck von Wasser, das aufgewühlt ist, so wie die schäumende See.
- „Braucht etwas, das ihr hilft, sonst wird sie sterben."
- Oder alle Sinne betäubt.

Crotalus cascavella

- Abgetretener Geist; hört nichts. Sieht den Geist des Todes als ein riesiges schwarzes Skelett.
- Hört eine seltsame Stimme, links und hinter sich; folgt ihr; wirft sich gegen die geschlossene Tür und kratzt mit ihren Fingernägeln daran.
- Versucht, sich aus dem Fenster zu stürzen.
- Glaubt, ihre Augen würden herausfallen. Hört Stöhnen. Gedanken an den Tod. Hellsichtig (*Acon.* etc.).

Anacardium

- Gedächtnisverlust.
- Alles erscheint seltsam, nichts ist real *(Med.)*. Die Dinge erscheinen unwirklich, wie im Traum.
- Denkt, er sei *doppelt (Bapt., Petr., Pyrog.)*.
- Fixe Ideen: Geist und Körper seien getrennt; von der Erlösung der Seele und dem Satan; ein Fremder sei an seiner

Seite; seltsame Gestalten begleiten ihn, einer an seiner Linken und einer an seiner Rechten.
- Hat einen Teufel im Ohr, der ihm Gottelästerungen einflüstert.
- Ein Dämon sitzt ihm auf dem Nacken und erzählt ihm abstoßende Dinge.
- Ein Teufel flüstert ihm ins eine Ohr einen Mord ein, ein Engel flüstert ihm mildtätige Handlungen ins andere Ohr.
- *Widerspruch zwischen Verstand und Willen.*
- Ihr Ehemann sei nicht ihr Ehemann, ihr Kind nicht ihr Kind. Tätschelt sie erst, und stößt sie dann weg.
- Neigung zu Grausamkeiten; Hang zur Boshaftigkeit.
- Unwiderstehliches Verlangen, zu fluchen und zu schwören *(Stram.).*
- *Pflockgefühl; Reifengefühl.*

Eine Geistesstörung bei einem Patienten wurde mit *Anac.* geheilt: Verlangen zu schwören, in Verbindung mit dem Pflock- und Bandgefühl.

Osmium

- Gedanken an Unfälle, die sich ereignet haben, wachsen in ihm an, bis er denkt, er müsse anderen den gleichen Schaden zufügen.

Aconitum

- Schreckliche Angst, *qualvolle Angst* - vor dem Tode.
- Rasend vor Schmerz *(Cham.).*
- Herzklopfen mit großer Angst.
- Untröstliche Angst und mitleiderregendes Heulen.
- Klagt und schimpft über Kleinigkeiten.
- Die Schmerzen sind unerträglich, machen ihn verrückt *(Cham.).*
- Ruhelos, qualvolle, innerliche Angst. Macht Dinge in großer Eile. Muß sich oft bewegen.
- Schreit bei der leichtsten Berührung auf; schreit vor Schmerz *(Coloc., Mag-p.).* Erträgt kein Licht.
- Das leiseste Geräusch ist unerträglich; Musik ist unerträglich, geht durch alle Glieder.
- Ausgeprägte Neigung, sich zu erschrecken. Äußerst ärger-

lich.
- Hellsichtig. Sagt den Tag seines Todes voraus. Verabschiedet sich von seinen Freunden.
- Furcht, daß ihm ein Unglück zustoßen wird.
- Auswirkungen von zurückliegendem Schreck, Angst, (besonders Gelbsucht. Doch Gelbsucht durch einen Zornesausbruch: *Cham.*).
- Beschwerden durch Schock; Schreck; kalte, trockene Winde; Operation.

Arsenicum album

- *Ausgeprägte Angst, Ruhelosigkeit, Erschöpfung,* mit Brennen.
- Angst und Furcht; Impulse; Suizidneigung; kindische Einfälle: bei Manie
- Lebensüberdruß; Abscheu vor dem Leben; möchte sterben.
- Ein Arzneimittel mit Suizidneigung (*Aur.*, doch hat *Aur.* nicht die Ruhelosigkeit von *Ars.*).
- Gedanken an den Tod; er sei unheilbar.
- Furcht: beim Alleinsein; ihm würden Dinge zustoßen *(Arn.)*, wenn er alleine ist.
- Furcht vor dem Tod, wenn er alleine ist oder wenn er zu Bett geht.
- Die Leiden sind < von 13 – 14 Uhr und von 1 – 2 Uhr; nach Mitternacht; ab Mitternacht.
  Trübsinn: Furcht vor dem Tod beim Alleinsein. Möchte sterben und wünscht sich, daß jemand mit ihm geht.
- Verzweiflung um die Genesung, nach Mitternacht.
- Angst, wie bei jemandem, der einen Mord begangen hat *(Rob., Chel., Thuj.)*. Man ist schon unterwegs, um ihn einzusperren.
- Furcht, daß etwas Schreckliches geschehen wird.
- Friert sehr. Das charakteristische Bild des *Ars.*-Patienten: „Der Gentleman mit dem goldenen Knauf am Spazierstock."
- Wählerisch, übergenau; hat an allem etwas auszusetzen; heftig.

Rhus toxicodendron

- Große *Ruhelosigkeit*: Angst, Besorgnis *(Acon.)*.

- Starke Angst in der Nacht *(Acon., Ars.).*
- *Furcht vor Vergiftung (Lach., Hyos., Bell., Kali-br., Phos.).*
- Verzagt. Geistige Erschöpfung
- Abscheu vor dem Leben mit Suizidgedanken.
- Möchte sterben, hat aber nicht den Mut dazu *(Nux-v., Chin.).*
- Möchte sich ertränken, fürchtet den Tod jedoch.

Hyoscyamus

- *Mißtrauisch* (*Lach., Phos.* etc.). Sagt, die Medizin sei vergiftet (vergl. *Lach., Rhus-t., Bell., Kali-br.*).
- Hirnprozesse nicht entzündlicher Art.
- Springt aus dem Bett, versucht zu entfliehen *(Bell.).*
  "Steht im Delirium in der Mitte zwischen *Bell.* und *Stram.* Es fehlt das Fieber und die Kongestion von *Bell.* und die Heftigkeit und Raserei von *Stram.*"
- Von diesen drei Arzneimitteln hat *Bell.* das stärkste Fieber, *Hyos.* das schwächste.
  Stram. ist das heftigste der drei Mittel, *Hyos.* das am wenigsten heftige.
- Alle drei haben Furcht vor Wasser *(Lyss.).*
- *Möchte sich entkleiden, sich nackt zeigen (Phos.).*
- Unwillkürlicher Stuhlabgang durch Erregung: *Eifersucht.*

Belladonna

- Bemerkenswerte *Schnelligkeit* von Empfindungen, Bewegungen.
- Erregung; Delirium; Raserei; Spucken.
- Möchte beißen, verletzen, schlagen, entfliehen *(Crot-h.).*
- „Die geistige Symptomatik ist immer von aktiver Natur, nie passiv."
- „Delirium, > durch Essen von etwas leichter Nahrung."
- Hitze, Röte, Brennen, mit Fieber und Delirium.
- Sieht Geister, versteckte Gesichter, schwarze Tiere *(Aeth.)*; sieht Dinge brennen *(Calc., Hep., Puls.).*
- Zuckt und schreit im Schlaf auf.

Stramonium

- Junge Menschen, hysterisch, beten (vergl. *Opunt.*) und

singen.
- *Furcht allein im Dunkeln; oder kann kein Licht ertragen.*
- „*Stram.* ist einzigartig, was die Wirkung bei heftigsten geistigen Symptomen betrifft."
- Tobt, zerreißt die Kleidung, flucht, lautes heftiges Reden, zeigt sich nackt *(Hyos., Phos., Sec., Tarant., Verat., Phyt.)*.
- Weint den ganzen Tag und die ganze Nacht.
- Heftiges Lachen.
- Hat die Vorstellung, Hunde würden ihn angreifen (*Bell.* etc.).
- Sieht Tiere, Gespenster, Engel, Teufel. Hat sich versündigt und den Tag der Gnade verspielt *(Psor.)*.
- Mahnt die Menschen zur Buße, betet.

Camphora

- Aufregung; fühlt sich unbeschreiblich unglücklich, elend.
- Furcht vor Spiegeln, davor, sich in ihnen zu sehen. Diese Angst war in der Nacht so stark, daß er aufgestanden wäre und sie zerbrochen hätte, wenn nicht die Angst, allein in der Dunkelheit zu sein, noch schlimmer gewesen wäre.
- Weinen: „Ich werde nicht ohnmächtig! Wenn ich es doch werde, überstehe ich den Anfall nicht."
- „Ich bin tot. Nein, ich bin nicht tot! Aber eigentlich müßte ich tot sein."
- „Die äußere Welt existierte nicht länger für mich. Meine Gedanken waren nicht mehr vorhanden. Ich setzte mich im Bett auf, doch alles um mich herum war verschwunden. Ich war allein im riesigen Universum, der letzte aller Dinge. Meine Vorstellungen von der Welt, von Gott und von Religion schienen nur in meiner Vorstellung existiert zu haben... Kein Empfinden mehr in meiner Seele, dafür Hoffnungslosigkeit, endlose Verdammung... ich glaubte, der Geist des Bösen zu sein, in einer von Gott verlassenen Welt. Gott, seine Schöpfung, hat aufgehört zu existieren. Niemand kann sich ausmalen, wie ich als immerwährendes Böses, in der unendlichen Weite des Universums ohne Hoffnung und Vertrauen weilte, und wie mein Herz für immer durch diese unvorstellbaren Qualen zerbrach."
- „Entsetzen. Meine Hand nahm keine Widerstände mehr

wahr, und mein Körper war unempfindlich und trocken wie Marmor. Bei diesem stetig wachsenden Schrecken versuchte ich, Empfindungen zurückzurufen, sogar Schmerz, und riß an der Haut von Gesicht und Händen ... Seit dieser Zeit suchen mich diese Schreckensanfälle nachts heim, wenn ich alleine bin – wie zu diesen qualvollen Gedanken gezwungen.
(Vor Jahren kam eine Patientin mit genau solchen schrecklichen nächtlichen Erfahrungen zu mir. Sie hatte ständig *Campher* eingenommen, was ein Arzt ihr für ihre „Anfälle" geraten hatte. Das Absetzen des Mittels und *Phos.* als Antidot stellten sie wieder her.)

Elaps

- Unwiderstehliches Verlangen, mit höchstmöglicher Stimme zu schreien *(Calc., Lil-t., Sep.)*.
- Verlangen, allein zu sein.
- Angst vor dem Alleinsein.
- *Schreckliche Angst vor Regen.*

Veratum album

- Heftigkeit und zerstörerische Gewalt. Möchte Dinge zerstören, zerreißen *(Cupr.)*. Reißt sich die Kleider vom Leib.
- *Religiöser Wahnsinn.* Predigt, betet *(Stram., Opunt.)*. Verzweiflung um das Seelenheil (*Ars., Arn., Lach., Lil-t.* etc.), um die Genesung. Versucht, Selbstmord zu begehen.
- *Kalter Schweiß auf der Stirn* mit qualvoller Angst vor dem Tod.
- Flucht, stöhnt, heult, küßt.
- Ist still oder redet über die Fehler anderer. Tadelt *(Nux-v.)* und ruft Namen.
- Schmerzanfälle treiben ihn zum Wahnsinn (*Acon., Cham.* etc.).
- *Kopf kalt, Stirn naß und kalt.*

Opuntia

- Verlangen zu beten; dann, nach ein oder zwei Minuten, hat er das Verlangen, zu gehen und die Wohnung in Ordnung zu bringen; und schon bald geht er nach unten und erledigt

etwas. Dann kommt er wieder hoch, um zu beten.
- Unwillkürlich einsetzende, gotteslästernde Stimmung (vergl. *Stram.*).
- Reizbar; Zorn gegen die Angehörigen.
- Flucht wegen mißglückter Pläne. Kann keine Verletzungen überwinden, die Freunde ihm zugefügt haben *(Staph., Ip.)*.

Cuprum

- „*Geistige und körperliche Erschöpfung* durch Überanstregung des Geistes oder durch Schlafmangel.“ *(Farrington)*.
- Das große Arzneimittel bei *Spasmen*; beginnen in den Fingern und Zehen und breiten sich aus.
- Ein Arzneimittel der Heftigkeit (in vielerlei Hinsicht wie *Bell.*).
- Manie und Beißen, Schlagen; zerreißt Dinge.
- Närrische Gebärden von Nachahmung und des Mienenspiels.
- Voller verrückter, boshafter Kniffe *(Tarant.)*.
- Sinnestäuschungen.
- Erkennt seine eigene Familie nicht wieder. Die Anfälle enden in Schweiß.
- Brüllt wie ein Kalb während des Deliriums. Schrille Schreie.
- Die Zunge schnellt mit großer Geschwindigkeit vor und zurück, wie bei einer Schlange.

Viscum album

- Zusammenhangloses Sprechen und gespenstische Halluzinationen.
- Neigung zur Gewalttätigkeit.
- Hat das Gefühl, er wird etwas Schreckliches unternehmen.
- Bleibt wach und denkt schreckliche Dinge.
- Stupor; durch Geräusche. Beantwortet Fragen und fällt dann in den vorherigen Zustand zurück *(Bapt.)*.

Bryonia

- Angst vor der Zukunft; schwatzt von seinen Geschäften.
- Denkt im Delirium, *er sei weg von zu Hause (Op.)*, und möchte heimgehen *(Eup-pur.)*.
- Reizbar: möchte alleingelassen werden.

- „Kommen Sie einem *Bry.*-Patienten nicht in die Quere, es verschlimmert seinen Zustand."

Kalium carbonicum

- Kann es nicht ertragen, angefaßt zu werden *(Ant-t., Ant-c.)*. Fährt bei der noch so leichtesten Berührung auf, besonders der Füße.
- Starke Abneigung gegen das Alleinsein.

Antimonium crudum

- Ernsthaft. Kein Verlangen, weiterzuleben.
- Übererregbar, gefühlsstark; hysterische Verzückung.
- *"Sentimentale Stimmungen bei Mondschein."*
- Verlangen, in Versen zu reden, oder wiederholt Verse.
- Gereizt; *das Kind erträgt es nicht, angefaßt (Kali-c.) oder angeblickt zu werden (Ant-t.).*
- Wird bei jeder kleinen Aufmerksamkeit zornig.
- Eine *äußerst weiße Zunge* ist ein Charakteristikum von *Ant-c.*.

Kalium phoshoricum

- Lebensmüde, doch Furcht vor dem Tod.
- Trübsinn. Sagt, sie sei ewig und unwiederbringlich verdammt (*Med., Lil-t., Verat.* etc.). Weint, ringt die Hände.
- Schüchternheit; starkes Erröten.
- Krankhafte Tätigkeit des Gedächtnisses: wird von Bildern aus der Vergangenheit verfolgt; Sehnsucht danach.
- Delirium tremens. Angst bei Trinkern.

Mercurius

- Hastigkeit. Eile, Ruhelosigkeit; ängstlich, impulsiv.
- Sagt, sein Geist würde an kalten, wolkigen, freuchten Tagen nicht arbeiten: er ist dann langsam, träge und vergeßlich.
- Der *Merc.*-Patient hat *Impulse*, die er versucht, unter Kontrolle zu halten.
- Plötzlicher Zorn mit dem Impuls, gewalttätig zu werden *(Nux-v., Hep.)*.
- Impuls zu töten oder Selbstmord zu begehen.
- „Etwas Schlimmes steht bevor", < nachts, mit Schweiß.

- All das mit dem Zittern von *Merc.*, der Schwäche, dem Schweiß, dem Geruch; der < in der Nacht und durch Wärme und Kälte.

Nux vomica

- Schreckliche Überempfindlichkeit *(Hep.)*: gegen Geräusche, Licht, Berührung, Gerüche, Zugluft, gegen Widerspruch.
- Mangel an innerem Gleichgewicht. Unkontrollierbare Reizbarkeit.
- Heftige Ausdrücke; verträgt keinen Widerspruch; daß sich ihm etwas entgegenstellt. Stößt es weg, zerreißt Dinge.
- Nimmt alles übel, flucht, tadelt *(Verat.*, vergl. *Kali-j.)*.
- Besorgte, eifrig bestrebte, feurige Gemütsart; oder boshaft, gemein, jähzornig.
- Empfindet alles zu stark.
- Durch Impulse getrieben, Handlungen zu begehen, die an Wahnsinn grenzen – etwa andere zu vernichten *(Hep.)*.
- Selbstmordneigung, doch fehlt der Mut dazu *(Chin., Rhus-t.)*.
- Verlangen oder plötzliche Impulse zu töten *(Hep., Aloe)*.
- Personen, die Wein und Kaffee zugeneigt sind, mit sitzender Lebensweise, viel geistiger Anstrengung.

Hepar sulfuris

- Der leichteste Anlaß führt zu heftiger Wut; könnte jemanden ohne zu zögern umbringen.
- Sehr übellaunig, Kleinigkeiten ärgern ihn sehr.
- Schreckliche Angst (abends). Denkt, er sei ruiniert; so traurig, daß er sich umbringen könnte.
- Überempfindlich gegen Eindrücke, die Umgebung, gegen Schmerz *(Nux-v., Acon., Cham.)*.
- Was für andere ein Schmerz oder eine unangenehme Empfindung ist, stellt für den *Hep.*-Patienten äußerstes Leiden dar *(Cham.)*.
- Extrem reizbar: alles was stört, macht ihn wild und impulsiv, läßt ihn fluchen.
- Plötzliche Impulse *(Tarant.)*, seine besten Freunde zu töten; zu stechen; das Kind ins Feuer zu werfen *(Nux-v.)*; sich selbst ins Feuer zu schmeißen; gewalttätige und zerstö-

rerische Dinge zu tun *(Aloe)*.
- *Manie, Dinge anzuzünden.*
- *Überempfindlich*, geistig und körperlich *(Nux-v.)*.

Tarantula

- Geistige Chorea. Nervöse Erregung.
- *Ruhelosigkeit*, kann in keiner Lage ruhig bleiben, < durch Gehen (Gegenteil von *Rhus-t.*).
- Sehr empfindlich gegen Musik *(Nux-v.)*, > *durch Musik.*
- Verliert die Kontrolle, plötzliche heftige Handlungen.
- Plötzliche heftige Impulse, Schaden anzurichten *(Hep.)*.
- Plötzliche, verschlagene, zerstörerische Absichten. Wird dann völlig egoistisch und selbstbezogen.
- Stellt sich krank, um Menschen um sich zu haben.

Chamomilla

- Rasende Gereiztheit.
- „*Kann es nicht aushalten*", was immer es auch sein mag.
- Überempfindlich gegen jeden Eindruck, gegen Schmerz.
- „Äußerste Empfindlichkeit der Nerven, so extrem, daß dem nur wenige andere Arzneimittel gleichkommen, *Coff.*, *Nux-v.* und *Op.*" *(Kent)*.
- Die Schmerzen machen ihn rasend *(Acon.)*.
- Unfähig, seinen Zorn unter Kontrolle zu halten. Unhöflich, ärgerlich.
- Möchte jede Minute etwas anderes und schleudert es dann von sich *(Staph., Cina)*. Kann nicht ruhig bleiben.
- Zornig vor Schmerz. Tadelt *(Nux-v.)*.
- Beschwerden, die nach *Zorn* entstehen *(Coloc.)*: Uterusblutungen, Gelbsucht, Konvulsionen.
- Fieber um 9 Uhr vormittags. Viele Beschwerden sind < um 9 Uhr.
- Eine Wange rot und heiß.
- Erbrechen nach Morphium; unkontrollierbarer Brechreiz: „*Cham.* wird das sofort abstellen." (Nach Chloroform: *Phos.*)
- Die Schmerzen sind so heftig, besonders nachts, daß er nicht ruhigbleiben kann: Kinder müssen umhergetragen werden, Erwachsene stehen auf und gehen umher.

- Taubheitsgefühl bei den Schmerzen *(Plat.)*.
- Ein Arzneimittel für die Zahnung der Kleinkinder; für Rheumatismus und tatsächlich auch für alle möglichen anderen Zustände *mit dieser geistigen Symptomatik.*

Cina

- Das Kind erwacht erschreckt, springt auf, sieht irgendwelche Dinge, weint, zittert, spricht darüber. Mitleiderregendes Weinen.
- Sehr wie *Cham.*: das Kind muß ständig gewiegt, geschaukelt, getragen werden. Oder darf nicht angefaßt werden, und man darf sich ihm nicht nähern. Verlangt nach vielen Dingen, die es dann ablehnt. Schleudert Dinge von sich, weint wegen nichts. (*Cham., Staph.)*
- Äußerst übellaunig, weint und schlägt drauflos.
- Kann nicht beruhigt werden – gut Zureden und Liebhaben nützt nichts.
- Die Beschwerden verursachen ein anhaltendes Verlangen, an der Nase zu reiben, zu zupfen oder in der Nase zu bohren *(Ail.)*. Kinder mit erweiterten Pupillen, nächtlichem Aufschrecken und *Würmern.*

Antimonium tartaricum

- Möchte allein gelassen werden *(Bry.)*.
- Das Kind erlaubt es nicht, berührt zu werden (*Ant-c.*: angesehen oder berührt zu werden).
- Mürrisch und streitsüchtig.

Magnesium phosphoricum

- Klagt die ganze Zeit über ihren Schmerz; schreit auf (bei Bauchschmerzen).
- Redet ständig mit sich selbst; oder sitzt in düsterer Stille. Trägt Dinge von Ort zu Ort und wieder zurück (vergl. *Opunt.*).
- Schmerzen: bohrend, schießend. Der Anfall ist *unerträglich, treiben den Patienten zum Wahnsinn* (*Acon.* etc.).

Colocynthis

- Schmerzen durch eine sehr bestimmte Ursache: *Zorn mit*

Entrüstung (Cham.).
- Dem Zorn folgt heftige Neuralgie des Kopfes, der Augen, das Rückgrat herunter, der Därme.
- Schreit vor Schmerzen *(Mag-p.).*
- Die Freunde reizen ihn, möchte allein sein.
- Er tut was er kann, um diesen schrecklichen Schmerz zu ertragen ... oft die Folge von Zorn mit Entrüstung." *(Kent).* (Vergl. *Staph., Cham.*)
- > durch Druck und Wärme. < wenn er sich still verhält. Bei Bauchbeschwerden > durch Zusammenkrümmen und festen Druck.

Staphisagria

- *Unterdrückter Zorn, unterdrückte Entrüstung.* Kontrolliert sich und leidet dann deswegen (*Ip.* etc.).
- Große Entrüstung über Dinge, die andere oder er selbst getan haben *(Opunt.).*
- Beschwerden durch Entrüstung oder Ärgernis.
- Beschwerden durch Stolz, Neid, Verdruß.
- Wenn *Staph.* sich kontrollieren muß, geht alles hinüber: er verliert seine Stimme, den Schlaf, die Fähigkeit zu arbeiten.
- Brütet über alte Verletzungen oder Geringschätzung.
- Der Geist und das gesamte Nervensystem sind in Aufruhr.
- Das Kind ist übelgelaunt: verlangt nach Dingen, die es dann fortschleudert *(Cham., Cina).*
- Beschwerden durch Verdruß, Entrüstung, Streit.

Ipecacuanha

- Mürrisch, reizbar, ungeduldig, verächtlich.
- Verachtet alles. Ist verächtlich und meint, daß andere nichts würdigen oder wertschätzen würden.
- Beschwerden durch Ärgernis *Cham.)* oder Verdruß *(Staph., Opunt.).*
- Das größte Charakteristikum von *Ip.* ist die *Übelkeit, die sich durch Erbrechen nicht* >.
- Übelkeit und Erbrechen bei *reiner* Zunge.

Aloe

- Leicht gereizt, zornig, rachsüchtig. Erträgt keinen Wider-

spruch: möchte vor Zorn Dinge zerstören *(Hep., Nux-v.)*.
- > durch Tee oder milde Stimulanzien.
- Der Schwerpunkt des Arzneimittels liegt beim Rektum. Ein merkwürdiges Symptom: müht sich erfolglos zum Stuhlgang ab, aber hinterher schlüpft unbemerkt großer Stuhl aus.

Kalium jodatum

- Ein hohes Maß an Reizbarkeit, Grausamkeit und Grobheit. Grob zu seiner Familie und den Kindern; schmähend *(Nux-v.)*.
- Nervös: > an der frischen Luft *(Puls.)*, durch Gehen *(Ferr., Puls.)*. *Kann lange Strecken gehen, ohne müde zu werden. Zurück im Haus ist er dann aber schwach, müde, erschöpft.*
- *Nervöse geistige Erschöpfung, die durch Ruhen aufkommt* (vergl. *Jod., Puls.*).

Absinthium

- Brutalität, geistige Stumpfheit.
- Große Angst, entsetzliche Halluzinationen.
- Stumpfsinn mit gefährlicher Gewalttätigkeit.
- Geht gequält umher und sieht alle Arten von Dämonen (vergl. *Anac., Bell.* etc.).

Phytolacca

- Starker Verlust des Feingefühls: die gesamte Umgebung wird absolut nicht beachtet. Keine Neigung, sich der Situation bzw. den Umständen anzupassen (vergl. *Hyos., Phos., Stram.*).
- Empfindung gänzlicher Teilnahmslosigkeit dem Leben gegenüber.
- Unwiderstehliches Verlangen, die Zähne zusammenzubeißen.

Bufo

- Gefühl von Berauschtsein; ist gerne berauscht.
- Anfälle von Raserei; stellt sich ein, sobald er jemanden sieht.
- Herausfordernd, doppelzüngig, boshaft *(Tarant.)*; beißt *(Bell., Stram.)*.

- Geschwächter Intellekt; Apathie, Stumpfsinn.
- Artikuliert schlecht ; wird zornig, wenn er nicht verstanden wird.
- Abneigung gegen Fremde; Verlangen allein zu sein, hat dennoch Furcht, allein zu sein – fühlt sich tödlichst im Stich gelassen.
- Sittliche Verderbtheit *(Sel.)*. „Sexuelle Epilepsie."

Baryta muriatica

- Bei jeder Form von Manie, bei der das *sexuelle Verlangen gesteigert ist.*
- Idiotie.

Robinia

- Geistige Verfremdung und Verrücktheit: heftige Bewegungen oder Lachen, Possen; springt und tanzt *(Croc.)*.
- Steht immer unter dem Eindruck, er sei in Ungnade gefallen; er habe ein Verbrechen begangen (*Ars., Thuj.* etc.).
- Angst vor allem, das düster und schwarz ist.
- Schwelgerische, erotische oder religiöse Manie.
- Liebe und erregte Leidenschaft führen zu den heftigsten Ausschreitungen, bis hin zum Mord.
- Neigung zur Unzüchtigkeit, zum Prassen und Schlemmen und zu allen Arten von Orgien.

Cantharis

- Starke Sinnlichkeit; verliebter Wahnsinn.
- *Reizung*: geistig und körperlich.
- Zorn: Anfälle von Raserei.
- Anhaltendes, vollständiges, fast wahnsinniges Delirium.
- Das charakteristische Symptom, das uns bei fast jeder Krankheit zur Anwendung von *Canth.* führt: *Heftige, brennende, schneidende Schmerzen, vor, während und nach dem Urinieren. Heftige Schmerzen in der Blase; unerträglicher Tenesmus.*

Agaricus

- Eines der Arzneimittel für Delirium tremens.
- Anhaltendes Toben: versucht, aus dem Bett zu ent-

kommen.
- Singt, redet, antwortet aber nicht auf Fragen.
- Außergewöhnliche Vorstellungen und Wahnideen, z.B. „von einem Pilz den Befehl erhalten zu haben, sich umzubringen".
- Verzückung; reimt Verse *(Ant-c.)*; macht Prophezeiungen.

Oenanthe crocata

- Störungen des Intellekts; wahnsinnig und wütend.
- Äußerste Ruhelosigkeit; bevorstehende Manie.
- Wütendes Delirium; Halluzinationen.
- Delirium, wie Delirium tremens. Bewegt sich unentwegt von Ort zu Ort; redet ohne aufzuhören, ohne zu wissen, was er sagt.
- Greift nach imaginären Gegenständen.
- Epileptische Geisteskrankheit: plötzliche, heftige Anfälle.

Cicuta

- Macht unbedachte und absurde Dinge.
- Erschreckt, mißtrauisch, stöhnt, heult; *ist heftig bei all seinen Handlungen.*
- Das seltsame Verlangen, Kohle etc. zu essen (*Alum.* etc.).
- Spasmen und Konvulsionen *von größter Heftigkeit.*
- Kopf zurückgezogen.

Lilium tigrinum

- Verrücktes Gefühl im Kopf: als ob sie verrückt werden würde.
- Eilig: ziellose, hastige Bewegungen *(Arg-n.).*
- Möchte gehen. Muß geschäftig sein, um die sexuelle Erregung zu unterdrücken.
- Qualen wegen des Seelenheils, der Erlösung (vergl. *Med., Lach., Stram., Psor.*).
- Meint, irgendwelche Pflichten erfüllen zu müssen, und kann es nicht.
- Niedergeschlagen: Weint, ist teilnahmslos (*Sep., Phos. etc.).*
- Die Beckensymptome sind wie bei *Sep.* Doch ist *Sep.* kalt und teilnahmslos, während *Lil-t.* Wärme nicht mag, hastig und voller Qual ist.

Argentum nitricum

- Das größte Arzneimitel bei *Erwartungsspannung.*
- Wenn er fertig ist, um in die Kirche, die Oper, zum Interview zu gehen, setzt Diarrhoe ein (*Gels., Phos.* etc.). *Diarrhoe durch Erwartungsspannung*: Prüfungsangst.
- Eilig, ängstlich, reizbar, nervös.
- Muß schneller gehen, noch schneller, muß eilen *(Lil-t.).*
- Störungen des Gedächtnisses.
- Ist irrational, macht seltsame Dinge, hat fixe Ideen: Furcht, an einer bestimmten Häuserecke vorbeizugehen; Furcht auf Brücken, an hochgelegenen Orten. Er könnte den Impuls bekommen, hinunterspringen zu wollen; in den Fluß zu springen.
- Der Anblick hoher Gebäude macht ihn schwindelig und läßt ihn taumeln; die Häuser könnten sich ihm nähern und ihn erdrücken.
- Verlangen nach Zucker und Süßigkeiten, was ihm nicht bekommt. Verlangen nach Salz.
- „Ein Narr jenseits der Vernunft dieser Welt."

Borax

- Große Angst vor *abwärtsgerichteten Bewegungen (Gels., Cupr.).*
- Angst, die Treppe hinunterzugehen. Kann nicht schaukeln, reiten, in einem Schaukelstuhl sitzen, so stark ist die Angst vor Abwärtsbewegungen.
- Das Kind erwacht, weint, greift an die Seite der Wiege.
- Leicht durch plötzliche Geräusche erschreckt.
- Nervös, empfindlich.
- Die Angst nimmt bis 23 Uhr zu.
- „Wenn er an seine Arbeit denkt, wird ihm übel. Starke Übelkeit."
- Eines der Arzneimittel für Seekrankheit: „Wenn sich das Schiff *nach unten* bewegt, kommt mir alles hoch."

Gelsemium

- Üble Folgen von großer Angst oder starkem Schreck *(Acon., Op.).*
- Lampenfieber,: Furcht, in der Öffentlichkeit zu erscheinen.

Erwartungsspannung führt zu Diarrhoe *(Arg-n.)*.
- Unwillkürliche Absonderungen durch Schreck oder Überraschung.
- Furcht zu fallen *(Bor., Cupr., Stram., Lac-c.)*.
- *Zittern*; möchte gehalten werden. Mangel an Mut. Möchte still sein, allein gelassen werden.

Arnica

- Sagt bei ernster Erkrankung, er habe nichts *(Op.)*.
- Oder Entsetzen in der Nacht *(Acon.)*.
- Schreckliche Angst vor bevorstehendem Tode, mit Herzbeschwerden in der Nacht: „Holen Sie sofort den Arzt!"
- Ruhelosigkeit, weil alles, worauf er liegt, zu hart ist. Muß sich bewegen, um Erleichterung zu finden.
- Meint, daß alles was sich auf ihn zubewegt, ihn verletzen könnte *(Ars., Stram., Valer.)*. Fürchtet Annäherung; geschlagen zu werden.
- Starkes Verlangen, zu kratzen: möchte an der Wand, am Bett, seinen Kopf kratzen.

Opium

- Sagt, sie sei nicht krank *(Arn.)*.
- Sagt, es geht ihr gut und sie ist glücklich, sie brauche nichts, hat keine Beschwerden - obwohl sie tatsächlich schwer krank ist.

Gesprächig: die geistige Aktivität ist gesteigert *(Coff.)*.
- Geräusche stören sie sehr; Licht; schwächste Gerüche.
- Empfindung, nicht zu Hause zu sein *(Bry., Eup-pur.)*.
- Die meisten der Beschwerden sind völlig *schmerzlos*.
- Möchte einen kühlen Raum; stößt das Bettzeug weg.
- Dumpfheit, Unempfindlichkeit, bis hin zu tiefem Koma.
- Erwacht mit sehr angstvollem Blick aus dem Stupor.
- *Beschwerden durch Angst*, wenn die Angst bestehenbleibt.
- Sieht schreckliche Bilder: schwarze Gestalten, Gespenster, Teufel etc. (vergl. *Bell.*).
- Beschwerden durch Freude *(Coff.)*, Zorn *(Cham.)*, Scham *(Staph.)*, plötzlichen Schreck *(Acon.)*.

Hura brasiliensis

- Empfindung von Schwimmen.
- Bildet sich ein, eine tote Person zu sehen und schreit.
- Empfindung, auf die Erde zu fallen; als würde er einen Meter über der Erde hängen.
- Bildet sich ein, allein auf der Welt zu sein.
- Ungeduldig, da ihre Gedanken zu langsam fließen.
- Traurigkeit, Verzweiflung; fühlt sich verlassen.

Baptisia

- Bildet sich im Delirium ein, er sei in Stücke zerbrochen und über das Bett zerstreut. Bekommt die Teile nicht wieder zusammen *(Petr., Pyrog., Phos.).*
- Kann nicht schlafen, da sie sich nicht wieder zusammensetzen kann. Dachte, sie sei drei Personen, die sie nicht zudekken konnte (vergl. *Anac., Valer., Sec., Petr., Pyrog.*).
- Stupor: fällt in Schlaf während mit ihm gesprochen wird.
- Abgeneigt zu denken oder keine Kraft dazu.

Petroleum

- Weiß nicht, wo sie sich in der Straße befindet.
- Denkt, eine andere Person liegt neben ihm; oder daß ein Glied doppelt sei (vergl. *Bapt.* etc.).
- Denkt, daß ein weiteres Baby im Bett liegt und ihrer Aufmerksamkeit bedarf.
- Daß sie ein drittes Bein hat, das nicht stillbleiben will.

Pyrogenium

- Geschwätzig: denkt und spricht schneller als je zuvor.
- Sieht einen Mann am Fußende des Bettes.
- Hat das Gefühl, das ganze Bett einzunehmen. Weiß, daß der Kopf auf dem Kissen liegt, aber nicht, wo ihr Körper sich befindet (vergl. *Bapt.* etc.).
- Ist eine Person, wenn sie auf der Seite liegt und eine andere, wenn sie sich umdreht.
- Halluzinationen von Wohlstand, während des Fiebers.

Valeriana

- Nervöse Erregung: kann nicht stillbleiben.

- Gefühl, in der Luft zu schwimmen; die Beine schwimmen in der Luft *(Stict., Phos-ac.)*.
- Hysterie. Halluzinationen, besonders nachts; sieht Gestalten, Tiere, Menschen etc.
- Vorstellungen: ein anderer zu sein. Bewegt sich zum Bettrand, um Platz zu schaffen (vergl. *Sec., Bapt., Petr., Pyrog.*). Glaubt, Tiere lägen in ihrer Nähe, so daß sie fürchtet, verletzt zu werden.
- „Rasende Manie; zerreißt Sachen, flucht *(Stram.)*.
- < abends; wenn sie still ist; schlaflos in der frühen Nacht; alles wie bei *Puls.*, doch die Gemütsart unterscheidet die beiden Arzneimittel."
- Plötzlicher Wechsel der Stimmungslage und der Symptome *(Croc., Puls.)*.

Crotalus horridus

- Geschwätzigkeit mit dem Verlangen, aus dem Bett zu fliehen (*Bell.* etc.).
- Wie betäubt, kann sich nicht ausdrücken, macht lächerliche Fehler.
- Starr, träge, unzusammenhängend, unentschlossen; bissige Gemütsverfassung.

Sticta pulmonaria

- Starkes Verlangen, über alles und jeden zu sprechen, egal, ob jemand zuhört oder nicht. Meint, ihre Zunge nicht stillhalten zu können *(Lach.)*.
- Fühlt sich leicht und luftig: als ob die Füße in der Luft schwimmen würden *(Valer., Ph-ac.)*. (Ein klassiches Arzneimittel für Kehlkopf, Brust und Rheumatismus.)

Veratrum viride

- Schwatzhaftigkeit (*Lach., Stict., Crot-h.* etc.) mit überspannten Vorstellungen (vergl. *Lach.*).
- Überspannte Ansichten, was die eigenen Ideen und Kräfte betrifft *(Plat.)*.
- Alles scheint klar zu sein: versteht ganz klar Dinge, die vorher geheimnisvoll erschienen sind.
- Möchte keine Arznei, da dadurch der frühere Zustand wie-

derhergestellt wird.
- Spricht, lacht. Schenkt dem, was man ihr sagt, keine Aufmerksamkeit. Möchte keine Fragen beantworten. Es soll niemand etwas sagen, das sie hören kann.
- Charakteristische Zunge: *weiß oder gelb mit rotem Streifen in der Mitte*, oder nichtbelegten Seiten.

Platinum

- „Repräsentiert den weiblichen, pervertierten Geist."
- Arrogant, stolz, verächtlich, überheblich. Überschätzt sich.
- *Fühlt sich groß*, andere Dinge und Menschen erscheinen ihr dagegen klein. Menschen erscheinen ihr geistig und körperlich niedriger.
- Sinnlichkeit; Wahnsinn; Hysterie.
- Chrakteristik: *Taubheitsgefühl bei den Schmerzen (Cham.).*

Atropinum

- Weitschweifige, unzusammenhängende Rede. Anfälle von idiotischem Lachen.
- Gespenstische Erscheinungen. Spricht mit eingebildeten Wesen.
- Beim Sprechen muß er mitten im Satz aufhören und nachfragen, wovon er gerade gesprochen hatte.
- Sagt, ihr Blut würde nicht zirkulieren.
  "Die Füße müssen in heißes Wasser oder sie wird sterben."

Thuja

- Viele seltsame Symptome und *fixe Ideen.*
- Denkt, sie würde verfolgt.
- Sie hält sich für so empfindlich, als sei sie aus Glas und könne zerbrechen.
- Jemand geht neben ihr an ihrer Seite.
- Körper und Geist sind getrennt.
- Sie sei schwanger.
- Etwas Lebendiges bewegt sich in ihrem Körper *(Croc.).*
- Heftige Reizbarkeit, Eifersucht, Streitsucht.
- Neigung zu betrügen.
- Läuft im Zimmer im Kreis umher *(Bell.)*; nicht in der Lage, einfache Arbeiten auszuführen.

- Geistige Symptome nach Pockenimpfung.

Lachesis

- Die Glieder werden durch die leichteste Anstrengung des Geistes oder Gemüts kalt.
- Selbstbewußt; eingebildet; neidisch; haßend.
- Rachsüchtig; grausam. Überzogene Selbstliebe.
- *Eifersüchtig; mißtrauisch.* Impulsiver Wahnsinn.
- Die Menschen reden über sie; wollen sie verletzen; sie vergiften; sie in die Anstalt bringen.
- Denkt oder träumt, sie sei tot (oder vom Tod).
- Denkt, sie sei eine andere; sie stehe unter übermenschlichem Einfluß. Geister zwingen sie, irgendwelche Dinge zu tun. Hört Stimmen, Befehle, denen sie Folge leisten muß.
- Gesteht Dinge, die sie nie getan hat.
- Religiöser Wahnsinn: sie sei voller Bosheit; hat eine unverzeihliche Sünde begangen *(Psor., Med., Arg-n.).*
- Sie wird sterben und in der Hölle landen.
- *Schwatzhaftigkeit* (*Stict.* etc.). Getrieben, ständig zu reden *(Cann-i.).*
- Springt von einer Idee zur anderen.
- *Mißtrauisch; eifersüchtig; geschwätzig.*

Ich erinnere mich an eine Frau, die rasend eifersüchtig war. Ständig beobachtete sie, ob ihr Mann nicht mit seiner Verkäuferin flirtete. Sie hatte alle möglichen Wahnvorstellungen, bis hin zur Suizidneigung. *Lach.* heilte sie in kurzer Zeit völlig. Sie gewann ihr sonniges Gemüt zurück.

Apis

- *Eifersüchtig* und mißtrauisch *(Lach., Hyos.).*
- Traurig; ständiges grundloses Weinen.
- Die geistigen und auch alle anderen Symptome sind $<$ im warmen Raum.
- Sagt den Tod voraus *(Acon.).*
- Stupor mit plötzlichen durchdringenden, schrillen Schreien.
- *Abwechselnd trocken und heiß oder schwitzend.*

Coffea

- Ungewöhnliche Aktivität von Geist und Körper.
- Alle Sinne sind gesteigert. Überempfindlichkeit.
- Erregbar und überaktiv (Gegenteil von *Nux-m.*).
- *Schlaflosigkeit aufgrund geistiger Überaktivität.*
- Voller Ideen.
- Überempfindlich gegen Geräusche. Die Gliederschmerzen < sich durch Geräusche.
- Unerträgliche Schmerzen *(Cham.).*
- Auswirkungen heftiger Gemütsregungen, besonders *durch Freude.*
- Alle Sinne sind schärfer als sonst: Sehen, Hören, Riechen, Geschmack, Tasten *(Bell., Cham., Op., Nux-v.).*
- Ein großes Schlafmittel.

Eine Patientin, die sehr krank war, trank auf Rat ihres Arztes einen Becher starken Kaffee. Daraufhin war sie in der folgenden Nacht vollkommen schlaflos – froh und glücklich, aber Stunde um Stunde hellwach. Schließlich bekam sie eine Gabe *Coff.* 200 und schlief innerhalb weniger Minuten ein.

Crocus

- Springen, tanzen, lachen pfeifen. Sehr herzlich, möchte jeden küssen.
- *Abwechselnd* äußerste, glückliche, zuvorkommende Weichheit und Raserei.
- „Hysterie; wechselnde Stimmungen.Sie liebkost und küßt und tanzt und singt, dann flucht sie, schreit und tobt. Danach wird sie wieder liebevoll, pfeift und tanzt wieder."
- Singt unwillkürlich, wenn sie nur einen Gesangston hört. Lacht über sich selbst, singt aber gleich weiter, obwohl sie damit aufhören wollte.
- Fühlt etwas Lebendiges, daß in ihr herumspringt *(Thuj.).*

Cannabis indica

- Sehr vergeßlich, kann den Satz nicht zu Ende bringen; vergißt, was er sagen wollte.
- *Die Zeit scheint ausgedehnt, Räume und Entfernungen erscheinen riesig vergrößert.*
- Gedankenandrang *(Coff.).*

- *Lacht unwillkürlich über Kleinigkeiten.*
- Ausgeprägte Schwatzhaftigkeit *(Lach., Hyos)*; *ständiges Theoretisieren Sulf.*
- Angst vor der Dunkelheit; vor bevorstehendem Tod.
- Fixe Ideen. Ständige Angst, er könnte verrückt werden.

Furcht und Angst, Träume

Aconitum

- „Die Angst steht ihm ins Gesicht geschrieben" (*Op.*, *Stram.*, *Lac-c.* etc.)
- Furcht vor dem Tod: „Es hat keinen Zweck, ich werde sterben."
- Furcht vor Gespenstern (*Arn.*, *Manc.*, *Phos.*, *Puls.* etc.); vor der Dunkelheit (*Phos.* etc.).
- Furcht vor dem Tod und große Schwatzhaftigkeit, oder große Angst im Bereich des Herzens (vergl. *Lyss.*, *Med.*, *Rhus-t.*).
- Äußerste Furchtsamkeit.
- Angst, es könne sich ein Unfall ereignen.
- Furcht, er könne wanken und fallen.
- Furcht, alleine nach draußen zu gehen, sobald es dunkel geworden ist.
- *Schreckliche Angst und starke Ruhelosigkeit.*
- Auch Beschwerden durch Angst oder zurückliegenden Schreck *(Op.)*, besonders Gelbsucht.
- Ängstliche Träume und Angst in der Brust.
- Schreckliche Träume.

Secale

- Angst; große Angst, schreckliche Angst.
- Erleidet große Qualen, wild vor Angst.
- Ständiges Stöhnen und *Furcht vor dem Tod, mit ausgeprägtem Verlangen, weiterzuleben.*

Variolinum

- Furcht vor dem Tod: wilde Erregung, will wissen, ob er sterben wird. Bevor man ihm antworten kann, fällt er in tiefen Schlaf.
- Krankhafte Angst vor Pocken.
- (Geistige und neurasthenische Zustände bei Personen, die – auch wenn vor Jahren – Pocken hatten.)

Arnica

- Hypochondrische Angst. „Kein Arzt kann helfen."
- Heftige Anfälle von Angst.

- Besorgt wegen zukünftiger Übel, die sich ereignen könnten.
- Schreckliche Angst vor bevorstehendem Tode *(Plat., Cann-i.)*.
- Träumt, sie würde mit Vorwürfen überhäuft. Kann kaum glauben, daß es nur ein Traum war.
- Angstvolle Träume von großen, schwarzen Hunden *(Bell.)*, Katzen.
- Von Menschen, denen die Haut abgezogen wird; von schrecklichen Dingen; von Blitzeinschlag; von Totengruften.
- Charakteristikum: *Arn.* fühlt sich wie wund und zerschlagen.

Raphanus

- Äußerste Angst und *Furcht vor dem Tod.*
- Glaubt, sie habe eine *unerkannte Krankheit (Lil-t.)*.
- Auftreibung, Ansammlung und Stau von Blähungen.

Hyoscyamus

- *Furcht vor dem Tod.* Möchte wegrennen *(Bell.)*.
- Furcht: allein gelassen zu werden; gebissen zu werden; vergiftet zu werden; verkauft zu werden; verraten zu werden; verletzt zu werden.
- Ausgeprägte Angst, von Tieren gefressen zu werden.
- Furcht vor Getränken, vor Wasser *(Lyss., Stram.)*.

Lachesis

- Religiöse Monomanie: fürchtet, verdammt zu werden *(Psor., Med., Arg-n.)*. Befindet sich in den Händen einer starken Macht.
- Es sind Einbrecher im Haus *(Nat-m., Ars.)*, möchte aus dem Fenster springen *(Aeth., Bell.)*.
- Wird von Feinden verfolgt: versucht, den Raum zu verlassen; als sei er durch Erscheinungen hinter sich erschreckt worden.
- Angst, zu Bett zu gehen. Furcht vor dem Tod. *Furcht, schlafen zu gehen, da er sterben könnte, bevor er wieder erwacht.*
- Furcht, vergiftet zu werden *(Rhus-t., Hyos.)*.
- Furcht vor Selbstmord *(Ars., Merc., Nat-s.)*.
- Nächtliche Anfälle von Angst; Wadenkrämpfe durch Angst.

- Beschwerden durch Schreck *(Acon.)*.
- Schlaflosigkeit durch Angst: schlummert nur kurz und hat schreckliche Träume. Fährt voller Angst und mit Erstikkungsgefühl *(Spong.)* und Herzklopfen hoch.
- Träumt und erwacht häufig; schlummert ein wenig, träumt wieder usw.

Syphilinum

- *Schreckliche Angst vor der Nacht* (vor Schlaf: *Lach.*). Die geistige und körperliche Erschöpfung beim Wachsein in der Nacht ist unerträglich, dem ist der Tod vorzuziehen.
- Angst, sich für die Nacht fertigzumachen. Elende Furcht vor dem Leiden während des Wachseins. Immer <, sobald die Nacht naht.
- > sobald der Tag anbricht, worum sie betet.

Sambucus

- Furcht vor einer unbestimmten Gefahr: daß das Pferd wegrennen könnte oder daß der Wagen zu Bruch gehen könnte.

Antemis nobilis

- Furcht, wenn er außer Haus ist. Äußerste Furcht, überfahren zu werden.

Arsenicum album

- Die fixe Idee, er und seine Familie würden den Hungertod sterben *(Sep.)*.
- Die Angst treibt ihn aus dem Bett: er versteckt sich in der Toilette; rennt nachts umher und sucht nach Einbrechern (vergl. *Lach., Nat-m., Psor.*).
- Sagt wenig, doch klagt über Angst *(Acon.)*.
- Furcht, allein gelassen zu werden.
- Furcht vor dem Tod *(Acon.)*, wenn er alleine ist oder zu Bett geht.
- Angst und Ruhelosigkeit, < nach Mitternacht.
- Übermäßige Angst treibt ihn aus dem Bett; muß aus dem Bett springen.
- Angst, wie bei jemandem, der einen Mord begangen hat,

treibt ihn von Ort zu Ort.
- *Angst mit Ruhelosigkeit*, findet nirgendwo Ruhe.
- Fürchtet, seinen Angehörigen könnte etwas zustoßen (vergl. *Sulf., Phos.*).
- Sieht alle Arten von Ungeziefer auf seinem Bett: wirft sie Händeweise fort; versucht, ihnen zu entfliehen.
- Glaubt, Einbrecher im Raum zu sehen; lauscht unter das Bett, ist in kalten Schweiß gebadet.
- Glaubt, das ganze Haus sei voller Einbrecher. Sieht Einbrecher in seinem Zimmer und versteckt sich unter dem Bett (vergl. *Nat-m.*).
- Sieht einen Mann, der sich aufgehängt hat und will ihn losschneiden.
- Hat Personen verletzt (beleidigt) und weiß nicht wie.
- Erwacht mit schrecklicher Angst, Herzklopfen, Ruhelosigkeit, Furcht vor dem Tod.
- Die größten Ängste und Qualen: sieht Tag und Nacht Gespenster (vergl. *Acon., Manc., Phos., Puls.*).
- Unbeschreibliche Angst mit Ruhelosigkeit.
- Angst, tödliche Angst.
- Hat Angst, er könne sich nicht davon abhalten, jemanden mit einem Messer zu töten *(Nux-v., Merc.)*.
- Träume: von Sorgen, Furcht, Gefahr, Feuer, Donner, schwarzem Wasser, Dunkelheit, Tod.

Cuprum

- Im Delirium Angst vor jedem, schreckt zurück, versucht zu entfliehen *(Bell.)*, abends und im Dunkeln.
- Angst, den Verstand zu verlieren.
- Furcht vor Fremden. Schreckt vor jedem, der sich ihm nähert, zurück.
- Furcht zu fallen; klammert sich an die Krankenschwester *(Gels., Bor., Coca., Lac-c.)*.

Belladonna

- Furcht vor eingebildeten Dingen, *möchte davonlaufen, entfliehen (Op., Hep., Cupr.)*.
- Furcht vor einem großen, schwarzen Hund *(Arn.)*, vor dem Galgen.

- Eine karmesinrote Schlange an seinem Fußende droht sich an seinen Nacken zu klammern *(Lac-c.)*.
- Furcht vor Gespenstern; vor Soldaten, die ihn abholen wollen.
- Furcht vor schwarzen Tieren, Ratten, Hunden, Wölfen.
- Schreckt angstvoll auf, wenn man sich ihm nähert (*Arn., Cupr., Stram., Thuj.* etc.), sogar auf der Straße.
- Große Angst, muß fliehen.
- Delirium und Manie, heftig und wütend.
- Gewalttätigkeit zieht sich durch alle geistigen *Bell.*-Symptome.
- Träumt von Mord; Straßenräubern; Gefahr durch Feuer; vom Schwimmen; daß er von Riesen verfolgt wird.
- Erwacht voller Angst und Schrecken. Etwas unter seinem Bett verursacht ein Geräusch (vergl. *Ars.*).
- Springt angstvoll aus dem Bett; *versucht wegzurennen und sich zu verstecken (Hell., Puls., Stram.).*
- Charakteristisch ist das rote, heiße Gesicht und die stark erweiterten Pupillen.

Opium

- Sieht *schreckliche Gespenster* (*Bell.* etc.); leicht erschreckt.
- Raserei; Verlangen zu entfliehen *(Bell.)*. Sagt, daß Scharen von Pferden an seinem Bett stünden; fürchtet, niedergetrampelt zu werden. Erzählt, daß die Pferde sehr vorsichtig seien, er aber von den nachfolgenden Wagen erdrückt würde.
- *Beständiger Ausdruck von Angst und Schrecken im Gesicht (Stram., Lac-c., Acon.).*
- Sieht schreckliche Dinge und hat große Angst.
- Hält sich für einen Mörder; glaubt, Verbrechen begangen zu haben; möchte wegrennen *(Bell., Rob.)*.
- Nach Schreck mit Angst *(Acon.)*.
- Nach Schreck, wenn die Angst, die durch den Schrecken erlitten wurde, fortdauert.
- Ängstlich, besorgt, Furcht vor bevorstehendem Tod (*Arn., Acon.* etc.).
- Chrakteristisch: sehr enge Pupillen.

Absinthium

- Furcht vor Meuchelmord *(Cimic., Op., Phos., Plb., Stram.).*
- Entsetzliche Halluzinationen: Personen verfolgen ihn (*Bell.* etc.); sieht Tiere, Ratten, Katzen aller Farben; groteske Tiere; wird von Soldaten verfolgt, von imaginären Feinden, nackten Frauen.

Lac caninum

- Furcht, die Treppe hinunterzufallen (vergl. *Gels.* etc.). Daß sie nicht in der Lage sein wird, ihre Pflichten zu erfüllen.
- *Furcht vor dem Tod* mit ängstlichem Gesichtsausdruck *(Acon., Stram.).*
- Erwacht leidend, muß sich aufsetzen, um sich wieder zu fassen. Furcht, sie würde verrückt werden.
- Glaubt, daß jedes Symptom eine eigenständige Krankheit sei; daß alles, was sie sagt, eine Lüge sei; daß sie von jedermann verachtet wird; daß sie völlig ohne Wichtigkeit für das Leben sei; daß sie schmutzig ist; daß sie die Nase einer anderen Person trägt; daß sie Spinnen sieht.
- Ist von unzähligen *Schlangen* umgeben. Einige bewegen sich wie ein Blitz auf der Haut auf und ab; einige – im Inneren – fühlen sich lang und dünn an. Furcht, aufzutreten, da sie auf die Schlangen treten könnte und diese sich dann um ihre Füße wickeln würden (vergl. *Arg-n., Sep.*).
- Furcht, nach hinten zu sehen, da sie dort Schlangen erblikken könnte. *Nur selten diese Beschwerden, wenn es dunkel geworden ist.*
- Beim Zubettgehen Angst, die Augen zu schließen, da eine große Schlange ihr ins Gesicht schnellen könnte *Bell.).*
- Schreckliche Visionen (nicht immer Schlangen).
- Hat das Gefühl, sie sei eine ekelhafte Ansammlung von Krankheit; kann sich keinen Teil ihres Körpers ansehen, nicht einmal die Hände, ohne daß dieses Gefühl von Abscheu und Schrecken verstärkt wird.
- Kann es nicht ertragen, wenn ein Teil des Körpers einen anderen Teil berührt; wenn ein Finger einen anderen Finger berührt. Wenn sie nicht aus ihrem Körper kann, wird sie bald verrückt werden.
- Gefühl, der Herzschlag oder die Atmung wird aussetzen;

erschrickt darüber, was Herzklopfen verursacht. Hat die Vorstellung, den Verstand zu verlieren.
- Sieht unter Stühle, Tische, das Sofa und erwartet, daß schreckliche Monster darunter hervorkriechen. hat das Gefühl, das würde sie verrückt machen. *Keine Angst bei Dunkelheit, sieht sie nur bei Tageslicht* (Gegenteil von *Syph.*).
- Hat das Gefühl, ohnmächtig zu werden. Erwacht mit dem Gefühl, das Bett sei in Bewegung *(Bell.)*.
- Träumte von einer großen Schlange in ihrem Bett *(Bell.)*.
- Träumt oft, sie würde urinieren. Erwacht und findet sich an dem Punkt, es zu tun *(Sep.)*.

Mancinella

Furcht vor Geisteskrankheit (*Lac-c.*, *Calc.* etc.).
- Furcht, verrückt zu werden; vor bösen Geistern; vom Teufel geholt zu werden.
- Träumt von Gespenstern, von Erscheinungen.
- Abneigung, zu arbeiten; schüchtern, furchtsam.
- Die Gedanken schwinden: vergißt von Minute zu Minute was sie tun wollte.

Ein Fall: Sie hat schreckliche Angst vor Geisteskrankheit. Wenn sie von einem solchen Fall hört, wird sie fast selbst verrückt. Sitzt für sich allein, vernachlässigt ihre Pflichten, sagt nichts. Verliert den Appetit, an Gewicht und Farbe. Kein Interesse an irgend etwas – ist nur ganz und gar von ihrer Furcht eingenommen.
Puls. und *Ign.* halfen nicht. Wegen der starken geistigen Symptomatik wurde dann *Manc.* gegeben, was schnell zur Heilung führte. Später, bei den ersten leichten Anzeichen für einen Rückfall – was nur zwei- oder dreimal innerhalb von zwanzig Jahren der Fall war – stellte *Manc.* sie sogleich wieder her.

Onosmodium

- Etwas Schreckliches wird geschehen, doch völlig machtlos, es zu verhindern.
- Furcht, nach unten zu sehen, da sie fürchtet zu fallen *(Gels.)*.
- Furcht, ins Feuer zu fallen, wenn er daran vorbeigeht; obwohl er seinen Willen dagegensetzt, meint er, er könne ins Feuer taumeln.

- Möchte denken; denkt so lange, bis sie alles vergißt, sogar wer sie ist.

Stramonium

- Fürchtet: *den Verstand zu verlieren*; daß seine Lippen zusammenwachsen könnten; zu ersticken; zu fallen; daß alles auf sie fallen könnte (vergl. *Arg-n.*).
- Schreckliche Phantasien: das Gesicht drückt Angst und Schrecken aus *(Acon., Op., Lac-c.)*.
- *Sieht seitlich von sich mehr schreckliche Bilder als vor sich*, doch alle bewirken schreckliche Angst.
- Sieht schreckliche Gestalten, Katzen, Ratten, Mäuse, Hunde *(Bell., Absin.)*. Springt unter schrecklicher Angst davon.
- Delirium mit Angst, als ob ein Hund ihn anfallen würde *(Verat., Bell.)*.
- Sagt ihrer Mutter, sie soll sie nicht alleine lassen, da ihr sonst Schaden zugefügt würde *(Valer., Arn.)*.
- *Verlangen nach Licht und Gesellschaft, kann nicht alleine sein.*
- Hydrophobie *(Bell., Hyos., Lyss., Agav-a.)*.
- Das Kind erwacht erschreckt, erkennt niemanden, schreit ängstlich, klammert sich an die Umstehenden *(Calc.)*.
- Bildet sich ein, er sei die ganze Zeit alleine. Versucht zu entfliehen *(Bell.)*. Ist voller Angst.

Lyssinum

- *Furcht, verrückt zu werden.*
- Furcht, seine Ängste nicht länger physisch ertragen zu können.
- Etwas Schreckliches wird ihm zustoßen. Furcht, allein zu sein.
- Ruhelosigkeit und Angst *in den Präkordien (Med., Rhus-t.)*; wechselt oft die Lage und seufzt.
- Durch einen Vogel erschreckt, dachte, es sei eine Maus.
- *Wenn er Wasser fließen hört oder es sieht*, wird er reizbar und nervös; es verursacht Stuhldrang und andere Beschwerden.
- Denken an Flüssigkeiten, sogar an Blut, löst Konvulsionen aus.

  Symptome entstehen durch Furcht und Angst.

- Träumt von einflußreichen Personen, dessen Diener oder Unterstellter er ist.
- Von einer lateinischen Diskussion mit Jura-Studenten. Ist erstaunt darüber, mit welcher Leichtigkeit und wie flüssig er lateinisch gesprochen hat – viel besser als im Wachzustand (vergl. *Ign.*, *Nux-v.*).
- Träumt die ganze Zeit von Hunden *(Bell., Stram.)*.
- Von Kämpfen; von hochgelegenen Orten; von der psychiatrischen Anstalt; von Kirchen.
- Aufregende Träume; schreckliche Träume.

Cannabis indica

- Beständige Angst, *verrückt zu werden* (*Manc.* etc.). Schreckliche Angst vor der Dunkelheit; vor bevorstehendem Tod *(Arn.)*.
- Furcht vor Blutstauung, Apoplexie, Blutung und vor einer Vielzahl von Toden.
- Wagt nicht, seine Stimme zu erheben, da er dadurch die Wände umwerfen könnte oder wie eine Bombe platzen könnte.
- Träume: höchst angenehme; liebliche; prophetische. Oder von Gefahr und Leichen.

Lilium tigrinum

- Leidet Qualen um ihr Seelenheit *(Lach.)*.
- Furcht: ihre Krankheit sei unheilbar; daß ihre Symptome auf eine organische Erkrankung hinweisen, die niemand erkennt.
- Furcht: *vor Geisteskrankheit*; Herzkrankheit; unheilbar zu sein.
- Schreckliche Träume von mühevoller Arbeit *(Rhus-t.)*.
- Ungestüme Eile; geht schnell *(Arg-n.)*.

Argentum nitricum

- Fürchtet sich vor einer schweren Krankheit.
- *Wenn er fertig ist, um in die Kirche oder die Oper zu gehen, setzt Diarrhoe ein* (*Gels.*, vergl. *Puls.*). *Prüfungsangst (Aeth.)*.
- Furcht oder Denken ruft Diarrhoe hervor.
- Furcht, allein zu sein, da er denkt, er würde sterben.

- Furcht, an einer bestimmten Häuserecke oder einem Gebäude vorbeizugehen, da er davon erdrückt werden könnte; > wenn er in die andere Richtung geht.
- Von Angst geplagt, wenn er geht, was ihn veranlaßt, *schneller zu gehen.*
- Nervös beim Gehen: er könnte einen Anfall bekommen oder plötzlich sterben.
- Schwindelig und taumelig beim Anblick hoher Gebäude. Es scheint, als würden sich die Häuser von beiden Seiten der Straße nähern und ihn zerdrücken wollen.
- Weckt oft seine Frau oder sein Kind, um jemanden zu haben, zu dem er reden kann.
- Schreckliche, angstvolle Träume: sieht verstorbene Freunde, Gespenster; von stinkendem Wasser; von Schlangen, die ihn in Schrecken versetzen (*Lac-c., Bell.* etc.).
- Träume: von Hunger; erwacht mit heftigen Spasmen, Hunger, Übelkeit und Flatulenz.
- Verlangen nach *Salz; Süßigkeiten, die ihm nicht bekommen.*

Digitalis

- Große Angst, wie durch ein schlechtes Gewissen.
- Es quält ihn die Furcht vor dem Tod; oder den Verstand zu verlieren.
- Furcht vor der Zukunft, mit dem Verlangen, zu entfliehen *(Bell.).*
- Träume: Erwacht nachts häufig durch Träume, in denen er aus großer Höhe *(Thuj.)* oder in Wasser fällt.

Chelidonium

- Bildet sich ein, nicht denken zu können und den Verstand zu verlieren (*Calc.* etc.); daß sie sterben muß (*Acon.* etc.).
- Daß sie eine unverzeihliche Sünde begangen hat und ewig verloren sein wird (*Med.* etc.).
- Als ob sie ein Verbrechen begangen hätte *(Op., Rob.).* Furcht, verrückt zu werden, mit Ruhelosigkeit und Hitze.
- Träumt: von Leichen; von Begräbnissen (*Calc., Thuj.* etc.). Lebhafte Träume von Geschäftsangelegenheiten *(Bry., Psor.).* Von großen Läusen *(Nux-v.)* auf ihren Schultern.
- Von Lungenentzündung; vom Fallen; von blutigen Wun-

den; getötet zu werden; lebendig begraben zu werden *(Arn., Ign.)*.

Medorrhinum

- Alles erschreckt sie: Neuigkeiten scheinen ihr Herz zu berühren, noch bevor sie sie hört (vergl. *Rhus-t., Psor.*).
- Erwacht erschreckt, als ob etwas Furchtbares geschehen sei.
- Furcht vor der Dunkelheit.
- Empfindung, alles sei unwirklich *(Valer., Cic., Alum., Cann-i., Lac-c., Lil-t., Staph.)*.
- Hat eine unverzeihliche Sünde begangen und wird in der Hölle landen *(Chel.)*.
- Schreckliche Träume von Gespenstern, von Toten.

Thuja

- Fürchterliche Angst, wie Todesangst; ein unsagbarer innerer Schmerz, als ob die Seele aus dem Körper weichen würde, mit schrecklicher Unruhe.
- Ständige Qual durch grundlose Angst.
- Ständige Angst, als hätte er ein großes Verbrechen begangen *(Ars., Rob., Ign.)*.
- Furcht vor Unglück.
- Schreckliche Angst in der Nacht (*Acon., Ars.* etc.).
- Furcht vor Schlaganfall, mit angstvollem Schwitzen.
- Schreckliche Träume vom Tod.
- Wenn er einschläft, erscheinen ihm tote Personen, sieht sie deutlich, fühlt sie *(Elaps.)*, meint, mit ihnen zu sprechen.
- Anhaltende Träume von Leichengesichtern.
- Besonders angezeigt nach Pockenimpfung.
- Wollüstige Träume. Träume von Gefahr und Tod. Fällt aus der Höhe herab.

Valeriana

- Furchtsamkeit am Abend, beim Sitzen im Dunkeln; stellt sich vor, jemand könnte ihn verletzen *(Stram., Arn.)*.
- Angst: als ob die Gegenstände um ihn herum sich verfremden würden. Die Zimmer wirken so trostlos, fühlt sich nicht zu Hause, möchte lieber weggehen (*Med.*, vergl. *Cic.*).

Cicuta

- Alles erscheint seltsam, fast schrecklich.
- Glaubt, sich an einem seltsamen Ort *(Valer.)* zu befinden, was Angst hervorruft. Empfindung von Unwirklichkeit *(Med.)*.
- Alte Menschen befürchten eine lange Periode des Krankseins, und daß sie dann sterben.
- Angst vor Gesellschaft, möchte allein sein.
- Hält sich für ein kleines Kind; findet das Spielzeug der Kinder schön.
- Neigung, sich zu erschrecken.

Calcarea carbonica

- „*Calc.* hat jede Art von Furcht."
- Beschäftigt sich mit eingebildeten Dingen, die ihr zustoßen könnten.
- Angst, als hätte er etwas Schlimmes getan oder als würde ihn Tadel erwarten (vergl. *Cocc.*).
- Starke Angst mit Herzklopfen.
- Unruhe des Geistes. Furchtsam und unruhig, als ob ihm oder anderen ein Unglück oder ein Unfall zustoßen würde *(Ars., Phos., Sulf.)*. Als würde er schlechte Nachrichten erwarten. Furcht und Sorge, was die Zukunft anbelangt.
- Furcht vor der Schwindsucht.
- Fürchtet, den Verstand zu verlieren.
- Fürchtet, andere könnten ihre Geistesverwirrung bemerken; glaubt, die anderen würden sie mißtrauisch ansehen.
- Furcht vor Krankheit und Elend, mit Vorahnungen.
- Verzweifelt am Leben; glaubt, sie müsse sterben (*Acon.* etc.); Verzweiflung um das Seelenheil (*Lach.* etc.); möchte sich erstechen.
- Angst um die Gesundheit; vor organischer Herzkrankheit; daß sich etwas Schreckliches ereigenen wird.
- Furcht vor dem Tod; vor Auszehrung; daß sie eine tödliche Krankheit hat *(Lil-t.)*; vor Unglück; vor dem Alleinsein.
- Das Kind hat Angst vor allem was es sieht.
- Angst, ausgelöst durch das Hören von *Grausamkeiten.*
- Leicht erschreckt; Neigung, aufzufahren.
- Nächtliches Aufschrecken bei Kindern (hat viele Fälle

geheilt).
- Schreckliche Visionen beim Schließen der Augen.
- Träume: entsetzliche, schreckliche, von Krankheit, Tod und Leichen; von Leichengeruch (vergl. *Thuj.*).
- Furcht vor phantastischen Träumen während des Schlafs.
- Wollüstige Träume.

Mercurius

- Spürt Besorgnis im Blut.
- Als ob sie ein Verbrechen begangen hätte; etwas Unrechtes getan hätte *(Rob.)*.
- Als hätte er keine Kontrolle über seine Sinne.
- Fürchterliche Träume: aus der Höhe herunterzufallen *(Thuj.)*; von Räubern (*Ars.*, *Nat-m.* etc.); vom Schießen; von einer Überschwemmung.
- Übermäßiges Schwitzen; in der Nacht.

Ruta

- Ängstlich, als hätte er etwas falsch gemacht.
- Wenn jemand die Tür öffnet, befürchtet er sogleich, man käme, um ihn einzusperren.

Cocculus

- Von der schrecklichsten Angst überwältigt.
- Plötzliche, äußerste Angst, so, als hätte er ein Verbrechen begangen *(Ars., Calc., Ruta, Rob., Zinc.)*.

Robinia

- Furcht und Verwirrung, als hätte er ein Verbrechen begangen *(Merc.)*. Fürchtet die Schande darüber.
- *Furcht vor allem, was dunkel und schwarz ist (Ars., Verat., Stram., Tarant.).*
- Träume voller Auseinandersetzungen, Zank, Tadel, Zorn; Grausamkeiten, die geschehen sind oder geschehen werden.
- Das große Charakteristikum von *Rob.* ist *Sodbrennen, besonders nachts.*
- Aufstoßen und Erbrechen einer intensiv sauren Flüssigkeit; Stumpfwerden der Zähne.

Ignatia

- Furcht vor jeder Kleinigkeit *(Calc.)*, besonders vor Dingen, die sich ihm nähern *(Arn.)*.
- Furcht davor, ein Magengeschwür zu haben.
- Furcht vor Räubern, beim Erwachen nach Mitternacht (*Ars., Lach., Nat-m.* etc.).
- Furchtsam, mag nicht sprechen; zieht es vor, allein zu sein.
- Als hätte er ein Verbrechen begangen *(Ars., Merc., Rob.)*.
- Als hätte sich etwas Schreckliches ereignet; kann nicht darüber sprechen.
- Als wenn er etwas falscht gemacht hätte; oder als ob ein großes Unglück bevorstände.
- Ein Zustand von Seelenangst, in dem sie nach Hilfe ruft.
- Träume von Überlegungen, von Nachsinnen.
- Träume von geistiger Anstrengung und wissenschaftlichen Untersuchungen (vergl. *Lyss., Nux-v.*).

Zincum

- Angst; Unbehagleichkeit, als hätte er ein Verbrechen begangen *(Calc., Ruta, Rob., Cocc.)*.
- Vor Räubern (*Ars.* etc.); vor schrecklichen Erscheinungen, beim Erwachen.
- Träume: wird erwürgt; nach dem Erwachen Angst, daß der Mann, der sie würgte, wiederkommt.
- Träume von Leichen (*Thuj.* etc.); von Pferden, die unter ihm zu Hunden werden. Wird mit menschlichen Exkrementen beschmiert. Zänkische, ärgerliche Träume.

Rhus toxicodendron

- Ruhelos und Angst in der Herzgegend *(Psor., Med.)*; als hätte er ein Verbrechen begangen *(Ars., Merc., Rob.)*, oder vor einem großen Unglück, das auf ihn wartet.
- Unaussprechliche Angst, besonders im Herzen *(Acon., Psor.)*.
- Ruhelosigkeit mit Angst und Besorgnis, die das Herz ergreifen.
- Große Angst in der Nacht, kann nicht im Bett bleiben.
- Angst und Verzweiflung wegen trauriger Gedanken, die er nicht loswerden kann.

- Erschrickt durch Kleinigkeiten *(Calc., Lyc., Anac.)*.
- Ängstliche Träume: das die Welt brennen würde *(Puls.)*; von großer Anstrengung; vom Rudern, Schwimmen, Gehen, Klettern, von anstrengender Arbeit (vergl. *Ars.*). Ängstliche Träume von Geschäften *(Bry., Psor.)*.

Psorinum

- Besorgnis; voller Vorahnungen.
- *Große Furcht vor dem Tod; Angst in der Herzgegend (Acon., Rhus-t., Med.)*; glaubt, die Stiche im Herzen werden ihn töten, wenn sie nicht aufhören.
- Verzweiflung um die Genesung, denkt, er wird sterben *(Acon.)*.
- Angst, wenn er in einem Wagen fährt *(Sep.)*.
- Fürchtet, geschäftlich zu versagen.
- Träume: von Geschäften und Plänen *(Bry., Chel., Nux-v.)*; von Räubern *(Ars., Nat-m.)*; Reisen; Gefahr. Daß er sich auf der Toilette befindet – macht fast ins Bett (Vergl. *Sep., Sulf.*).
- In vielerlei Hinsicht wie ein kalter *Sulf.*-Patient.

Sulfur

- Angst, als würde er aufhören zu leben; Furcht vor einem großen Unglück.
- Große Angst im Bett bei Vollmond.
- Fürchtet um andere (*Ars., Phos., Plat.* etc.).
- Furcht, sich in der kalten Luft zu erkälten.
- Träume: lebhaft, ängstlich, ärgerlich.
  Daß sie auf der Toilette sitzt – und näßt das Bett ein *(Sep.)*.
- Träume von Gefahr durch Feuer, Wasser; daß er von einem Hund gebissen wurde (*Stram.* etc.); vom Fallen *(Thuj.)*; von Verfolgung; Ekel, Übelkeit.

Bryonia

- Angst und Befürchtungen um die Zukunft (vergl. *Psor.*); starkes Gefühl von Unsicherheit.
- Träume: ist geschäftig in bezug auf Angelegenheiten des Haushalts.
- Angst um seine Geschäfte *(Psor., Chel.)*.

Veratrum album

- Wenn er steht, wird er von schrecklicher Angst gepeinigt.
- *Auf der Stirn sammelt sich kalter Schweiß*; Übelkeit und sogar Erbrechen.
- Angst, als hätte er ein Verbrechen begangen *(Ars., Rob., Chel., Thuj.)*; als würde er ein Unglück fürchten (*Lyc., Anac., Nat-m.* etc.).
- Die Angst verursacht ein Kribbeln in den Fingern.
- Furcht vor Schlaganfall, während des Stuhlgangs.
- Träume: von Räubern; wird verfolgt; daß ihn ein Hund gebissen hat und er nicht weglaufen konnte *(Stram.)*. Schreckliche Träume.

Strychninum

- Ist jede Nacht wie verrückt und ruft: „Sie kommen, um mich zu holen." (Vergl. *Ars.* etc.)
- Bittet inständig und mitleiderregend, daß ich ihn nicht verletzen soll *(Arn.)*.
- Äußerste Angst und Ruhelosigkeit.
- Gefühl von Angst, bittet flehentlich, nicht allein gelassen zu werden.
- Ängstlich – weint. Bei der Frage, warum, antwortet er: „Ich weiß nicht!"
- Charakteristika: Hyperästhesie; Zurückschrecken vor Zugluft *(Nux-v., Hep.)*.

Natrium muriaticum

- Furcht, den Verstand zu verlieren. Erschreckt.
- Furchtsamkeit: „Es wird etwas geschehen!"
- Furcht vor Räubern *(Ars.)*; vor Geisteskrankheit; vor dem Sterben.
- Angst, als hätte er etwas Schlimmes getan.
- Als würde er fallen, wenn er geht.
- Träume: ängstlich, lebhaft, schrecklich; von Feuersbrunst *(Rhus-t., Puls.)*; von Tod und von Schlachten; von Mordszenen; daß er vergiftet wurde.
- Von Einbrechern im Haus; glaubt das Gegenteil nicht eher, bevor alles abgesucht ist *(Ars., Lach.)*.
- Ängstliche Träume; *weint im Schlaf (Cham., Puls.)*.

- Schreckliche, abscheuliche Träume; wirft sich Fehler vor, die er in der Vergangenheit gemacht hat, Verbrechen, für die er einstehen muß (vergl. *Ars.*, *Kali-br.*, *Rob.*).

Elaps

- Furcht, allein zu sein; etwas wird sich ereignen; Raufbolde werden bei ihm einbrechen (vergl. *Ars.* etc.).
- *Äußerste Furcht vor Regen.*
- Träume: Kämpft mit einem Galeerensklaven. Packt einen Leichnam in ein Leichentuch und stößt ein Messer in dessen Wunden, bereut es dann und weint.
- Träumt von Toten und umarmt sie *(Thuj., Calc.)*. Fällt in eine Grube; beißt sich.

Hepar sulfuris

- Schreckliche Vorstellungen. Schreckliche Visionen von Feuer *(Rhus-t., Puls., Anac.)* und toten Personen (*Thuj.*, *Anac.* etc.).
- Große Angst, abends *(Puls., Phos., Lyc.)*.
- Heftiges Erschrecken beim Einschlafen.
- Schreckt aus dem Schlaf auf, als würde er ersticken (vergl. *Lach.*, *Spong.*).
- Träume von Gefahr, ängstlich; vom Fliehen vor Gefahr; wirft im Traum Blut und Eiter aus.
- *Hep.* ist frostig, ist geistig und körperlich überempfindlich *(Nux-v.)*.

Nux vomica

- Angst mit Reizbarkeit. Suizidneigung, hat jedoch Angst zu sterben.
- Große geistige Angst, ohne besonderen Grund; leicht erschreckt.
- Furcht, allein zu sein.
- Furcht vor Messern, daß sie sich selbst oder andere damit töten könnte *(Ars., Merc., Alum.)*.
- Träume: traurig oder schrecklich. Von Verstümmelung; wird von Hunden und Katzen verfolgt (*Stram.*, *Bell.* etc.); von tödlichen Unfällen; vom Streiten; von geistiger Anstrengung *(Lyss., Ign.)*; verliebte Träume.

- Erwacht durch Träume von Geschäften und Schwierigkeiten *(Bry., Psor., Chel.)*; ist erschreckt, als sei jemand im Zimmer.
- Träume von Läusen *(Chel.)* und Ungeziefer.
- *Nux-v.* ist reizbar und frostig; geistig und körperlich überempfindlich *(Hep.)*.

Alumina

- Hat beim Anblick von Blut oder einem Messer *(Nux-v., Ars.)*, die schreckliche Idee, sich zu töten; verabscheut diese Vorstellung.
- Furcht, den Verstand zu verlieren *(Ars., Calc., Merc.)*.

Anacardium

- Furchtsamkeit; Feigheit.
- Furcht vor Lähmung. Verzweifelt, ob er wieder gesund wird.
- Beim Gehen Angst, als würde er verfolgt. Mißtraut allem um ihn herum.
- Furcht vor dem Tod, der schon ganz nah scheint*(Acon., Arn.)*.
- Jede Kleinigkeit kann zu einem großen Unglück führen.
- Charakteristisch: zwei sich widersprechende Willen – einer gut, der andere böse.
- Gefühl, ein Engel und ein Teufel seien anwesend etc.
- Träume: lebhaft; erscheinen ihm während des Tages wie real, als sei alles wirklich geschehen.
- Von brennendem Zunder oder Schwefel, den er riecht; von Feuer *(Puls., Rhus-t.)*; von toten Körpern.

Camphora

- Sehr große Angst und äußerste Ruhelosigkeit.
- Äußerst furchtsam, besonders im Dunkeln, Furcht vor dem Alleinsein im Dunkeln (*Calc., Cann-i., Phos.* etc.).
- Unbeschreibliche Angst, nach oben gezogen zu werden.
- Furcht vor Spiegeln, daß er sich darin sieht. „Ich könnte bewußtlos werden! Ich könnte Anfälle bekommen und nicht mehr herauskommen!“

Conium

- Furcht vor Männern oder vor ihrer Annäherung; trotzdem Angst, allein zu sein (vergl. *Lyc.*, *Puls.*).
- Furcht vor Dieben *(Nat-m., Ars., Merc., Lach.)*.
- Träume: schamhafte; von drohenden Gefahren; von Zorn und Ärgernis.
  Von Verstümmelung; von scheußlichen Krankheiten.
  Von toten Personen und dem Tod solcher, die noch leben.

Spongia

- Erschrickt sehr leicht. Schreckt hoch – es scheint ihr *in die Füße zu fahren*, die schwer werden.
- Angst steht ihr ins Gesicht geschrieben; blickt ängstlich umher.
- Sehr furchtsam; erschrickt bei jeder Kleinigkeit, wodurch sich die Füße schwer fühlen.
- Schreck und Angst: vor bevorstehendem Tod; daß sie an Erstickung sterben wird (vergl. *Lach.*).
- Erwacht des Nachts mit großer Angst *(Acon.)*.

Platinum

- Jeder ernste Gedanke erscheint ihr schrecklich.
- Tödliche Angst, als würden die Sinne schwinden, mit Zittern der Glieder.
- Lebensüberdruß mit Schweigsamkeit und *Furcht vor dem Tod*. Große Furcht vor dem Tod, den sie nahe wähnt *(Arn., Acon.)*.
- Präkordialangst mit Furcht vor dem Tod und vor eingebildeten Gestalten, Gespenstern (*Puls.* etc.).
- Furcht vor Männern *(Lyc., Con., Nat-c., Plat., Puls.)*.
- Geistige Störungen nach Schreck, Kummer oder Ärgernis (Acon.).
- Träume: verliebte; von Feuer *(Rhus-t., Puls.)*. Möchte weg, kann aber nicht.

Natrium carbonicum

- Unerträglicher Trübsinn und Besorgnis; anhaltende Angst und Vorahnungen.
- Angst während eines Gewitters *(Phos., Sep.)*.

- < durch Musik.

Sepia

- Voller Sorgen um die Gesundheit; denkt, sie wird die Schwindsucht bekommen und sterben (vergl. *Calc.*).
- Furchtsamkeit, wagt keinen Moment, allein zu sein.
- Sehr furchtsam und voller Schrecken.
- Furcht vor tatsächlichem und vor eingebildetem Unheil; abends.
- Fürchtet sich zu sprechen oder davor, angesprochen zu werden.
- Furchtsam beim Fahren im Wagen (vergl. *Cocc.*).
- Furcht zu verhungern *(Ars.)*; voller böser Vorahnungen. Hat völlig den Mut verloren.
- Ängstliche Träume: der Körper sei entstellt; von drohender Vergewaltigung; wollüstige Träume. Wird verfolgt und muß rückwärts davonlaufen.
- Schreckliche Träume von Mord; vom Fallen von einem hohen Berg *(Thuj.)*; von Auseinandersetzungen.
- Vom Urinieren in die Toilette, wobei ins Bett genäßt wird *(Sulf.;* vergl. *Psor., Lac-c.)*.
- Von Mäusen, Ratten, Schlangen *(Bell., Lac-c.)*.
- Von Gespenstern außen vor dem Fenster.
- Erwacht schreiend; glaubt, etwas verschluckt zu haben, das sich in der Kehle festgesetzt hat.

Lycopodium

- Furcht vor Männern *(Aur., Nat-c., Plat., Puls.)*; vor dem Alleinsein (*Ars.* etc.).
- Leicht erschreckt; fährt auf. Erschreckt sich durch alles mögliche, sogar durch die Türklingel.
- Fürchtet, daß etwas geschehen könnte; daß er etwas vergessen könnte.
- Den ganzen Tag sehr furchtsam; Furcht, zu Bett zu gehen; den Raum zu betreten, als hätte er dort jemanden gesehen. Von Angst gepackt, wenn sich eine Tür nicht gleich leicht öffnen läßt.
- Oder schreckliche Vorstellungen am Abend.
- Zunehmende Furcht, in der Öffentlichkeit zu erscheinen,

dennoch Angst vor den Zeiten des Alleinseins.

- Furcht, in der Öffentlichkeit zu erscheinen; daß er stolpern könnte und Fehler begehen könnte, macht es dennoch mit Leichtigkeit.
- Erwartungsspannung *(Arg-n., Gels., Ars., Sil., Thuj.).*
- Träume: ängstlich; lebhaft; schrecklich; gräßlich. Von Krankheit; von ertrinkenden Menschen; von kenternden Booten.
- Erwacht übellaunig oder erschreckt.
- Kinder schreien plötzlich im Schlaf auf, starren umher und können nicht besänftigt werden *(Calc.).*

Kalium carbonicum

Furcht wegen ihrer Krankheit, daß sie sich nicht mehr erholt.

- *Erschrickt, sobald etwas nur leicht den Körper berührt.*
- Schreck wird im Epigastrium empfunden.

Phosphorus

- Ängstlich, voller düsterer Vorahnungen – um das Sterben, die Zukunft; während eine Gewitters. Furcht vor der Dunkelheit.
- Furcht; am Abend *(Calc., Camph., Puls.)*; vor dem Tod; aus jeder Ecke kriecht etwas hervor; ein schreckliches Gesicht blickt aus jeder Ecke.
- Ungewöhnliche Furchtsamkeit mit starker Müdigkeit.
- Angst, qualvoll, wenn alleine oder bei stürmischem Wetter.
- Nach Erregung im Theater: schlaflos, dann voller Furcht, besonders in der Nähe des Klaviers.
- Träume: lebhaft; von rastloser Arbeit und Geschäften *(Bry., Psor., Rhus-t.)*, die er nicht zu Ende bringen kann. Von Feuer (*Stram.* etc.); von beißenden Tieren (*Merc., Stram., Puls.* etc.); wollüstige.
- Seit einem heftigen Schrecken (vor zwei Jahren): unwillkürlicher Stuhl- und Urinabgang, besonders nachts.
- Wenn man ihm mit dem Prügel droht, macht er sich vor Schreck in die Hose.

  (Eines der merkwürdigen Symptome von *Phos.*: der Anus steht offen; unwillkürlicher Stuhlgang.)

(Anmerkung: *Hyos.* hat unwillkürlichen Stuhlgang durch Eifersucht – wurde durch eine Heilung bestätigt.)

Pulsatilla

- Wenn es Abend wird, beginnt er, sich vor Gespenstern zu fürchten.
- Schlaflosigkeit aufgrund großer Angst. Zeiten mit Furcht und heftiger Wut. Verzweiflung um das Seelenheil.
- Vorzeichen: Angst vom Epigastrium her.
- Versteckt sich in einer Ecke, um einem kleinen grauen Mann zu entkommen, der ihr ein Bein herausreißen will.
- Verabscheut und haßt Frauen *(Raph.)*. Er sieht sie an wie böse Wesen und hat Angst...
- Sieht den Teufel, der sie holen will *(Manc.)*; sieht die Welt in der Nacht brennen *(Rhus-t.)*.
- Angst vor jedermann... kann aufgrund von Angst nicht schlafen. Furcht vor Menschen.
- Diarrhoe aufgrund von Schreck *(Arg-n., Gels.)*.
- *Die Angst ist* < in der Ruhe, beim Sitzen, Liegen; > durch Bewegung.
- Träume: verwirrte; voller Schrecken und Ekel.
- Alle ihre Träume handeln von Männern. Ein nackter Mann kriecht unter ihre Bettdecke, wobei sie nur ein einziges Laken hat, um sich zuzudecken.

Jodum

- Eine eigentümliche Angst, mit einem Schauer, der durch den Körper zieht; es sei denn, er beseitigt dies durch Bewegung und durch Änderung seiner Lage. Je mehr er versucht, ruhig zu bleiben, desto größer wird die Angst (vergl. *Puls.*).
- Wenn er versucht, ruhig zu bleiben, wird er von Impulsen überwältigt – Dinge zu zerreißen, sich zu töten, einen Mord zu begehen.
- Die Anfälle treten zu den unerwartetsten Zeiten auf.
- Heftiges Herzklopfen treibt ihn aus dem Bett.
- < durch Stillsein und Nachdenken; muß sich beschäftigen, sich betätigen.
- Fühlt, daß sich etwas Schreckliches ereignen wird *(Lyc.)*.

Ein Arzt beschreibt seine Erfahrungen nach der Einnahme von *Jod:* Seine unbeschreibliche Befürchtung – wie er voller Schrecken auf einen erwarteten Telefonanruf lauerte; voller unbeschreiblicher Ruhelosigkeit und Beängstigung, ohne Grund.
Viele Menschen nehmen mit Jod angereichteres Speisesalz oder andere Jodpräparate zu sich, mit der Vorstellung, dies sei gesund für sie. Ein Arzt kritisierte kürzlich im *Britisch Medical Journal* den allgemeinen Gebrauch von Jod bei Wunden etc., da er gesehen hat, welchen Schaden es anrichten kann. Ein Patient, der Angst vor einem Kropf hatte, nahm Jod-Salz zu sich, so lange, bis er tatsächlich einen Kropf dadurch entwickelte.

Aurum

- Ängstlich, voller Furcht. Ein bloßes Geräusch an der Tür stimmt ihn ängstlich (vergl. *Lyc.*).
- Furchtsam, möchte sterben.
- Furcht vor Männern (*Lyc.* etc.); Angst.
- Charakteristisch für *Aur.* ist die Suizidneigung.
- Glaubt, nicht für diese Welt geeignet zu sein; daß er niemals Erfolg haben wird; daß er unwiderruflich verloren ist.
- Der Gedanke an den Tod löst große *Freude* bei ihm aus.
- Träumt viel vom Tod.
- Träumt: vom Tod und von Leichen (*Thuj., Elaps* etc.).
- Ängstliche Träume, voller Auseinandersetzungen.
- Schreckliche Träume von Dieben *(Ars., Nat-m.); fällt aus der Höhe herab (Thuj.).*

Drosera

- Angst um 19 – 20 Uhr; als sei er getrieben,sich zu ertränken (*Bell., Hell., Hyos., Lach.* etc.).
- Angst, als würden ihm seine Partner nicht erlauben, zur Ruhe zu kommen; sie setzen ihm zu und verfolgen ihn.
- Träume: schreckliche; wird mißhandelt; von Durst und vom Trinken.

Nephritis

Aconitum

- Beginnende Nephritis.
- Stechender und drückender Schmerz in der Nierenregion.
- Die Nieren arbeiten zwar, jedoch nur beschränkt. Der Urin enthält Eiweiß und Teile von Harnzylindern.
- Urin heiß, dunkel; rot mit weißem Stuhl; rot und klar; blutiger Urin.
- Urinverhaltung oder unterdrückter Urin.
- Nierenregion empfindlich, dabei schießende Schmerzen.
- Schmerzhafter Urindrang.
- *Acon. ist voller Angst; wirft sich angstvoll herum.*
- Die Anfälle kommen *plötzlich*, sind heftig.
- Beschwerden durch Schreck, Ärger, Kälte, kalte Winde *(Bry.,Nux-v.,Hep.)*.

Apis

- Schmerz in beiden Nieren (Bright'sche Krankheit).
- Nierenschmerzen, Wundheitsgefühl, Druck beim Bücken.
- Schmerz der linken Niere *(Benz-ac., Thuj., Kali-ar.)*.
- Urin *unterdrückt*.
- „Akute entzündliche Erkrankung der Nieren, mit Albuminurie, wie bei Scharlachfieber oder Diphtherie; oder als Folge danach." *(Kent)*.
- „Die Entzündung der Nieren tritt zum Schluß eines Falles (Scharlachfieber) auf und führt so in der allopathischen Praxis häufig zum Tode, nicht, wenn sich der Patient in homöopathischen Händen befindet." *(Kent)*.
- Der typische *Apis*-Patient ist *durstlos*, *verträgt keine Wärme*.

Arnica

- Bei Entzündung der Nieren, der Blase, sogar bei Pneumonie.
- Der geistige Zustand und das wunde *Zerschlagenheitsgefühl* am ganzen Körper wird Sie befähigen, Erstaunliches mit diesem Arzneimittel zu bewirken.
- Möchte nicht angefaßt werden.
- Entsetzen in der Nacht *(Acon.)*. Fürchtet, der Tod stehe ihm bevor.

- Frost, gefolgt von Nierenschmerzen, Übelkeit und Erbrechen.
- Durchbohrende Schmerzen *wie von Messern*, die in die Nieren gestoßen werden; friert und neigt zum Erbrechen.
- Harnabgang erschwert.
- Urin spärlich, dunkel; mit dickem, braunem Sediment. *Unterdrückter* Urin.

Terebinthina

- „Nierenkongestion mit dumpfen Schmerzen und rauchig aussehendem Urin."
- Heftiges *Brennen* und ziehende Schmerzen in Nieren, Blase und Harnröhre.
  Druck in den Nieren beim Sitzen, > durch Bewegung.
- Überall steif; Schwere und Schmerzen im Bereich der Nieren.
- Wassersucht durch Nierenkrankheit.
- Schnelles Einsetzen mit Schmerzen in der Lumbalregion. Urin aufs höchste verringert: voller Eiweiß, enthält Harnzylinder und Blut. *Unterdrückter* Urin.
- Urin rauchig; mit „Kaffeesatz" oder dickem, schleimigem Sediment.
- *Riecht nach Veilchen.*
- Frühe Scharlachnephritis.
- Zunge glatt, glänzend, rot *(Crot-h.,Pyrog.)* oder mit Belag, der sich fleckweise abschält.
- *Ter.* neigt zu Purpura, Ecchymosen *(Arn.)*.
- „*Blutungen* aus allen Körperöffnungen, besonders in Verbindung mit Harn- oder Nierenbeschwerden." *(Nash)*. (Vergleiche *Phos.*, *Crot-h.*)
- Aszites mit Anasarka bei organischen Veränderungen der Nieren.

Belladonna

- Stechend, brennender Schmerz von der Region der Nieren hinunter in die Blase. Urin *unterdrückt.*
- „Kein Arzneimittel zeigt eine größere Reizung der Blase und des Harntraktes."
- *Bell.*-Schmerzen kommen und gehen *plötzlich.*

- Typisch für *Bell.* ist *Röte*, starke fühlbare *Hitze*, erweiterte Pupillen.

Helonias

- Brennende Empfindung; kann die Umrisse der Nieren aufgrund des Brennens bestimmen.
- Kongestion und Schmerzen der Nieren mit Albuminurie.
- Rechte Niere äußerst empfindlich.
- Akute oder chronische Albuminurie. Der Patient ist normalerweise müde, weiß aber nicht, warum.
- Brennender, verbrühender Schmerz beim Urinieren *(Canth.)*.
- Affiziert die weiblichen Geschlechtsorgane.

Eryngium aquaticum

- Muß alle fünf Minuten urinieren. Anhaltendes Harntröpfeln; brennt wie Feuer.

Cantharis

- Die gesamten Harnorgane sowie die Genitalien befinden sich in einem Zustand der Entzündung und Reizung.
- Die Absonderung des blutigen Urins brennt wie Feuer.
- Heftigkeit und schnelles Einsetzen der Symptomatik sind die Charakteristika dieses Arzneimittels.
- Dumpfes Drücken oder paroxysmales *Schneiden und Brennen* in beiden Nieren. Sehr empfindlich gegen die leichteste Berührung. Harndrang; schmerzhafte Entleerung, tropfenweise, von blutigem Urin oder reinem Blut.
- *Unerträglicher Harndrang* vor, während und nach dem Urinieren. *Unterdrückter* Urin.
- Heftige akute Entzündung oder schnell fortschreitender Zerfall. Zerstörung von Gewebe.

Mercurius corrosivus

- Blasentenesmus mit intensivem Brennen.
- Urin *unterdrückt*; oder heißer Urin geht Tropfen für Tropfen unter großen Schmerzen ab *(Canth.)*.
- Urin heiß, brennend, blutig; enthält Fasern oder fleischartige Schleimstücke. Urin albuminös, mit Epithelzellen auf

der Oberfläche, bei granulärer, fettiger Degeneration *(Ars., Phos.)*.
- Der Patient sieht hager aus, schrumpelig, trübsinnig.
- Ein Arzneimittel der Heftigkeit; Entzündungen mit *Brennen (Canth.), fürchterlichem Tenesmus;* das Arzneimittel mit dem Gefühl, nie fertig zu sein, auch bei Dysenterie.

Mercurius

- Nephritis mit verringerter Harnabsonderung bei starkem Harndrang.
- Der Urin ist mit Albuminen gesättigt; dunkelbraun; mit Blut vermischt; mit schmutzig weißem Sediment.
- Hämaturie mit heftigem und häufigem Harndrang.
- Urin dunkelrot; wird trüb und übelriechend; riecht sauer und beißend *(Benz-ac.)*; mit Blutbeimengung; weißen Flocken; oder als ob Eiter darin enthalten sei; fleischartige Schleimklumpen; als ob Mehl eingerührt sei; spärlich, feuerrot; sehr dunkel.
- Empfindung von Brennen und Verbrühen während des Urinierens, als sei alles wie roh *(Canth.)*.
- < nachts; durch Hitze *und* Kälte. Reichliche, ölige Schweiße, die nicht erleichtern.

Chelidonium

- Heftige Anfälle von Nierenschmerzen mit starken Kopfschmerzen, Schwindel und Synkopen.
- Schmerz und Empfindlichkeit im Bereich der Nieren; empfindlich sogar gegen den Druck der Kleidung *(Arg-n., Hep., Lach.)*.
- Urin rötlich, trübe, enthält Fibrin, Flocken und Sand.
- Charakteristisch: *Schmerz unter dem rechten Schulterblatt.* Ein großes Lebermittel; ein rechtsseitiges Mittel.

Colchicum

- Schmerz im Bereich der Nieren. Hyperämie, Nephritis; blutiger, tintenartiger, albuminöser Urin.
- Wassersucht nach Scharlach.
- Urin wie Tinte nach Scharlach *(Lach., Kali-chl.)*.
- Der Urin brennt, wenn er abgeht.

- Urin *unterdrückt*; Harnverhaltung. „Die Nieren produzieren keinen Urin; spärlicher Urin bei Wassersucht."
- „Hauptsächlich bei der akuten Form der Bright'schen Krankheit."
- Charakteristisch für *Colch.* ist, daß der Geruchssinn qualvoll gesteigert ist: Übelkeit und Ohnmachtsschwäche *durch den Geruch* von Speisen *(Ars., Sep.)*.
- Ekel vor Speisen, sowohl gegen den Geruch als auch den Anblick.
- Der Urin enthält Klümpchen von verfaultem, sich zersetzendem Blut; Eiweiß, Zucker.

Helleborus

- Nephritis nach Scharlachfieber.
- Kongestion der Nieren mit ausgedehntem Erguß von Serum in die Bauchhöhle und die Gewebe der unteren Extremitäten.
- Wassersucht nach Scharlachfieber mit Eiweiß und Fibrinzylindern im Urin.
- *Unterdrückung* des Urins; oder Urin höchst albuminös, dunkel, kein Sediment.
- Atmet leichter, *wenn er liegt;* akute Wassersucht.
- Urin spärlich, dunkel oder rauchig, mit sich zersetzendem Blut und obenauf schwimmenden dunklen Flecken wie Kaffeesatz; albuminös; spärlich. Der obere Teil ist klar.
- Ein großes Arzneimittel bei Meningitis und Hydrozephalus: Kaubewegungen, bohrt den Kopf ins Kissen. *Automatische Bewegung eines Armes und Beines.*
- Stiere Augen, sind weit offen, unempfindlich gegen Licht.

Allium cepa

- Schmerzen im Nierenbereich, Blasenregion dabei sehr empfindlich.
- Brennendes Pressen in der Blase, dann im Sakrum; Schmerzen im Bereich der Nieren, mehr linksseitig.
- Urin schäumend und schillernd *(Hep.)*; rot.

Berberis

- Schmerzhafte Lumbal- und Nierenregion. Kann keinen

Druck ertragen, keine Erschütterung; muß vorsichtig die Treppe hinuntergehen. Stoß oder Erschütterung sind unerträglich *(Bell.)*.
- *Brennen; brennende Stiche* der Lenden und Nieren.
- Schmerzen der Nieren mit Störungen des Harnens und überreichlichem Sediment.
- „Kleine Nierensteine bewegen sich den Ureter hinab; die Schmerzen gehen zur Niere hoch und hinunter zur Blase."
- *Berb.* hat Empfindungen von Glucksen; *die Schmerzen strahlen von einem Punkt aus.*
- „*Schmerzen im Rücken* ist ein Leitsymptom für *Berb.*"

Sabina

Nephritis und Harnverhaltung oder Absonderung nur von Tropfen mit Brennen (*Canth.* etc.).
- Urin blutig und albuminös.
- *Schmerz von der Lumbalregion zur Schamgegend.*
- Harnbrennen bei rheumatischen Patienten.
- Metrorrhagie durch Plethora.

Acidum benzoicum

- Nierenschmerzen, die beim Tiefatmen die Brust durchdringen.
- Wundheitsschmerz im Rücken, *Brennen in der linken Niere*, mit ziehendem Schmerz beim Vorbeugen. Dumpfer Schmerz in den Nieren; Lenden steif.
- Der Urin hat einen *sehr abstoßenden Geruch* (*Oci., Calc., Ars.* etc.); beißend *(Merc.)*; schon zu Beginn des Harnens.
- „Der Urin an der Wäsche durchdringt den Raum."
- Enthält Schleim und Eiter.
- Strenger, heißer, dunkelbrauner Urin.

Ocimum canum

- Bei *Kent* steht dieses Arzneimittel in Fettdruck. In Brasilien findet es als Spezifikum bei Erkrankungen der Nieren, der Blase und der Harnröhre Anwendung.
- Krampfende Schmerzen in den Nieren.
- Trüber Urin; safranfarben.
- „Absonderung großer Mengen blutigen oder sehr eitrigen

Urins." *(Hansen).*
- Der Urin hat einen *unerträglichen Geruch*, wie Moschus.

Phosphorus

- „Bright'sche Krankheit mit der Empfindung von Schwäche und Hinfälligkeit."
- Eiweiß im Urin.
- „Fettige Degeneration *(Merc-c., Ars.)* der Nieren, der Leber und des Herzens mit Anämie."
- Der Urin enthält Epithelzylinder, Fettzylinder.
- Wassersucht begleitet von Diarrhoe.
- Urämie mit Atrophie von Gehirn und Rückenmark.
- Hämaturie; allgemeine Auflösung des Blutes.
- Durst; Verlangt nach eiskalten Getränken.
- < beim Liegen auf der linken Seite.
- Fürchtet Gewitter, Dunkelheit, das Alleinsein.
- *Phos.* blutet leicht und reichlich *(Crot.-h., Ter.)*; das Blut ist hell.

Hepar sulfuris

- Nierenschmerzen mit unaufhörlichem, schmerzvollem Harndrang und Absonderung weniger Tropfen *eitrigen* Urins.
- Abzehrung; die Nierenregion ist empfindlich gegen die leichteste Berührung *(Arg-n.)*.
- Heftiges Fieber mit unlöschbarem Durst, Diarrhoe und Nachtschweißen.
- Kruppöse Nephritis; Eiterungsstadium; Fieber; Fröste wechseln mit brennender Hitze.
- Muß warten, bis der Urin abgeht; wird einfach nicht fertig, da noch etwas Urin in der Blase verbleibt.
- Urin dunkelrot und heiß, beißend, verbrühend; braun-rot; die letzten Tropfen sind mit Blut vermischt.
- Beim Stehen wird er trüb und dick, mit einem fettigen Häutchen, oder schillernd *(All-c.)*.
- *Hep.* ist frostig und überempfindlich, sowohl körperlich als auch geistig.

Silicea

- Eiterungen der Nieren, Abszesse.
- „Alle Arten *eitriger Zustände* des Harntraktes; Katarrh der Schleimhäute.
- Alte, hartnäckige Katarrhe der Blase, mit Eiter und Blut im Urin."
- Blutige, eitrige Absonderung, dick oder geronnen.
- *Sil.* ist frostig, < bei kaltem, feuchtem Wetter.
- Empfindlich gegen Geräusche, Schmerz, Kälte. Jede Verletzung eitert.
- *Sil.*-Kopfschmerzen benötigen *Wärme und warme Kopfbedeckung.*
- Fußschweiß, besonders übelriechender. Beschwerden durch unterdrückten Fußschweiß.

Hippozaeninum

- Tuberkel und Abszesse der Nieren.
- Albuminurie.
- „Fand bei einer großen Zahl von Fällen Verwendung, bei denen leichte Eiterbildung und Katarrh, maligne Ulzerationen und Schwellungen, Abszesse und vergrößerte Drüsen vorlagen." *(Clarke).*

Arsenicum album

- Nephritis mit Stichen in der Nierenregion, beim Atmen oder Niesen.
- *Abszeß der Niere (Merc., Hippoz., Hep., Sil., Crot-h.).*
- Urämie mit Erbrechen, Kolik.
- Urin dunkelbraun; dunkelgelb; trüb; mit Blut und Eiter vermischt; grünlich.
- Urin wie trübes Bier; fauliger Geruch (*Benz-ac.* etc.).
- *Unterdrückung* des Urins.
- Albuminurie; fettige Degeneration *(Merc-c., Phos.).*
- Äußerst *ruhelos, ängstlich, erschöpft.*

Crotalus horridus

- Nephritis albuminosa bei Toxikämie oder in der Schwangerschaft.
- Urin dunkel, rauchig durch Beimischung flüssigen Blutes.

Hämaturie.
- *Urin äußerst spärlich*, dunkelrot durch Blut; geleeartig; grün-gelb aufgrund starker Gallebeimischung.
- Eines unserer größten Arzneimittel bei *Sepsis*.
- Schwarzwasserfieber; Urin wie dunkel blutiges Gelee.
- Die Haut kann gelb oder auch grün sein; gelbe Färbung der Augen.
- Blutungen können an jedem Teil des Körpers auftreten *(Ter.)*; dunkles, dünnes Blut.
- Blutzersetzung.
- Auch bei schnell fortschreitenden und verzweifelten Fällen.

Lachesis

- Stiche in den Nieren, erstrecken sich durch die Ureteren.
- Urin fast schwarz; häufig; schaumig; dunkel *(Kali-ar.)*.
- Wie Kaffeesatz; schwarz; spärlich nach Scharlach *(Colch.)*.
- Voller Eiweiß.
- Unterdrückung: kein Urin; kein Stuhl.
- *Lach.* ist zyanotisch, äußerst empfindlich gegen Wärme und Berührung, besonders an Hals und Abdomen.
- Schläft in die < hinein.
- Der typische *Lach.*-Patient ist geschwätzig, mißtrauisch und eifersüchtig.

Kalium arsenicosum

- Spannungsschmerz in der linken Niere. Ödem des linken Fußes, erstreckt sich nach rechts und über den ganzen Körper.
- Schwärzlicher Urin *(Lach.)*, schäumt beim Schütteln; beim Stehen setzt sich dicker, rötlicher Schleim ab.
- Stiche, dumpf oder scharf, in beiden Nierenregionen.
- Je mehr er zum Urinieren preßt, desto weniger Urin geht ab.

Kalium chloricum

- Nephritis. Häufiger Harndrang. Es gehen nur einige Tropfen blutigen Urins ab *(Canth.* etc.).
- Urin schwarz und albuminös; grünlich-schwarz.
- Erschöpfung, Kälte und Neigung zu Blutungen.
- Durch „Abkühlung des Blutes“ an einem kalten Tag.

Argentum nitricum

- Berührung der Nierenregion steigert den Schmerz aufs höchste *(Hep., Chel.* etc.).
- Akute Schmerzen erstrecken sich die Ureteren hinunter zur Blase *(Lach.)*; < durch die leichteste Berührung oder Bewegung, sogar durch tiefes Einatmen.
- Der typische *Arg-n.*-Patient hat seltsame Befürchtungen und bekommt aufgrund von Erwartungsspannung Diarrhoe *(Gels.)*.
- Verlangen nach Süßigkeiten, die nicht bekommen; nach Salz.
- Ist nervös, eilig, geht schnell *(Lil-t.)*.

Cannabis indica

- Ständiger Schmerz der rechten Niere; scharfe Stiche beider Nieren. Die Schmerzen, das *Brennen* in den Nieren halten ihn in der Nacht wach.
- Schmerz in den Nieren beim Lachen.
- *Cann-i.* hat charakteristische geistige Symptome [Geschwätzigkeit, ständiges Theoretisieren, unwillkürliches Lachen] mit der Empfindung von Ausdehnung von Zeit und Raum.

Cannabis sativa

- Geschwürartiger Schmerz im Bereich der Nieren.
- Empfindung von Wundheit der Nieren und der Blase.
- Gonorrhoische Fälle *(Thuj.)*.

Aurum

- Hyperämie der Nieren mit Druck rund um die Taille und Zunahme der Urinmenge *(Hypertrophie des Herzens)*.
- *Unterdrückung* oder Verhaltung des Harns.
- Hämaturie.
- Bei *Aur.* sind die natürlichen Gemütsregungen pervertiert; er hat eine Abscheu vor dem Leben, ist lebensmüde, möchte sterben; Suizidneigung.
- Absoluter Verlust der Freude an allem und jeglichem.

Eupatorium purpureum

- Chronische Nephritis.
- Dumpfer, tiefer Schmerz in den Nieren; schneidender Schmerz.
- *Unterdrückung* des Urins.

Senecio aureus

- Wiederkehrende Anfälle von Nephritis, besonders der rechten Niere.
- Mit heftigem Schmerz, Fieber. „Jedesmal, wenn er Wasser läßt, schreit er voller Qual auf." *(Clarke).*

Sarsaparilla

- Neuralgie; Anfälle äußerst qualvoller Schmerzen von der rechten Niere abwärts.
- Chronische Nephritis.
- Nierenkolik und Abgang von Grieß.
- Viel Schmerz zum Schluß des Urinierens, fast unerträglich.
- „*Lyc.* hat roten Sand mit klarem Urin; *Sars.* weißen Sand mit spärlichem, schleimigem oder flockigem Urin." *(Nash).*
- *Urin tröpfelt beim Sitzen heraus.*

Lycopodium

- Nephritis mit charakteristischen *Lyc.*-Symptomen.
- Eines der Arzneimittel für *unterdrückten* Urin.
- < der Symptome von 16-20 Uhr.
- Verlangen nach warmen Getränken [oder durstlos]; nach Süßigkeiten.
- Roter Sand im (klaren) Urin. Der Urin wird rötlich und verursacht Hautausschlag, wenn er in Kontakt mit der Haut bleibt (z. B. bei Säuglingen).
- Ein weiteres *Lyc.*-Symptom ist: Polyurie nur in der Nacht.

Bryonia

- Entzündung und Nierenschmerzen.
- „Rosafarbenes Sediment, Harnsäurekristalle."
- Immer wenn er sich *anstrengt, sich streckt* oder eine ungewöhnliche Bewegung macht, hat er Nierenschmerzen; es verursacht Kongestion und langanhaltenden Schmerz.

- „Nach Überhitzung oder Überanstrengung bekommt er Schmerzen im Rücken.“ *(Kent).*

Sulfur

- Heftige Schmerzen in der Nierenregion *nach langem Bükken.*
- Besonders bei chronischer Nephritis.
- Die Absonderungen brennen und röten die Körperöffnungen: Augenlider, Anus etc.
- Um 11 Uhr vormittags Leeregefühl und Hunger.
- Brennen der Fußsohlen in der Nacht, streckt sie aus dem Bett.
- Theoretisiert viel; der „zerlumpte Philosoph“.

Nux vomica

- Nephritis durch *Stagnation der Pfortaderzirkulation.*
- Auftreibung des Abdomens.
- Druck, Hitze, Brennen in den Lenden und Nieren.
- Schmerzen in der Lendenregion, wie geprellt; so heftig, daß er sich nicht bewegen kann.
- Hämaturie nach Mißbrauch von Alkohol oder Medikamenten.
- Unterdrückung von Hämorrhoidalblutung oder des Menstruationsflusses.
- Druck und Auftreibung in Abdomen, Lenden und Nieren.
- Spasmodische Harnverhaltung, es wird nur ein Tropfen nach dem anderen abgesondert.
- Strangurie nach Bier.
- *Nux-v.* ist reizbar und frostig, geistig und körperlich überempfindlich *(Hep.).*

Rhus toxicodendron

- Reißende Nierenschmerzen, Ödeme, nachdem der Patient *Nässe ausgesetzt* war.
- Nachdem er starker Feuchtigkeit ausgesetzt war, kommt es zu Ödemen des Gesichts, der Füße; dann entwickelt sich eine generelle Hautwassersucht.
- Urin voller Eiweiß.
- Reißende Schmerzen in der Lendenregion; der Urin enthält Blut und Eiweiß.

- Langsamer Harnfluß, paralytische Schwäche der Blase.
- *Rhus-t.* < sich durch Kälte, Nässe *(Dulc.)*, Waschen, kühles Wetter und Luftzug.
- < zu Beginn der Bewegung, > *bei fortgesetzter Bewegung.*

Natrium muriaticum

- Sollte in Betracht gezogen werden, wenn *Malaria und Chiningaben* eine Rolle in der Vorgeschichte spielen.
- Spannungsgefühl und Hitze in der Nierenregion.
- Polyurie mit heftigem Verlangen zu urinieren; ist nicht in der Lage, den Urin zurückzuhalten.
- Ein merkwürdiges Symptom: *kann nicht urinieren, wenn er nicht alleine ist.*

Thuja

- Entzündete Nieren, Füße geschwollen.
- Urin reichlich; hellgelb; enthält Zucker; schäumt; spärlich; außerordentlich dunkel; setzt braunen Schleim ab.
- *Schmerz von der linken Niere zum Epigastrium.*
- „Besonders nützlich bei gonorrhoischen Fällen oder nach *Pockenimpfung.*" *(Burnett).*

Laurocerasus

- Harnbeschwerden mit Herzklopfen, der Patient schnappt nach Luft – kommt in Anfällen.
- Unterdrückter Urin; Harnverhaltung durch Lähmung der Blase. Unwillkürlicher Harnabgang.

Stramonium

- Die Nieren sondern wenig oder gar keinen Urin ab, bei akuten Krankheiten, bei Kindern, bei eruptiven Fiebern etc.
- Starkes Verlangen zu urinieren, obwohl die Sekretion unterdrückt ist.
- Der Urin tropft sehr langsam und schwach heraus.
- Harnverhaltung: die Empfindung, der Urin kann nicht hindurch, weil die Harnröhre zu eng sei.
- Nach starkem Pressen gehen ein paar Tropfen hindurch. > nachdem er Essig getrunken hat.

Scarlatinum

- Als Zwischenmittel bei Fällen, die nach Scharlachfieber auftraten.

Streptococcinum

- Nach Scharlachfieber oder *akuter Tonsillitis.*
- „Scharlachfieber ist eine wohlbekannte Ursache (für Nierenentzündungen), doch führen akute Entzündungen der Mandeln achtmal häufiger dazu als Scharlachfieber.“ *(Taylors Practice of Medicine).*

Urtica urens

- *Burnett's* großes Mittel bei *unterdrücktem Urin*: 5 oder 10 Tropfen in heißem Wasser gegeben.

Anmerkung: Ziehen Sie auch die *Nosoden* in Betracht. Die Familiengeschichte bzw. die Vorgeschichte des Patienten liefern weitere Anhaltspunkte dafür.

Nieren- und Blasensteine, Nierenkoliken

Berberis

- „Ein ausgezeichnetes Mittel bei Nierensteinen."
- Schießende Schmerzen, *strahlen von einem Punkt aus (Bell.).*
- Kann nicht die geringste Bewegung ausführen; beugt sich zur schmerzhaften Seite, um Erleichterung zu finden.
- Scharfe, schießende Schmerzen entlang der Ureteren, die sich in die Beine erstrecken.
- Die Schmerzen laufen zu den Nieren hoch und hinunter in die Blase.
- Bildung kleiner Steine, wie Stecknadelköpfe, die sich unter großer Qual vom Nierenbecken zur Blase hinabbewegen.
- „Sie werden überrascht sein, wie schnell *Berb.* bei dieser Art von Nierenkolik hilft."
- „Alles Krampfartige kann sofort gebessert werden." *(Kent).*
- Brennen und Wundheit, lumbal, in der Nierenregion.
- Kann keinerlei *Erschütterung* ertragen *(Bell.)*; muß ganz vorsichtig sein, wenn er die Treppe hinabsteigt.
- Urin dunkel; trübe; mit reichlichem Sediment. Fließt langsam, doch ständiger Harndrang.
- Kann mit Gallensteinen vergesellschaftet sein.

Nux vomica

- Angezeigt bei Nierenkoliken, bei denen nur eine Niere (besonders die rechte) der Sitz der Beschwerde ist.
- Die Schmerzen erstrecken sich zu den Genitalien und die Beine hinab, mit Übelkeit und Erbrechen.
- Nierenkolik, besonders dann, wenn *jeder Schmerz zum Rektum schießt und Stuhldrang verursacht (Canth.).*
- „Muß sich anstrengen, um urinieren zu können. Die Blase ist voll und der Urin tropft nur; wenn er sich bemüht, hört sogar das Tropfen auf."
- „Die Nierenkolik wird durch einen Stein im Ureter verursacht, der durch die Reizung ein spasmodisches Zusammenziehen dieses Ganges bewirkt; das richtige Arzneimittel führt zu einer Entkrampfung der Ringfasern, und der Druck von oben treibt den Stein sofort aus." *(Kent).*
- Der *Nux-v.*-Patient ist überempfindlich, geistig und auch

physisch. Cholerisch, jähzornig, schnell und aktiv; für gewöhnlich schlank; frostig.

Tabacum

- „*Schmerzen die Ureteren hinab, mit tödlicher Übelkeit und kaltem Schweiß.*
- Übelkeit und brennende Hitze im Abdomen, der Rest des Körpers ist kalt. Der Patient besteht darauf, das Abdomen freizudecken.
- Eine solche Übelkeit zeigt bei Nierenkolik *Tab.* an."

Ocimum canum

- Nierenkolik mit beträchtlicher *Blutung*.
- Urin mit Ziegelmehlsediment und viel Blut.
- *Clarke* sagt dazu: „Findet in Brasilien als Spezifikum bei Krankheiten der Nieren, der Blase und der Harnröhre Anwendung."
- „*Nierenkolik mit heftigem Erbrechen alle 15 Minuten.* Wringt die Hände und stöhnt die ganze Zeit."
- Urin safranfarben; oder dick eitrig mit unerträglichem Geruch nach Moschus.

Ipomoea purpurea

- Für die Passage des Steines von der Niere zur Blase; mit heftigem Schneiden in der Nierenregion, *erstreckt sich den Ureter hinunter.*
- Die Schmerzen erregen Übelkeit.

Acidum nitricum

- Bei Harnsteinen, wenn der Urin Oxalsäure enthält; und für *Oxalatsteine*.
- Urin mit *unerträglichem Geruch;* oder riecht wie Pferdeurin. Kann sich *während der Entleerung kalt anfühlen.*
- Der typische *Nit-ac.*-Patient hat ein Verlangen nach Salz und Fett.
- Splitterartige Schmerzen, Berührung <.

Acidum benzoicum

- Nierenkolik mit *abstoßend riechendem* Urin.

- Urin tiefrot, riecht streng; dunkelbraun, mit kadaverartigem Geruch, eitrig.
- Urin abwechselnd dick wie Erbsensuppe, dann klar wie Wasser.
- Der Patient fühlt sich besser, wenn der Urin reichlich, dick und übelriechend ist; hat Gelenk-, Herzbeschwerden, wenn der Urin klar und spärlich ist.
- *Aufs höchste gesteigerter Uringeruch.*

Hydrangea arborescens

- „Wurde für den intensiven Schmerz bei Abgang von Grieß und Steinen verwendet."
- „Lindert das Leiden durch Nierensteine, bei wunder Nierenregion und blutigem Urin."
- „Die *durstigste* Pflanze, die man kennt (Diabetes)."

Belladonna

- Scharfe, schießende Schmerzen durch Nierensteine.
- Kommen plötzlich und strahlen aus *(Berb.).*
- Spasmodisches, krampfartiges Strammen den Ureter entlang, während der Stein hindurchgeht.
- Fiebrig und reizbar.
- „Reizung, greifender Schmerz und Krämpfe in Gängen mit Ringfasern, bei Gallensteinen (s. dort) oder Nierensteinen."
- *Bell.* ist rot, heiß und trocken; überempfindlich, besonders gegen *Erschütterungen (Berb.).*
- *Bell.*-Schmerzen *kommen und gehen plötzlich.*

Cantharis

- „Eines der besten Arzneimittel während der Nierenkolik."
- Schmerz und Reizung sind ausgeprägt wie bei keinem anderen Mittel. Die Schmerzen sind lanzinierend, schneidend, bohrend, wie durch ein Messer, schießen in verschiedene Richtungen.
- Brennender Schmerz mit unerträglich heftigem Harndrang. Tenesmus. Sitzt, strengt sich an, aber findet keine Erleichterung. „Wenn er nur einige wenige Tropfen Urin (oder ein bißchen mehr des blutigen Stuhls) lassen könnte, würde er Erleichterung erfahren, aber das geschieht nicht."

- *Unerträglicher Harndrang*, vor, während und nach dem Urinieren. Heftiger Schmerz in der Blase (Zystitis).
- Durst, mit Abneigung gegen alles Flüssige.
- „Der brennende Schmerz und der unerträgliche Harndrang deuten auch bei entzündlichen Erkrankungen anderer Körperpartien auf *Canth.*"

Argentum nitricum

- „Nephralgie durch Kongestion der Nieren oder Abgang von Nierensteinen."
- *Dumpfer Schmerz in der Lumbalregion und über der Blase.*
- Urin dunkel, enthält Blut oder Ablagerungen von Nierenepithel und Harnsäure.
  Urin geht oft ab, jedoch immer nur etwas, in Tropfen (Nierenkolik).
- Der Urin brennt während er abgeht *(Canth.)* und die Harnröhre fühlt sich geschwollen an.
- Dunkles Gesicht, vertrocknetes Aussehen.
- *Arg-n.* verlangt nach Süßigkeiten und Zucker, was aber nicht bekommt.
- Beschwerden durch Erwartungsspannung; „ist in Eile".
- Flatulente Dyspepsie.

Lycopodicum

- Die Beschwerden sind normalerweise *rechtsseitig.*
- Der Schmerz *erstreckt sich den Ureter entlang und endet in der Blase*, geht nicht das Bein hinab.
- Rückenschmerz, > durch Harnabgang.
- Harnsäure im Urin. *Roter Sand im klaren Urin.*
- Charakteristisch für *Lyc.* ist das Verlangen nach Süßigkeiten *(Arg-n.)* und warmen Getränken.
- Alle Symptome sind von 16-20 Uhr <.
- Hungrig, doch nach wenig Nahrung bereits voll.
- *Auftreibung*, muß die Kleidung lockern.

Pareira brava

- Nierenkolik. *Qualvolle Schmerzen strahlen von der linken Niere zur Leiste, entlang dem Verlauf des Ureters.*
- Heftige Schmerzen der Nieren, schießen den linken Ureter

hinab. Der Urin wird tropfenweise entleert, mit heftigem Tenesmus, Übelkeit, Erbrechen von Galle.
- Ständiger Harndrang; der Schmerz läßt aufschreien.
- *Muß sich auf die Knie begeben, berührt den Boden fast mit seiner Stirn*, damit Urin abgehen kann *(Sars., Chim.).*
- Dabei reißende, brennende Schmerzen an der Spitze des Penis.
- Reichliches Sediment aus Harnsäure und Blut.
- Dicker, fadenziehender, weißer Schleim oder roter Sand *(Lyc.).*

Sarsaparilla
- Qualvolle Neuralgie der Nieren.
- Nierenkolik; Harngrieß, Blasensteine gehen ab.
- Tenesmus: *äußerster Schmerz am Schluß des Urinierens, schreit gellend auf (Par.)*; oder der Urin geht ganz ohne Empfindung ab.
- „Weißer Sand im spärlichen, schleimigen oder flockigen Urin; oder roter Sand im klaren Urin *(Lyc.).*" *(Nash).*
- Nieren- oder Blasensteine.
- *Kent* sagt: „Dieses Arzneimittel hat schon häufig einen Stein in der Blase aufgelöst. Es verändert die Eigenschaften des Urins, so daß sich keine Steine mehr bilden; außerdem werden bereits bestehende Steine kleiner, da sie sich von der Oberfläche her auflösen."
- Ein merkwürdiges Symptom: *Der Urin fließt nur frei, wenn der Patient steht (Par.).*
- Heiße Speisen und Getränke < alle Beschwerden; jedoch möchte der Patient *äußerliche* Wärmeanwendung.
- Nachdem das Mittel verabreicht wurde, kommt es zu Sandeinlagerungen im Urin, was nicht unterbrochen werden soll.

Chimaphila umbellata
- Anhaltender Schmerz im Bereich der Nieren.
- *Empfindung von Flattern in den Nieren.*
- Blasenkatarrh, durch Steine verursacht.
- Stechender Schmerz vom Blasenhals *zum Ende der Harnröhre (Par.).*

- Große Mengen dicken, fädigen, blutigen Schleims im Urin.
- Der Urin hat die Farbe grünen Tees.
- Eigenartiges Symptom: *Gefühl, auf einem Ball zu sitzen.*
- < durch feuchtes Wetter, durch Waschen mit kaltem Wasser.

Uva ursi

- *Farrington* sagt: „Es gibt kein vergleichbares Mittel, wenn die Blasen- und Harnröhrensymptome auf Blasensteine zurückzuführen sind."
- Brennen; Gefühl von Verbrühung. *Der Urinfluß stockt*, so, als ob ein Stein zur Mündung der Harnröhre gerollt sei und diese verstopft.
- Vermindert die entzündliche Schwellung der Blasenwand und mildert die Beschwerden somit.
- *Der Urin zieht aufgrund von Schleim und Blut Fäden.*
- Zerschlagenheitsgefühl überall.

Hydrastis

- Dumpfer Schmerz in der Nierenregion.
- Heftiger Schmerz im linken Ureter.
- Häufiger, spärlicher Harnabgang, mit Brennen am Schluß der Entleerung.
- Dickes, fädiges, schleimiges Sediment im Urin.

Lachesis

- Stiche in den Nieren, erstrecken sich durch die Ureteren nach unten.
- Schmerz in der linken Lumbalregion.
- Schmerz und Empfindlichkeit der linken Hüftgegend, *Unerträglichkeit von Druck.* Hebt die Kleidung vom Abdomen.
- Äußerst empfindlich gegen Berührung, besonders an Hals und Abdomen.
- Linksseitige Beschwerden.
- < *durch Schlaf*; beim Erwachen; schläft in die < hinein.

Lithium carbonicum

- In *Kent's* Repertorium finden wir *Lith.* in Fettdruck in der Rubrik Nierensteine.
- Ein eigentümliches Symptom: „*Schmerzen im Herzen beim*

Urinieren; beim Vorbeugen."
- Urin: hohes spez. Gewicht, dunkel, rötlich-braun.
- Wundheit und scharf stechender Schmerz an der rechten Seite der Blase.

Phosphorus

- Dumpfer Schmerz in der Nierenregion.
- Nierensteine; Kongestions- und Entzündungssymptome, mit eitrigem, kalkartigem oder sandigem Sediment.
- Der *Phos.*-Patient verlangt nach kalten Speisen, Eiscreme, Salz. Kann nicht auf der linken Seite liegen. Furcht vor Gewitter, Dunkelheit, vor dem Alleinsein.

Calcarea carbonica

- Harngrieß, Harnsteine.
- [Der Schmerz erstreckt sich nach unten, zu den Hoden bzw. Labien. Der Patient ist unruhig, läuft umher.]
- Der *Calc.*-Patient ist frostig; hat kalte, *schweißige* Füße; schwitzt im Gesicht; hat Kopfschweiß in der Nacht *(Sil)*.
- Ist häufig *fettleibig, schlaff* und schwach; träge.
- Verlangen nach Eiern.

Silicea

- Nieren- und Blasensteine.
- Unwillkürlicher Abgang von Urin nach dem Urinieren.
- Ständiger Harndrang. Nächtliche Inkontinenz (*Sep.* etc.).
- *Sil.* hat einen schwächlichen Körper und Geist. „Es fehlt an Mumm."
- < durch Kaltwerden der Füße; durch feuchtgewordene Füße; unterdrückten Fußschweiß.
- Der Patient hat häufig übelriechenden Fußschweiß; oder er wurde unterdrückt.

Sepia

- Harngrieß.
- Der Urin setzt ein *anhaftendes Sediment* ab, es kann sich ein Häutchen auf der Oberfläche bilden.
- Harnbeschwerden mit starkem Harndrang; häufig. Enuresis.

- Der typische *Sep.*-Patient ist gleichgültig; hat einen bräunlichen Sattel über Nase und Wangen.
- Müdigkeit und Abwärtsdrängen der Teile und Organe.

Zystitis

Cantharis

- Das Arzneimittel *par excellenz* bei Zystitis. Heftiger Tenesmus und Strangurie *(Lil-t.)*.
- Schmerzvoller Abgang einiger Tropfen blutigen Urins unter sehr heftigen Schmerzen, als ob ein glühend heißes Eisen durch die Harnröhre gleiten würde.
- Heftig brennender, schneidender, stechender Schmerz des Blasenhalses; < vor und nach dem Urinieren.
- Harndrang durch die geringste Menge Urin in der Blase *(Puls.)*.
- Muß aufgrund der Schmerzen die Beine anziehen und schreien.
- Der Urin kommt nur Tropfen für Tropfen *(Apis)* unter heftigsten Schmerzen.
- „Heilt akute Zystitis häufiger als alle anderen Mittel zusammen." *(Farrington)*.
- *Guernsey*: „Es ist in der Tat wirklich so, daß bei häufigem Harndrang, der von brennenden, schneidenden Schmerzen begleitet ist, oder wenn Brennen und Schneiden den Harnfluß begleiten, *Canth.* fast immer das passende Arzneimittel ist, egal, welches Leiden sonst noch vorhanden ist, sogar wenn es sich um eine Entzündung der Lungen oder des Gehirns handelt."
- *Kent*: „Das bedeutendste Charakteristikum dieses Arzneimittels ist die Geschwindigkeit, mit der es gangränöse Zustände entwickelt. Der Patient ist in sehr kurzer Zeit heftig erkrankt... die Blase und die Geschlechtsorgane sind entzündet, wobei die Reizung und die Kongestion oft den Sexualtrieb erregen und sexuelle Gedanken und sogar sexuelle Ausbrüche hervorrufen... Heftigkeit und Schnelligkeit des Auftretens sind hierbei die charakteristischen Merkmale. Ein Zustand von Schmerz und Reizung, der sonst bei keinem anderen Arzneimittel gefunden wird."

Tarantula

- Zystitis mit hohem Fieber, gastrischen Beschwerden, quälenden Schmerzen und der Unmöglichkeit, auch nur einen

Tropfen Urin zu lassen. Die Harnblase scheint geschwollen und hart zu sein. Heftiger spasmodischer Tenesmus.
- Tropfenweiser Abgang von dunkelrotem, braunem, übelriechendem Urin mit grießartigem Sediment.
- Äußerste *Ruhelosigkeit*; eilig und nervös; rollt sich von Seite zu Seite.

Pareira brava

- Strangurie mit scheußlichen Schmerzen.
- Ständiger Harndrang; heftiger Schmerz, der zum Schreien zwingt.
- Er muß sich auf die Knie begeben, um urinieren zu können. Berührt fast den Fußboden mit seiner Stirn, um Urin lassen zu können *(Chim., Sars.)*.
- Schmerzen zu den Oberschenkeln hinab, bei der Anstrengung zum Urinieren.
- Es geht fadenziehender weißer Schleim oder roter Sand ab.

Apis

- Ungemeiner Schmerz im Bereich der Blase.
- Häufiger, schmerzhafter, spärlicher Abgang blutigen Urins.
- Heftiges Strammen, dann Abgang einiger Tropfen: etwas heißer, blutiger Urin tröpfelt heraus *(Canth.)*.
- Urin fast unterdrückt.
- Spärlicher Urin bei kleinen Jungen, die Vorhaut ist sehr stark angeschwollen, oder Hydrozele.
- Wenn er zum Urinieren kommen soll, schreit er auf, weil er sich an den Schmerz beim letzten Mal erinnert *(Acon.)*.
- Der gesamte Harntrakt ist gereizt, wie bei *Canth.* Diese beiden Arzneimittel *antidotieren sich gegenseitig.*
- Höchste Qual beim Wasserlassen. Harnverhaltung bei Kindern in der Stillzeit. *Kent* sagt: „Die alten Frauen wußten, lange bevor *Apis* geprüft wurde, daß sie dem Neugeborenen, das kein Wasser lassen konnte, helfen konnten, indem sie eine Biene fingen, heißes Wasser über sie gossen und dem Säugling einen Teelöffel voll davon gaben."
- Die Schmerzen von *Apis* sind brennend, *stechend.*
- *Apis* < sich *durch Wärme*; > *durch Kälte.*
- *Apis* hat viele Ödeme; ist durstlos (Gegenteil von *Acon.*).

Belladonna

- Kein anderes Arzneimittel zeigt eine größere Reizung der Blase und des Harntraktes.
- Ständiger Harndrang. Der Urin tröpfelt; brennt heftig entlang der Harnröhre.
- Blase empfindlich gegen Druck, gegen Erschütterung.
- Nach dem Urinieren sitzt er weiterhin und müht sich unter größten Qualen ab.
- Manchmal ist der Urin blutig oder es werden kleine Blutklümpchen aus der Blase abgesondert.
- Urin stark sauer. Feuerroter Urin.
- Empfindungen und Bewegungen von *Bell.* sind schnell.
- Die Schmerzen kommen plötzlich und gehen plötzlich.
- *Bell.* hat bei Fieber ein Verlangen nach Zitronen. Der Patient ist normalerweise heiß und rot. Neigt zu heftigem Delirium.

Aconitum

- Entzündung der Blase und der Nieren; blutiger Urin.
- Heftiges Brennen in der Blase.
- Urin spärlich, unterdrückt oder verhalten, auch als *Folge von Schock.*
- Zystitis; schneidende, reißende Schmerzen; Brennen.
- Urin heiß, dunkelrot; klar oder blutig.
- Harnverhaltung durch Unterkühlung. Bei Kindern: Harndrang und Schreien, aus Angst vor den Schmerzen *(Apis). Acon.* ist durstig, *Apis* ist durstlos.
- „Entzündung der Blase bei Erwachsenen oder Kindern mit der typischen *Acon.-Angst und Ruhelosigkeit.*“ *(Kent).*

Sarsaparilla

- Unerträgliche Schmerzen am Schluß der Entleerung *(Equis.).*
- Empfindlichkeit und Ausdehnung der Blase.
- Kann im Sitzen keinen Urin lassen; der Urin läuft frei ab, wenn der Patient *steht.* Tröpfelt im Sitzen.
- Nachts Bettnässen, aber tagsüber geht der Urin nur im Stehen ab.
- „Es gehen große Mengen sandigen Sediments ab. In einem

Fall linderte dies den Katarrh und brachte die Blase wieder in Ordnung." *(Kent).*
- Ein weiteres Symptom: Der Urin geht ohne Empfindung ab *(Caust.).*

Terebinthina

- Heftiges Brennen und Schneiden in der Blase, wechselt mit ähnlichen Schmerzen im Nabel. < *in der Ruhe,* > durch Gehen in frischer Luft *(Puls.).*
- Hypogastrium empfindlich; Tenesmus der Blase.
- Spasmodischer Tenesmus, Harndrang und Pressen, während der Patient sitzt; die Schmerzen laufen zu den Nieren hoch.
- Hämaturie, Albuminurie, Urin wolkig, *rauchig.*
- *Ter.* ist ein großes *Blutungsmittel.*
- Glatte, glänzende, rote Zunge *(Pyrog., Crot-h.).*
- Der Urin riecht stark nach Veilchen.
- *Ter.* hat auch ausgeprägte Auftreibung des Bauches, Ecchymosen, Purpura (ein weniger akuter *Canth.*- Zustand).

Equisetum

- Dumpfer Schmerz in der Blase, wie durch Ausdehnung.
- Ständiges Verlangen zu Urinieren, wobei große Mengen blaßen Harns abgehen, ohne zu erleichtern.
- Ein Fall von *Hering*: „Allgemeine Lähmungserscheinungen bei einer alten Frau, wobei die Kontrolle über Stuhl- und Darmentleerung längst verlorengegangen war. Die Patientin wurde schnell wieder hergestellt."
- Heftige Schmerzen am Schluß der Entleerung *(Sars.).*

Lachesis

- Zystitis mit übelriechendem Schleim, neigt zur Fäulnis.
- „Je übler es riecht, desto mehr ist es *Lach.*"
- Empfindlichkeit des Abdomens. Kann kaum ertragen, von der Kleidung berührt zu werden.
- Urin schwärzlich oder dunkelbraun, schaumig; oder enthält kleine schwarze Partikel, wie Ruß.
- Gefühl, ein Ball würde in der Blase oder im Abdomen umherrollen.

- Vergeblicher Harndrang; heftiges Brennen, wenn der Urin läuft.
- kein Urin, kein Stuhl.
- Muß immer urinieren, nachdem er sich hingelegt hat, besonders auch nach Schlaf.
- Der typische *Lach.*-Patient hat ein purpurfarbenes Aussehen, ist geschwätzig, mißtrauisch, schläft in die < hinein oder < sich nach dem Schlaf.
- *Überempfindlichkeit gegen Wärme und Berührung.*

Chimaphila umbellata

- Zystitis mit großen Mengen fadenziehendem, blutigem Schleim im Urin; schleimig-eitrig; faulig riechend; spärlich.
- Hat die merkwürdige Empfindung, das Perineum sei geschwollen; oder in der Nähe des Anus: *„er würde auf einem Ball sitzen"*.
- Muß stehen und die Beine weit auseinanderspreizen, um urinieren zu können *(Sars.)*.
- „Prostatabeschwerden." *(Nash)*.
- Akute Entzündungen des Harntraktes.

Pulsatilla

- Richtiger Tenesmus; äußerst schmerzhaft; blutiger, brennend stechender Urin.
- Es hat sich noch nicht einmal ein Tropfen in der Blase angesammelt, und sogleich muß er wieder herausgebracht werden *(Canth.)*.
- Kann nicht auf dem Rücken liegen, ohne daß sich Harndrang einstellt.
- Urintröpfeln durch den leichtesten Reiz: Husten, Niesen *(Caust.)*, Gemütsregungen, Freude, Lachen, das Zuschlagen einer Tür *(Sep.)*.
- Starker Drang, läßt sich nicht aufschieben. Beim Gang zum Urinieren die Empfindung, es flösse weg.
- Tenesmus der Blase, Zystitis oder Blasenkatarrh. Empfindung, die Blase sei zu voll.
- Muß sich die ganze Zeit auf die Blase konzentrieren, um keinen Urin zu verlieren *(Sep.)*.
- Harnfluß im Schlaf (*Lyc.*, *Caust.* etc.).

- Der *Puls.*-Patient ist wechselhaft, äußerst empfindlich und weinerlich. Wärme und stickige Räume sind unerträglich *(Ter.)*.

Chamomilla

- Stechender Schmerz im Blasenhals, wenn er *nicht* uriniert.
- Brennender Schmerz beim Urinieren.
- Erfolgloses Drängen unter Qual. Stechen und Brennen in der Harnröhre während des Wasserlassens.
- Urin heiß, spärlich, trüb; rot wie Blut.
- Dabei die typische *Cham.*-Gemütsverfassung: klägliches Stöhnen. Verlangt nach diesem und jenem und stößt es dann wieder weg. Schnippisch, *gereizt, ungeduldig*, unhöflich.
- Überempfindlich gegen Schmerz: *„kann es nicht aushalten.“*

Staphisagria

- *Kent* sagt: „*Staph.* ist sehr hilfreich bei jungen Ehefrauen.“
- Häufiger und schmerzhafter Harndrang. Brennen dabei, < durch Bewegung.
- Urin blutig, unwillkürlich, beißend und wundfressend.
- *Nash* sagt: „Unser einziges Arzneimittel, das die ganze Zeit zwischen den Entleerungen Brennen hat.“
- Ein Arzneimittel deutlicher Gemütsart: *Beschwerden durch Entrüstung* über die Handlungen anderer oder wegen eigener Handlungen.

Arnica

- Blasenbeschwerden nach *mechanischen Verletzungen.*
- Ständiger Harndrang, wobei der Urin unwillkürlich tropfenweise abgeht.
- Häufige Versuche zu urinieren; muß lange warten, bis der Urin fließt.
- Unwillkürlicher Harnabgang während des Schlafens; beim Rennen.
- Hämaturie durch mechanische Ursachen.
- Urin dick, mit viel Eiter. Urin stark beißend, mit erhöhtem spezifischen Gewicht.
- Bei *Arn.* fühlt sich der Körper wund und *zerschlagen* an; das

Bett erscheint zu hart.
- Furcht vor Berührung, vor Annäherung.
- Ein eigentümliches Symptom: Sagt, sie sei gesund, obwohl sie in Wirklichkeit sehr krank ist.

Petroselinum

- Ein solch heftiger Schmerz, wenn der Harn abgeht, daß er sich schüttelt und vor Pein durchs Zimmer tanzt.
- Plötzliches qualvolles Verlangen zu urinieren.

Mercurius corrosivus

- *Tenesmus* der Blase mit heftigem Brennen in der Harnröhre; Absonderung von Schleim und Blut mit dem Urin oder danach.
- Häufiger Harnabgang; tropfenweise, unter starkem Schmerz.
- Urin heiß, brennend, blutig *(Canth., Apis)*.
- Die Stühle sind ebenfalls heiß, spärlich, blutig; unter starkem Drang, der durch Abgang von Stuhl nicht gebessert wird. (Dysenterie.)
- Speichelfluß; salziger Geschmack des Speichels.
- Haut kalt, blaß, mit Schweiß benetzt.
- Ein Arzneimittel für heftige Zustände.

Dulcamara

- Zystitis oder Blasenkatarrh durch Wetterwechsel von warm *nach kalt*, besonders durch feuchte Kälte.
- Wenn er kalt wird, muß er sich zum Urinieren beeilen.
- „Jedesmal, wenn er sich ein wenig erkältet, ist der Urin blutig und er muß häufig urinieren." *(Kent)*.
- Anhaltendes Verlangen zu urinieren, wird tief im Abdomen empfunden.
- *Dulc.* ist ein Arzneimittel besonders für den Herbst; warme Tage und kalte Abende. Es kommt so erst zu Schweißbildung, dann zur Unterdrückung durch den Temperaturwechsel.
- „*Dulc.* eignet sich besonders für Beschwerden durch *feuchte Kälte*, so wie *Acon.* ein Mittel für Beschwerden durch *trokkene* Kälte ist." *(Nash)*.

Causticum

- Häufiger Harndrang, Tag und Nacht.
- Erfolglose Versuche, zu urinieren. Hat heftige Schmerzen in der Blase, nachdem ein paar Tropfen abgegangen sind.
- Harndrang: muß lange warten, und es geht nur wenig Urin ab. Der Harndrang erneuert sich bald, ohne Schmerzen.
- Schmerzhafte Harnverhaltung durch Kälteeinwirkung *(Acon.)*.
- Blasenkatarrh.
- Eigentümliches Symptom: Jucken an der Harnröhrenmündung.
- *Kent* sagt: „Caust. hat zwei Arten der Blasenlähmung: eine der austreibenden Muskeln, wenn der Urin zurückgehalten wurde, und außerdem eine des Blasenschließmuskels, so daß Urin unwillkürlich abgeht."
- Also, Blasenlähmung durch Überdehnung der Blase, *nachdem das Urinieren hinausgezögert wurde.*
- Postoperative Harnverhaltung.

Sepia

- *Sep.* muß sich zwingen, die Aufmerksamkeit ständig auf den Blasenhals zu richten, damit kein Urin abgeht *(Puls.)*.
- Enuresis beim Husten, Lachen, dem Zuschlagen der Tür oder wenn der Geist abgelenkt wird *(Puls.)*.
- Beständiger Harndrang und Abgang von milchigem Urin, der wie Feuer brennt. Es setzen sich Stoffe im Gefäß ab, die schwer auszuwaschen sind.
- Blutiger Urin, spärlich, unterdrückt. Plötzlicher Harndrang und Tenesmus, *als ob der Uterus herausdrängen würde.*
- „Plötzlicher Harndrang mit Schneiden wie von Messern und Schaudern überall am Körper." *(Kent)*.
- Mehr chronische Symptome des *Sep.*-Patienten: Teilnahmslos, geistig kühl, hat keine Freude am Leben. Ist kalt, gelblich-blaß, hat eine bräunliche Haut. Hinfälliges Gefühl im Epigastrium. Möchte fortgehen und seine Ruhe haben (das Gegenteil von *Puls.*).

Lycopodium

- Zystitis. Trüber, milchiger Urin, mit übelriechendem eitri-

gen Sediment. Dumpfes Pressen in Blase und Abdomen.
- Schweregefühl in der Blase.
- Harndrang: muß lange warten, bevor der Urin anfängt zu fließen; mit beständigem Gefühl von Herabdrängen.
- Stützt das Abdomen mit der Hand *(Vulva: Sep.)*.
- Die Kinder schreien beim Harndrang auf und greifen zum Abdomen.
- „Reichlicher roter Sand im Urin bei akuten Fällen. In chronischen Fällen findet sich der rote Sand dann im Urin, wenn sich der Patient am besten fühlt." *(Kent)*.
- Unwillkürlicher Harnabgang während des Schlafes.
- Polyurie in der Nacht, während die Harnmenge tagsüber normal oder sogar spärlich ist.
- Läßt enorme Mengen Harn ab, der sehr klar und von niedrigem spezifischen Gewicht ist.
- Die Kleinkinder haben roten Sand in der Windel. Der Urin reizt die Haut, wenn er in Kontakt mit ihr bleibt.
- Der typische *Lyc.*-Patient ist geistig mehr entwickelt als körperlich. < der Beschwerden von 16-20 Uhr.
- Verlangen nach warmen Getränken [aber allgemein wenig Durst] und Süßigkeiten.
- Ein Arzneimittel mit starker Flatulenz und Völlegefühl, bereits nach einer kleinen Nahrungsmenge.

Enuresis

Causticum

- Bei *Caust.* finden sich Schwäche oder Lähmung einzelner Körperteile: Lähmung des Gesichts, des Anus, der Blase etc. Der Auswurf schlüpft zurück.
- Oder Rektumprolaps beim Husten; Urin spritzt beim Husten heraus. Lähmung der Stimmbänder.
- „Der Urin geht unbemerkt ab.“ *(Apis, Arg.-n., Cupr., Mag-m., Sars.)* (Bei *Aloe* ist es der Stuhl.)
- „Das Urinieren geht so leicht, daß er sich des Harnflusses nicht bewußt ist.“
- Nützlich bei bettnässenden Kindern, besonders wenn es im ersten Schlaf geschieht *(Sep., Kreos.)*.
- Dem typischen *Caust.*-Patienten geht es bei *kaltem trockenen Wetter und Winden* <. *(Rhus-t. und Dulc.:* < Kalte Nässe.)
- < bei klarem schönen Wetter, > bei feuchtem Wetter.
- < bei Wetterwechsel.

Sepia

- „*Sep.* ist gezwungen, die Aufmerksamkeit auf den Blasenhals zu richten, um keinen Urin zu verlieren.“
- Unwillkürliches Wasserlassen, sobald das Kind in den Schlaf fällt. Das Bett ist naß, sobald es eingeschlafen ist *(Caust., Kreos.)*.
- Der typische *Sep.*-Patient ist gelblich-blaß, teilnahmslos, haßt Anteilnahme, möchte allein sein und weggehen *(Nat-m.)*.

Kreosotum

- Plötzlicher Harndrang: kann nicht schnell genug zum Wasserlassen gehen *(Petros.)*.
- Plötzlicher Drang währen des ersten tiefen Schlafes *(Caust., Sep.)*, näßt ins Bett.
- Häufiger Harndrang: kommt nachts nicht schnell genug aus dem Bett.
- Erwacht mit Harndrang, Kann den Urin aber nicht zurückhalten; oder er träumt, er würde urinieren und näßt ins Bett *(Bell.)*.

- Der Harn geht während des ersten Schlafes ab *(Sep.)*, aus dem das Kind nur schwer zu wecken ist.

Apis

- Harninkontinenz mit großer Reizung der Teile. < nachts und durch Husten. Es kann auch unwillkürlichen Stuhlabgang haben, mit der Empfindung, der Anus stünde offen *(Phos.)*.
- Der typische *Apis*-Patient ist teilnahmslos, freudlos, eifersüchtig.
- Die Schmerzen sind brennend und stechend.
- *Unverträglichkeit von Wärme,* Durstlosigkeit *(Puls.)*.

Pulsatilla

- Unwillkürlicher Harnabgang: Urin *tröpfelt* während des Sitzens heraus (vgl. *Nat-m.*), oder während des Gehens oder beim Husten *(Caust.)*. Abgang von Wind, nachts im Bett, besonders bei kleinen Mädchen.
- „Enuresis nocturna über zwei Jahre, bei einem fünfeinhalbjährigen Mädchen von sanfter Gemütsart, blond, häufig wechselnder Hautfarbe."
- Besonders nach Masern; < im Herbst.
- Die typische *Puls.*-Patientin ist wechselhaft, unbeständig, empfindlich und weinerlich. Mag viel Aufhebens und Zuwendung.
- < durch Wärme, in abgestandener Raumluft, durch Fett und üppige Speisen.
- > durch Bewegung an der frischen Luft.

Belladonna

- „Kein anderes Arzneimittel zeigt eine größere Reizung der Blase und des Harntraktes als *Bell.*" *(Staph.)*
- Beständiger Harndrang; *Harntröpfeln;* Brennen *(Staph.)* wie durch Feuer, entlang der gesamten Harnröhre.
- Spasmodische Harnverhaltung oder unwillkürlicher Harnabgang.
- Harntröpfeln während des Schlafes.
- Träumt vom Wasserlassen, wobei unwillkürlich Urin abgeht *(Kreos.)*.

- Harntröpfeln beim Stehen oder Gehen oder durch einfache Bewegung, wobei Urin herausspritzt *(Puls.)*. (Gegenteil von *Rhus-t.)*
- Wenn sie kalt werden oder erkältet sind, verlieren sie Urin *(Dulc., Rhus-t., Caust.)*.
- Fährt im Schlaf auf und näßt ins Bett.

Staphisagria

- Reißen und Reizung die ganze Nacht lang.
- Blutiger Urin; unwillkürlicher Harnabgang; beißender, wundfressender Urin; unter Brennen *(Bell.)*.
- < durch Bewegung (Gegenteil von *Rhus-t.*).
- Bei jung verheirateten Frauen; bei alten Männern mit Prostatabeschwerden; fortgesetzte Reizung mit *Harntröpfeln (Bell.)*.
- Empfindung nach dem Urinieren, als sei die Blase nicht leer, der Urin tröpfelt weiter heraus.
- *Staph.* wirkt stark auf die Schließmuskeln; bei gedehnten Schließmuskeln nach Operationen.
- Es ist außerdem das große Arzneimittel für *unterdrückten Zorn, unterdrückte Gefühle.* Gereizte Blase nach unterdrücktem Zorn, nach Beleidigungen.
- „Heftige Entrüstung über Dinge, die andere oder er selbst getan haben."
- Überempfindliche Stellen und Bereiche; kleine Stellen.
- „Der Geist und das gesamte Nervensystem sind in Aufruhr."

Lycopodium

- Unwillkürlicher Harnabgang *während des Schlafes.*
- „Ein ausgeprägtes *Lyc.*-Merkmal ist *Polyurie während der Nacht.* Läßt enorme Mengen klaren Urins; tagsüber ist die Harnmenge normal.
- Der Urin tröpfelt heraus, nachmittags und abends, nach 16 Uhr.
- Der Urin reizt die Haut und läßt sie rot werden, besonders wenn er länger Kontakt zur Haut hat, wie z. B. bei Kleinkindern.
- Ein anderes Leitsymptom: *roter Sand im Urin;* in der Windel.

- Der typische *Lyc.*-Patient hat ein Verlangen nach Süßigkeiten, Zucker, warmen Getränken.
- < der Symptome nachmittags oder abends, besonders von 16-20 Uhr.
- *Lyc.* ist geistig reger als körperlich.
- „Übellaunig beim Erwachen, ansonsten morgens >.
- Kann das eigenartige Symptom aufweisen, daß er weint, wenn man ihm dankt.

Equisetum

- Enuresis — Tag und Nacht; reichlicher, wässeriger Urin. Besonders Enuresis *aus Gewohnheit.*
- Hat vielerlei Harnbeschwerden. Schmerz in der Blase wie durch Ausdehnung; Empfindlichkeit.
- Beständiges Verlangen zu urinieren. Läßt große Mengen blassen Urins, ohne Erleichterung zu erfahren.
- „Stellte bei einer alten Frau schnell wieder die Kontrolle über Stuhl- und Urinausleerung bei allgemeiner Paralyse her."

Argentum nitricum

- Der Urin läuft unbemerkt und ununterbrochen.
- Spasmodische Enuresis in der Nacht (auch tagsüber).
- Der typische *Arg-n.*-Patient hat ein Verlangen nach Zucker, der ihm aber nicht bekommt.
- Verlangen nach Salz; kühler, frischer Luft. < an hohen Orten.

Hepar sulfuris

- „Der Urin läuft sehr langsam, tropft senkrecht herunter, wird ohne Kraft ausgeschieden. Wenn Sie dabei noch nächtliches Bettnässen finden, ist *Hep.* das Arzneimittel."

Cina

- Urin reichlich und unwillkürlich.
- Beschwerden durch Würmer; gieriger Hunger.
- Der typische *Cina*-Patient ist ärgerlich und übellaunig, möchte getragen werden oder weder angeblickt noch angefaßt werden.

- Verlangt nach Dingen, die er dann von sich wirft.
- Bohrt mit den Fingern in der Nase.
- Der Urin wird beim Stehen milchig.

Natrium muriaticum

- Unwillkürlicher Abgang von Urin beim Gehen, Husten oder Niesen *(Caust., Puls.).*
- Starkes Verlangen zu urinieren und Unfähigkeit, den Urin zurückzuhalten *(Sulf.).*
- *Immer wenn er sich hinsetzt, geht Urin ab* (vergl. *Puls.*); Tag und Nacht; macht es notwendig, oft die Wäsche und das Bettzeug zu wechseln.
- Ständiges Verlangen nach Salz.
- Muß lange warten, bis der Urin fließt, besonders, *wenn andere Personen in der Nähe sind.*
- *Krankhaftes Verlangen nach Salz (Phos., Nit-ac.* etc.).
- Typisch für *Nat-m.* ist: die Landkartenzunge, Herpes um die Lippen; der Riß in der Mitte der Unterlippe.
- > beim Alleinsein; haßt Zuwendung; verrückt machende Kopfschmerzen.
- *Nach Malaria und Anwendung von Chinin.*

Sulfur

- Beständiges Verlangen zu urinieren; einige Tropfen gehen unwillkürlich ab.
- Nächtlicher unwillkürlicher Harnabgang.
- Plötzlicher, zwingender Harndrang; wird dem nicht nachgegeben, so geht der Urin unwillkürlich ab *(Thuj., Nat-m., Kreos.).*
- Unwiderstehliches Verlangen zu urinieren, wenn er sieht, wie Wasser aus einem Hydranten läuft *(Canth., Lyss.).*
- Muß nachts aufstehen und urinieren.
- Muß den Arbeitsplatz verlassen und zum Urinieren eilen, um sich nicht einzunässen.
- „Enuresis bei blassen, mageren Kindern mit großem Abdomen und einer Vorliebe für Zucker, und die es verabscheuen, gewaschen zu werden.“ *(Psor.)*
- Um 11 Uhr vormittags hungrig. Deckt sich nachts ab.

Thuja

- Unwillkürlicher Harnabgang in der Nacht oder beim Husten *(Caust.)*.
- Steht nachts wenigstens sechs Mal auf; macht häufig ins Bett.
- Der Urin ist kräftig gefärbt, hat eine strengen Geruch.
- Harninkontinenz *(Sulf., Nat-m., Kreos.* etc.); plötzliches Verlangen, dem er nicht widerstehen kann, ohne mit der Hand an den Penis zu fassen.
- Kann den Urin beim Reiten oder bei einem langen Spaziergang nicht zurückhalten *(Bell.)*.
- Chronische Harninkontinenz durch Lähmung des Sphinkters.
- Nach Pockenimpfung. Durch das Trinken von Tee. < durch Zwiebeln.
- Harn geht tropfenweise im Schlaf ab.
- Warzen etc.

Dulcamara

- *Wenn er kalt wird, muß er sich zum Urinieren beeilen.*
- Die Blasenbeschwerden sind im Sonner >, < im Winter.
- Unwillkürlicher Harnabgang nach Waten in kaltem Wasser.
- Typisch ist die < durch *kaltes, nasses* Wetter; unterdrückte Absonderungen, Schweiß etc., (vergl. *Rhus-t.; Caust.* zeigt das Gegenteil).

Rhus toxicodendron

- Unwillkürliches Urinieren in der Nacht, *wenn er ruht* (Gegenteil von *Bell.*).
- Blasenschwäche bei Mädchen und Frauen, mit häufigem Verlangen zu urinieren.
- Ständiges *Harntröpfeln* bei Jungen.
- Harntröpfeln in kalter Luft und wenn er kalt wird (vergl. *Dulc.*).
- Es kann heftiger Blasentenesmus mit dem Auströpfeln blutiger Tropfen auftreten.
- Typisch für *Rhus-t.* ist die Beeinflussung durch *Feuchtigkeit und Kälte*; durch Waschen *(Sulf., Psor.)*. > durch Wärme, > durch Bewegung *(Puls.)*.

Nux moschata

- Harninkontinenz.
- Typisch für *Nux-m.* ist die < durch Kälte *(Dulc., Rhus-t., Ars.)*, durch kalte Winde, Luftzug, kalte Getränke, kaltes Baden.
- Der Patient ist teilnahmslos, apathisch, schläfrig.
- Trockener Mund, aber *kein Durst.*

Arsenicum album

- Unwillkürlicher Harnabgang und Bettnässen.
- Der typische *Ars.*-Patient ist nervös und *ängstlich; ruhelos;* wählerisch, übergenau in Kleinigkeiten *(Nux-v.)*. „Steht aus dem Bett auf, um den Stuhl gerade zu rücken."
- Ist sehr frostig.
- < der Beschwerden etwa um 1-2 Uhr nachts.

Phosphorus

- Unwillkürliches Urinieren bei Kindern mit dem *Phos.*-Körperbau, sie wachsen zu schnell.
- Der typische *Phos.-Patient hat ein Verlangen nach Salz, kalten Getränken, Eiscreme.*
- Furcht vor der Dunkelheit, dem Alleinsein, vor Gespenstern, vor Gewitter.
- Der *Phos.*-Patient ist groß und schlank, hat feines Haar.
- Der Urin kann reichlich, wässerig, farblos sein.

Psorinum

- Parese der Harnblase.
- Hartnäckige Fälle von Enuresis; näßt ins Bett während Vollmond.
- Der typische *Psor.*-Patient ist kalt, hat eine Scheu vor dem Waschen *(Sulf.)*, ist schmutzig, sieht übel aus und riecht auch so.

Harnverhaltung

Aconitum

- *Harnverhaltung durch Schock.*
- Bei Neugeborenen ist es hierbei das erste Arzneimittel. Das Kind schreit und ist unruhig.
- *Harnverhaltung durch Kälte,* besonders bei Kindern, mit viel Geschrei und Ruhelosigkeit.
- Unterdrückung oder Verhaltung des Harns mit Druck in der Blase oder Stichen in der Nierenregion.
- Schmerzvoller Harndrang, dabei ängstlich.
- Harnverhaltung mit qualvollem Umherwerfen und äußerster Angst *(Ars.).*
- *Beschwerden durch Kälte, Schreck, Verletzung, Operation.*

Apis

- Harnverhaltung bei Kindern in der Stillzeit.
- „Es ist schon merkwürdig, daß die alten Frauen wußten – lange bevor *Apis* geprüft wurde –, daß man den Neugeborenen bei Harnverhaltung helfen kann, indem man einige Bienen mit heißem Wasser übergießt und dem Kind einen Teelöffel voll davon gibt... dies ist nur folgerichtig, da wir ja *Apis* genau aus diesem Grund geben." *(Kent).*
- Harnverhaltung oder Unterdrückung, mit Durstlosigkeit.
- Charakteristika: stechende Schmerzen mit *Durstlosigkeit und Unverträglichkeit von Wärme.*

Opium

- Harnverhaltung durch Schreck *(Acon.).*
- Volle Blase.
- Urin unterdrückt; geht nur unter Schwierigkeiten ab.
- Kann nicht zum Urinieren nachhelfen, wegen Parese der Austreibungsmuskeln (*Caust., Con.* etc.).
- Paralytische Atonie des Darms und der Blase nach Laparotomie *(Acon., Arn.).*
- Strangurie und Harnverhaltung durch exzessiven Tabakgenuß.
- Leitsymptome können sein: große Furcht, die bestehen bleibt. Oder: zu gelassen, *sagt, ihm fehle nichts (Arn.).*

- Bildet sich ein, Körperteile würden anschwellen, und er würde platzen *(Par.)*.

Arnica

- Harnverhaltung durch Überanstrengung.
- Häufige Versuche zu urinieren.
- Muß lange warten, bis der Urin endlich fließt.
- Blasenbeschwerden *nach mechanischen Verletzungen.*
- Harnverhaltung nach Entbindung (vergl. *Acon.*).
- Die Blase fühlt sich überfüllt an, erfolgloses Drängen.
- *Arn.* fühlt sich zerschlagen, wund, müde. „Das Bett ist zu hart."

Causticum

- „Hat zwei Arten der Blasenlähmung. Die erste betrifft die Austreibungsmuskeln, was zu Harnverhaltung führt; die andere betrifft den Sphinkter, der Urin geht unwillkürlich ab."
- Blasenlähmung, *nachdem der Harndrang zu lange unterdrückt wurde,* mit Unfähigkeit, Wasser zu lassen.
- „*Rhus-t.* und *Caust.* sind die beiden großen Mittel für paralytische Schwäche der Muskeln durch Überanstrengung oder Überanstrengung und Kälteeinwirkung." *(Kent).*
- Dem typischen *Caust.*-Patienten geht es > an warmen, nassen Tagen.

Nux vomica

- Harnverhaltung nach Biertrinken. Spasmodische Harnverhaltung: sondert Tropfen für Tropfen ab.
- Schmerzhafter, erfolgloser Harndrang.
- Blasenlähmung: der Urin tröpfelt.
- *Nux-v.* ist erregbar, gereizt, überempfindlich.
- Frösteln, wenn er sich freideckt oder sich bewegt.

Lycopodium

- Harnverhaltung; der Urin fließt stoßweise.
- Heftiger Rückenschmerz, jedesmal vor dem urinieren; Harnverhaltung: Begibt sich in die Position, um zu urinieren, muß aber lange Zeit warten, bis der Harn fließt. Der

charakteristische Rückenschmerz hört auf, wenn der Harn fließt.
- Unfähigkeit, Wasser zu lassen, mit beständigem Herabdrängen, stützt den Bauch mit den Händen.
- Bei Kindern: Harndrang mit der Unfähigkeit, Wasser zu lassen, sie weinen und greifen zum Abdomen.
- Häufig Ziegelmehl oder roter Sand im Urin.
- Kinder erwachen übelgelaunt, verärgert und weinen.
- Verlangen nach Süßigkeiten und warmen Getränken.
- < der Symptome am Nachmittag.

Natrium muriaticum

- Verlangsamung der Blasenfunktion. Muß warten, bevor der Urin fließt (vergl. *Lyc.*); kommt dann langsam, tröpfelnd.
- Kann kein Wasser lassen, *wenn jemand anwesend ist,* auch nicht an öffentlichen Plätzen.
- Der typische *Nat-m.*-Patient weint leicht, es darf aber niemand sehen. Gereizt durch Zuwendung, Trost (Gegenteil von *Puls.*).
- Häufiges Verlangen nach Salz; fühlt sich < am Meer.

Conium

- Intermittierender Harnfluß mit Schneiden nach der Entleerung.
- Der Harnfluß *hört auf und beginnt erneut.* Müht sich, um Urin abzusondern, wird müde und hört damit auf. Der Harnfluß hört auf, beginnt aber erneut, ohne daß er pressen muß – das geschieht zwei- bis dreimal während einer Entleerung. Unregelmäßige Muskelfunktion während des Harnabgangs.

Belladonna

- Unterdrückung oder Verhaltung des Urins; oder der Urin fließt Tropfen für Tropfen.
- Große Schwierigkeiten, auch nur eine kleine Menge zu lassen.
- Der Harn fließt in schwachem Strahl oder tropfenweise.
- Spasmodische Harnverhaltung oder unwillkürlicher Harnabgang.
- Harnverhaltung nach Schock (vergl. *Arn.; Acon.*: mit Angst

und ruhelosem Umherwerfen), mit Muskelzucken und trockener Haut.
- Wenn sich ein wenig Urin in der Blase angesammelt hat, setzt plötzlicher schmerzhafter Harndrang mit Greifen am Blasenhals ein.
- *Bell.* brennt und pocht, hat intensive trockene Hitze.
- Charakteristisch sind erweiterte Pupillen; Durst auf kalte Getränke, besonders Limonade. Ruckartige Bewegungen und Auffahren im Schlaf. Kann die geringste Erschütterung nicht vertragen.

Arsenicum album

- Atonie der Blase: kein Verlangen zu urinieren und auch keine Kraft dazu. Scheint die Beeinflussung der Kraft für die Entleerung verloren zu haben (vergl. *Caust.*).
- Blasenlähmung; Atonie bei alten Personen; oder starkes Verlangen, aber es geht kein Urin ab.
- Spärliche Urinabsonderung; geht nur schwerlich ab; unter Brennen während der Absonderung.
- Dabei wahrscheinlich das Frösteln von *Ars.*, die Ruhelosigkeit und die Angst.

Pareira brava

- Großes Verlangen, Urin zu lassen: Denkt, es würde mehr als ein Liter abgehen, hat dann aber die größten Schwierigkeiten, überhaupt etwas Urin zu lassen.
- *Muß sich auf die Knie begeben,* die Stirn auf den Fußboden drücken und in dieser Lage pressen, bis er reichlich schwitzt. Nach zehn oder zwanzig Minuten tröpfelt der Urin dann unter starken Schmerzen ab.
- Stangurie mit berstendem Gefühl in der Blase.

Stramonium

- Harnverhaltung; Empfindung, der Urin kann aufgrund von Enge der Harnröhre nicht abgehen.
- > nach Trinken von Essig.
- Die Nieren sondern wenig oder keinen Urin ab; besonders bei akuten Krankheiten und bei Erkrankungen von Kindern.

- Starkes Verlangen, Urin zu lassen, obwohl die Urinproduktion unterdrückt ist.
- Rigor während des Urinierens.
- „Ein absolut sicheres Mittel bei renal bedingten Konvulsionen."

Cantharis

- Harnverhaltung verursacht Schmerzen.
- Harnverhaltung: Es geht gar kein Urin ab oder lediglich ein oder zwei Tropfen.
- Ständiger Tenesmus: Sitzt und müht sich ab, ohne Erleichterung zu finden.
- Harnorgane und Genitalien befinden sich im Zustand der Reizung und Entzündung, sogar bei drohender Gangrän.
- „*Heftigkeit und Schnelligkeit* sind die Merkmale dieses Arzneimittels." *(Kent).*

Tarantula

- Zystitis, hohes Fieber, gastrische Störungen, qualvolle Schmerzen und die Unfähigkeit, auch nur einen Tropfen Urin zu lassen.
- Oder es geht Tropfen für Tropfen dunkelbrauner, übelriechender Urin mit grießartigem Sediment ab.
- Ruhelos, nervös, eilig. Ruckungen und Zuckungen.
- Hysterisch, mangel an Selbstkontrolle.
- „Stets geschäftige Hände."

Terebinthina

- Spasmodische Harnverhaltung (durch Gonorrhoe?).
- Unterdrückter Urin.
- Harnverhaltung durch Atonie der Blase.
- Heftiges Brennen und Schneiden in der Blase.
- Charakteristisch für *Ter.* sind *Blutungen aus Nieren und Blase.*
- Spasmen, durch jeden Versuch zu urinieren.

Beschwerden von Nieren und Blase

Apis

- Schmerz im Bereich beider Nieren.
- Schwellung der linken Niere; akute Bright'sche Krankheit.
- Hyperämischer Zustand der Nieren (organische Herzkrankheit).
- Albuminurie während der Abschuppungsphase bei Scharlachfieber.
- Tenesmus der Blase mit häufiger Absonderung von rotem Urin; pathologische Reizbarkeit der Harnorgane.
- Höchste Qual beim Wasserlassen.
- Häufiges, schmerzhaftes Urinieren; Urin spärlich, blutig.
- Harnverhaltung; die Blase ist leicht ausgedehnt.
- Zystitis bei Hydrozephalus, typhoidem Fieber, Typhus etc.
- Spärlicher, stark gefärbter, häufiger, verbrühender Urin.
- Oder spärlich, milchig, abluminös, dunkel, mit Sediment wie Kaffeesatz; enthält Zylinder, Epithelzylinder.
- Urin riecht nach Veilchen *(Stroph.)*.
- Die Hälfte des Urins besteht aus Eiweiß.
- Urin spärlich und übelriechend, oder schaumig.
- *Apis* ist in der Nacht <, durch Kälte , dennoch < im warmen Raum.
- Die Schmerzen sind von *stechender* Art. Der ganze Körper ist geschwollen und *aufgedunsen*.

Cantharis

- Anfallsweise schneidende und brennende Schmerzen in beiden Nieren; der Bereich ist empfindlich gegen die geringste Berührung; wechselt mit Schmerzen in der Spitze des Penis.
- Harndrang; schmerzhafte, tropfenweise Entleerung blutigen Urins; zeitweise auch reinen Blutes.
- Dumpfer, schwerer, sich ausdehnender Schmerz in der Nierenregion einer Seite; keine Lage bringt >. Drehen und Winden des Körpers unter Stöhnen und Schreien; endet in Übelkeit, Brechreiz und Erbrechen...
- Schmerzhafter Harndrang, doch kann er aufgrund des *heftigen Tenesmus* und der Strangurie nichts lassen.

- Schmerzhafter Abgang einiger Tropfen blutigen Urins; verursachen sehr heftigen, scharfen Schmerz, als ob ein rotglühendes Eisen durch die Harnröhre gleiten würde.
- Heftige Schmerzen in der Blase; häufiger Harndrang, unerträglicher Tenesmus.
- Harndrang aufgrund der geringsten Menge Urin in der Blase.
- Heftiges Schneiden und brennende Schmerzen in der Blase, vor, während und nach dem Urinieren.
- Lähmung des Blasenhalses. Nephritis.
- *Canth.* ist < durch Kaffe; durch das Trinken von kaltem Wasser.

Terebinthina

- Nephritis. Heftige brennende und ziehende Schmerzen in den Nieren.
- Hämaturie.
- Schmerz in der Nierenregion, erstreckt sich die Ureteren hinunter; erstreckt sich von der rechten Niere in die Hüfte.
- Wassersucht aufgrund von Nierenkongestion. Rauchiger Urin.
- Frühe Stadien der Albuminurie, wenn Blut und Eiweiß in weit größeren Mengen vorhanden sind, als Harnzylinder und Epithelien.
- Beschwerden der Nieren, < durch Leben an *feuchten* Orten.
- Heftiges Brennen und Schneiden in der Blase wechselt mit ähnlichen Schmerzen im Nabel.

Helonias dioica

- Brennen der Nieren: kann aufgrund des Brennens ihre Umrisse bestimmen.
- Schmerz und Kongestion der Nieren mit Albuminurie.
- Brennen, Verbrühen beim Urinieren; häufiger Harndrang.
- Unwillkürlicher Harnabgang, nachdem die Blase bereits leer zu sein schien.
- Diabetes. Wassersucht.
- Brennen des Magens, der Wirbelsäule.

Berberis

- Stechende oder reißend grabende Schmerzen in der einen oder anderen Niere, wie bei Eiterung. < durch tiefes Drücken.
- Glucksen in der Region der linken Niere, erstreckt sich in die Blase. Brennender Schmerz in der Blase, manchmal, wenn sie voll ist, manchmal , wenn sie leer ist.
- Ziehendes Stechen in der einen oder anderen Seite der Blase, erstreckt sich hinunter in die Harnröhre; oder zieht hoch in die Lumbalregion und erstreckt sich entlang der Ureteren.
- Schmerzhaftes Schneiden der linken Seite der Blase in die Urethra, kommt von der linken Niere den Verlauf des Ureters herab.
- Heftig stechender Schmerz in der Blase, von der Niere sich erstreckend.
- Blutroter Urin, wird schnell trübe, setzt mehliges, hellrotes Sediment ab, wird langsam klar, enthält aber immer Blut (auch wenn klar).
- Oder blaß-gelber Urin mit gallertartigem Sediment, das sich nicht ablagert.
- *Berb.* affiziert die Nieren, die Leber, die Blase, den Rücken (Lumbalregion).
- *Glucksende Empfindung* in den Nieren *(Med.).*
- < durch Bewegung; *Erschütterung (Bell.).*
- Nierenkolik mit sehr streng riechendem Urin.

Acidum benzoicum

- Uringeruch äußerst ausgeprägt.
- Bräunlicher, sehr *abstoßend* riechender Urin.

Cannabis sativa

- Geschwürschmerz in der Nierenregion.
- Schmerz im Blasenhals und in beiden Nieren.
- Häufiger Drang, Urin zu lassen; oder Harnverhaltung.
- Der Patient geht sehr langsam, mit *auseinandergespreizten* Beinen. Kann nicht gehen, wenn die Beine eng aneinanderliegen, da das in der Harnröhre schmerzt.
- Schmerzhaftes Rucken im Abdomen, als sei dort etwas Lebendiges *(Croc., Thuj.).*

Cannabis indica

- Schmerz in den Nieren beim Lachen. Scharfe Stiche in beiden Nieren.
- Verliert sich: vergißt den letzten Gedanken, das letzte Wort, das er sagen wollte.
- Spricht, als sei er müde.
- Ständiges *Theoretisieren.*
- Unzählige Sinnestäuschungen und Vorstellungen: Zeit und Raum erscheinen *ausgedehnt.*
- Unmäßiges Lachen. Furcht vor der Dunkelheit.

Mercurius corrosivus

- Eines der heftigen Arzneimittel. Es hat heftiges Brennen.
- *Blasentenesmus* mit intensivem Brennen in der Harnröhre.
- Absonderung von Blut und Schleim, bei oder nach dem Urinieren.
- Häufiges Urinieren, tropfenweise, unter viel Schmerz.
- Urin spärlich oder vermehrt; heiß, brennend, blutig.

Arsenicum album

- Erschwertes Urinieren.
- Kein Verlangen und keine Kraft zum Urinieren.
- Unterdrückung des Urins; Harnverhaltung.
- Oder starker Drang, ohne daß Urin abgeht.
- Spärlicher Urin, geht nur unter Schwierigkeiten ab. *Brennen* während der Absonderung.
- Urin wie dickes Bier; fauliger Geruch. Trübe, mit Eiter und Blut vermischt.
- Albuminurie. Fettige Degeneration oder Atrophie der Nierenkanäle, Glomeruli und Bowmann Kapseln.
- *Ars.* ist sehr *unruhig*, sehr *ängstlich.* Wirft sich umher bis zur *Erschöpfung.*
- < *durch Kälte*, kalte Speisen, Obst.
- Möchte warm eingehüllt sein. > *durch Wärme* im allgemeinen; am warmen Ofen.
- < während des Stuhlgangs; wenn Erbrechen einsetzen könnte.

Phosphorus

- Bright'sche Krankheit.
- Fettige oder amyloide Degeneration der Nieren, besonders, wenn mit ähnlicher Veränderung der Leber vergesellschaftet.
- Nephritis. Wassersucht mit Diarrhoe.
- Blase voll, doch der Urin fließt nicht, da kein Harndrang vorhanden ist.
- Besonders hilfreich bei typischen *Phos.*-Patienten: schlank, groß, von feiner Art.
- Verlangen nach Salz; Furcht vor Gewitter etc.

Thuja

- Entzündung der Nieren.
- Die Blase fühlt sich wie gelähmt, hat keine Kraft, um den Urin auszutreiben.
- Empfindung von Feuchtigkeit, die vorwärts durch die Harnröhre läuft. Harnröhrenmündung verschlossen, durch schleimige oder seröse Flüssigkeit oder einen Schleimklumpen.

Plumbum

- Granuläre Degeneration oder Nierenzirrhose; ausgeprägte Neigung zu urämischen Konvulsionen.
- Bright'sche Krankheit; Schrumpfniere, Hämaturie, Diabetes.
- Nicht in der Lage, Urin zu lassen; offensichtlich aufgrund der fehlenden Empfindung, es tun zu müssen.
- Urin spärlich, stark gefärbt, geht in Tropfen ab, tröpfelt. Strangurie.
- Typischer Schmerz: als ob das Abdomen eingezogen wäre, zur Wirbelsäule; als ob ein innerliches Band es *dorthin ziehen* würde *(Ter., Verat-v., Zinc.)*.

Lycopodium

- Dumpfer Schmerz in der Niere, < vor und > nach dem Urinieren.
- Nierenkolik, besonders entlang des rechten Ureters zur Blase hin.

- Roter Sand im Urin.
- Zystitis: trüber, milchiger Urin, mit übelriechendem, eitrigen Sediment.
- Dumpfes Pressen oder Herabdrängen über der Blase.
- Linke Niere affiziert. Schmerz im Rücken *vor* dem Urinieren.
- Häufige Hämaturie, große Blutklümpchen im Urin.
- Harnverhaltung; oder es wird kein Urin gebildet.
- Harndrang: muß lange warten, bevor der Urin anfängt zu fließen, mit beständigem *Herabdrängen.* Stützt das Abdomen mit den Händen.
- Urin mit strengem, beißendem Geruch. Verursacht Hautausschlag, wenn er mit der Haut in Kontakt kommt.

Nux vomica

- Nephritis durch Stagnation des Pfortaderkreislaufes, verursacht durch Unterdrückung von blutigen Absonderungen. Brennen in den Lenden und im Bereich der Nieren: nach Unterdrückung von Hämorrhoidalblutung, Alkoholmißbrauch oder durch Nierensteine.
- Nierenkolik, besonders der rechen Niere, erstreckt sich zu den Genitalien und dem rechten Bein; > beim Liegen auf dem Rücken.
- Heftige Schmerzen in der Lendengegend, wie zerschlagen. Kann sich nicht bewegen.
- Der Schmerz kulminiert jeweils nach einer kleinen Weile in quälenden Brechreiz und Erbrechen.
- Schmerzhafter, *erfolgloser* Harndrang: der Urin geht unter Brennen und Reißen in Tropfen ab. Spasmodische Strangurie.
- Lähmung der Blase: der Urin tröpfelt. Paralytische Harninkontinenz.
- Unwillkürlicher Harnabgang beim Lachen, Husten oder Niesen.
- *Nux-v.* ist *reizbar* und mürrisch; tadelt.
- Kann sich nicht im Bett umdrehen, muß sich aufsetzen, um es zu bewerkstelligen.
- Starke *Abneigung gegen frische Luft* (Gegenteil von Puls.).

Zincum

- Pressen, Stechen, Wundheit der Nieren. Druck der linken Niere.
- Harnverhaltung, wenn er *beginnt* zu urinieren.
- Sitzt mit übereinandergekreuzten Beinen, vorgebeugt und kann kein Wasser lassen, oder nur sehr wenig. Hat das Gefühl, die Blase wird platzen.
- *Zinc.* kann sich nicht ruhig verhalten: die Füße sind *in ständiger Bewegung.*
- Danach gefragt, warum es seine Füße ständig baumeln läßt, antwortet das Kind: „Um zu verhindern, daß Urin abgeht."

Pulsatilla

- Schmerzen in den Nieren; auch beim Urinieren.
- Tenesmus der Blase; Stechen im Blasenhals.
- Urin spärlich, blutig, mit Schleim; rötlich; unwillkürlich.
- Harninkontinenz im Bett. Vor dem Waserlassen das Gefühl, der Harn würde davonströmen. Kann kaum warten.
- Blasenregion sehr empfindlich gegen Druck.
- Das Arzneimittel der *wechselnden* Zustände; die Schmerzen wechseln den Charakter, die Örtlichkeit; sind sehr heftig, dann plötzlich mild.
- *Puls.* ist leicht zu Tränen geneigt.

Sulfur

- Heftiger Schmerz in der Nierenregion, *nach langem Bücken.*
- Starker Druck in der Blase.
- Jucken und Brennen in der Harnröhre.
- Plötzliches, unwiderstehliches Verlangen zu urinieren. Wenn dem nicht nachgegeben wird, fließt Urin ab.
- *Sulf.* ist < beim Erwachen; nach dem Essen; durch Milch; durch körperliche Anstrengung; durch Wasser und Waschen; beim Warmwerden im Bett.
- Sehr schmerzhafter Abgang von Stuhl und Urin.

Schwindel

Conium

- Ein großes Schwindelmittel, wenn das Bild paßt.
- Schwindel: *beim Drehen oder Bewegen des Kopfes, Drehen der Augen.*
- Empfindung, sich im Kreis zu drehen.
- Im Liegen: *als ob sich das Bett im Kreis dreht.* Schwindel beim Drehen der Augen.
- Schwindel beim Umdrehen im Bett; beim sich Umsehen; beim Aufstehen vom Sitzen.
- Schwindel beim Sehen auf sich bewegende Objekte.
- Kann das leichteste alkoholische Getränk nicht vertragen.
- Ein merkwürdiges Symptom: Schwitzt Tag und Nacht, beim Schließen der Augen.

Sanguinaria

- Schwindelig, *kann sich nicht schnell drehen,* ohne Angst haben zu müssen, er könnte fallen.
- Schwindel mit langanhaltender Übelkeit und Kopfschmerz, dann folgt krampfartiges Erbrechen.
- Empfindung einer harten, schweren Substanz im Magen.
- Schwindel, wenn der Kopf schnell gedreht wird, beim Aufsehen, beim Hinlegen, während des Schlafes.
- Blut schießt zum Kopf, dabei Schwindeligkeit; Übelkeit, Ohnmachtsschwäche: Würde fallen, wenn sie vom Sitz aufstehen würde.
- Eines der Migränemittel.
- Schwindel bei kaltem Wetter.

Aconitum

- Schwindel: *beim Aufstehen vom Liegen;* das rote Gesicht wird leichenblaß. Oder ihm wird schwindelig, er fällt und hat Angst, wieder aufzustehen; dabei Übelkeit.
- Schwinden des Sehvermögens oder Bewußtlosigkeit.
- Schwindel durch Fall oder Erschütterung, nach Schreck; ist voller Angst, als würde er sterben, muß sich hinlegen.
- Schwindel durch Blutandrang, wie in der Sonne *(Bell.),* beim Bücken; taumelt nach rechts.

- Beschwerden mit Angst und Ruhelosigkeit.
- *„Acon. wirkt wie ein starker Sturm, der bald wieder vorüber ist."*
- „Eine Frau lief gegen einen Hund, und ihr wurde heftig schwindelig. Schwindel, der aufgrund von Angst, von plötzlicher Angst, einsetzt."

Bryonia

- Schwindel: beim Aufstehen vom Sitzen, vom Liegen.
- Schwindeligkeit und Ohnmachtsschwäche beim Kopfheben.
- < *durch die geringste Bewegung.*
- Schwindel und Verwirrung durch die geringste Bewegung.
- Typisch ist die trockene Zunge und *Verstopfung* mit harten, trockenen Stühlen.
- *Durst auf große Mengen;* weiße Zunge; reizbar.
- > wenn er für sich allein ist.
- Eigentümliches Symptom: Als würde man mit dem Bett oder durch das Bett sinken (vergl. *Thuj.*).
- Neigung, rückwärts zu laufen (vergl. *Camph-br.*).

Nux vomica

- Schwindel: beim Aufstehen vom Sitz oder vom Bett (*Acon.* etc.), beim Kopfheben *(Bry.)*.
- Schwindel mit Verlust des Sehvermögens oder des Gehörs; weckt ihn nachts aus dem Schlaf.
- Beim Bücken, beim Aufsehen: Muß sich festhalten, um nicht zu fallen.
- Die Gegenstände scheinen sich um ihn herumzubewegen.
- Fällt nach vorne; zu einer Seite; rückwärts.
- Als ob das Gehirn sich im Kreis drehen würde; das Zimmer dreht sich.
- Schwankt, taumelt vormittags; nach dem Mittag-oder Abendessen; rotes, heißes Gesicht; getrübte Sicht; Taumeln.
- *Durch Verdauungsstörungen;* Verstopfung; sitzende Lebensweise; Alkohol, Tabakgenuß; Geruch von Blumen, Benzin; durch geistige Überanstrengung (vergl. *Phos.*).
- Der typische *Nux-v.*-Patient ist reizbar, überempfindlich,

schläfrig. Fröstelig, wenn er sich abdeckt oder bewegt.
– > durch Schlaf. Rotes Gesicht.

Belladonna

– Ein Arzneimittel der *Plötzlichkeit, Heftigkeit.*
– Schnelle Empfindungen und Bewegungen.
– Die Schmerzen kommen und gehen plötzlich.
– Blutandrang zum Kopf mit Schwindel.
– *Schwindel mit Pulsieren im Kopf, erweiterten Pupillen, Übelkeit.*
– Wie geschaukelt beim Hinlegen; *als ob das Bett ihn auf- und niederhüpfen ließe.*
– Beim Bücken; nachts; beim Drehen im Bett; bei jeder Lageveränderung.
– *Als ob er mit dem Bett oder durch das Bett sinken würde (Bry., vergl. Thuj.).*
– Neigt dazu, nach links oder rückwärts zu fallen.
– Gegenstände schwanken hin und her.

Phosphorus

– Schwindel: beim *Aufwärts-, Abwärtssehen.*
– Beim Aufstehen vom Sitzen, beim Kopfbewegen.
– Gefühl, er würde nach unten sehen.
– Der Stuhl scheint sich mit ihm zu erheben.
– Empfindung, als würde er vorwärts fallen.
– Taumelt beim Gehen, alles dreht sich.
– < beim Liegen auf der linken Seite.
– < durch geistige Anstrengung; durch den Geruch von Blumen *(Nux-v.).*
– Der typische *Phos.*-Patient ist groß, dünn. Hat ein Verlangen nach kalten Getränken, Eiscreme, Salz.
– Fürchtet Gewitter, Dunkelheit, das Alleinsein.

Natrium muriaticum

– Schwindel *mit Flackern vor den Augen.* Gegenstände drehen sich.
– *Neigung, nach vorn zu fallen.*
– Nach Kaffee, Tee, Alkohol, Tabak *(Nux-v.).*
– Durch Anstrengung der Augen.

- Der typische *Nat-m.*-Patient weint leicht, doch soll es niemand sehen. Traurig, zurückhaltend. Verlangen nach Salz.

Opium

- Starker Schwindel *zwingt ihn, sich hinzulegen. Als ob sich alles mit ihm im Kreis drehen würde.*
- Schwindel verursachender Rausch. Taumelt hierhin und dorthin.
- Schwindel durch Kopfverletzung; nach Schreck.
- **Als ob er fliegen oder in der Luft schweben würde** (Gegenteil von *Bry.* etc.).
- Ohnmachtsanfälle mit Schwindel beim Aufstehen vom Bett, mit Widerkehr des Bewußtseins, wenn er hingelegt wird.

Secale

- Schwindel: beständig zunehmend; Betäubung.
- Taumeln; unfähig, aufrecht zu stehen.
  Der Kopf, besonders der Hinterkopf, fühlt sich leicht (und schwindelig). (Gels., Gegenteil von *Tab.).* Unstetger Gang.
- Der typische *Sec.*-Patient ist abgezehrt, vertrocknet, runzelig; hat eine ungesunde Haut.
- Äußerlich ist er eiskalt, doch innerlich brennt er.
- Taubheit; Kribbeln, Krabbeln, Krampfen.

Onosmodium

- Fürchtet, nach unten zu blicken, da sie dann Angst bekommt, zu fallen (vergl. Gels.); daß sie ins Feuer fallen könnte: „Trotz aller Willensanstrengung könnte sie ins Feuer fallen."
- Inkoordination. Beurteilt Entfernungen falsch.
- Taumeln. Gefühl, auf Watte zu gehen.
- Eigentümliches Symptom: *Kopfschmerz* < im Dunkeln.

Camphora bromata

- *Hat das Gefühl, er würde sich in die eine Richtung bewegen, obwohl er sich in Wirklichkeit in die andere Richtung bewegt.*
- Glaubt, umgedreht worden zu sein: geht nach Norden statt nach Süden.

- Hat das Gefühl, er würde in die falsche Richtung gehen, obwohl die laufenden Hausnummern dies nicht bestätigen.

China

- Schwindeligkeit und Ohnmachtsschwäche nach dem Verlust von Blut.
- Schwindel: Neigung des Kopfes, nach hinten zu fallen.
- < durch Bewegung und Gehen; > im Liegen.

Acidum salicylicum

- Schwindel:neigt dazu, zur linken Seite zu fallen, wogegen die ihn umgebenden Gegenstände nach rechts zu fallen scheinen.
- (M. Meniére).
- Kommt und geht ohne ersichtliche Ursache.
- Ohrgeräusche; Taubheit (?).

Lycopodium

- Übelkeit: *alles dreht sich;* fürchtet zu fallen.
- Schwindel während des Trinkens; *im warmen Zimmer (Puls.)*; beim Aufstehen vom Sitzen, vom Bett; taumelt hin und her.
- Wird heiß, das Gesicht rötet sich, Augen trübe und wässerig.
- Flatulenz und Auftreibung, muß die Kleidung um die Taille lösen.
- < durch kalte Getränke; von 16-20 Uhr.

Dulcamara

- Vorübergehender Schwindel mit Dunkelheit vor den Augen.
- Mittags; vor dem Essen; während des Gehens schwindelig, *als ob alle Gegenstände vor ihm stehenbleiben würden* und ihm schwarz vor Augen würde.
- Fällt fast beim Aufstehen, dabei Schwäche und Zittern.

Tabacum

- Schwindel: *äußerste Schwere des Kopfes* (Gegenteil von Sec.).
- Übelkeit, leichenartige Gesichtsblässe; Schwäche bis hin zur Bewußtlosigkeit.

- > an der frischen Luft und durch Erbrechen.
- Schwindel beim Aufstehen und Hochsehen.
- Durch unmäßigen Tabakgenuß *(Nux-v.).*
- Heftiger Schwindel *mit reichlichem (kaltem) Schweiß.*
- Tödliche Übelkeit mit heftigem Erbrechen. < durch die geringste Bewegung; beim Öffnen der Augen.

Gelsemium

- *Der Kopf fühlt sich leicht und groß,* dabei Schwindel.
- Schwindeligkeit mit verschwommenem Sehen, allmählich zunehmend. Erstreckt sich vom Hinterkopf über den Kopf.
- Erweiterte Pupillen *(Bell.),* Sicht getrübt.
- Durch Sonnenhitze oder im Sommer.
- Scheint berauscht, wenn er versucht, sich zu bewegen.
- < durch Tabakgenuß *(Nux-v.).*
- Schwindel mit Verlust des Sehvermögens, Frösteln, schnellem Puls, Doppeltsehen.
- Die Muskeln folgen dem Willen nicht: Schwindel; er ist durcheinander; Verlust des Koordinationsvermögens.
- *Gefühl zu fallen.* Das Kind hält sich an der Krankenschwester oder dem Bett fest. Schreit, aus Furcht zu fallen *(Bor.).*
- Fall: Ein Kind, mit dieser Angst zu fallen, mußte sich dabei an einem *festen* Gegenstand festhalten, und nicht an der Mutter. Nach *Gels.* erkletterte sie sogar Bäume.

Ferrum

- Gesicht feuerrot, Füße kalt (Vergl. *Bell.*): dabei Schwindel, *< durch Aufstehen vom Sitzen oder Liegen (Acon.).*
- Durch Gehen über eine Brücke, durch fließendes Wasser, oder Fahren in einem Wagen.

Argentum metallicum

- Krabbeln und Drehen im Kopf, wie betrunken.
- *Wenn er auf fließendes Wasser sieht,* wird ihm schwindelig; oder beim Überqueren von fließendem Wasser (vergl. *Con.*).

Argentum nitricum

- Schwindel *beim Sehen auf hohe Gebäude.*
- Große Angst vor hohen Orten.
- Verlangen nach Zucker und Süßigkeiten, was nicht bekommt.

Pulsatilla

- Äußerst heftiger Schwindel, wie bei einem Rausch: als ob man sich eine Zeit lang im Kreis gedreht hätte; mit Übelkeit.
- < *im Sitzen,* Liegen. > *durch Gehen an der frischen Luft* – oder das Gegenteil, als „wechselnder oder zweiter Zustand" (Gegenteil von *Sulf.*).
- Schwindel durch Verdauungsstörung, mit Erbrechen.
- Schwindel, wenn die Augen nach oben gedreht werden: als ob sie fallen würde oder tanzen würde. > im kühlen Zimmer.
- Beim Bücken: kann sich kaum wieder allein aufrichten.
- Die typische *Puls.*-Patientin ist wechselhaft, weinerlich, genau, reizbar.
- „Ein Arzneimittel (Polychrest) für vielerlei Anwendung."

Ceanothus americanus

- Heftiger Schwindel beim Hinlegen; wenn er sich auf die rechte Seite dreht.
- Alles dreht sich heftig nach rechts; muß sich an den Bettkanten anklammern.

Chelidonium

- Schwindel: mit galligem Erbrechen; Schmerzen in der Leber.
- Dabei Verwirrung, Taumeln, als würde er *vorwärtsfallen.*
- Beim Schließen der Augen, *als würde sich alles im Kreis drehen (Con., Apis);* beim Aufsitzen im Bett.
- Mit Schaudern der oberen Körperhälfte.
- Beim Versuch aufzustehen; hält ihn im Bett.
- Beim Aufwachen, mit Verdauungsstörung.
- Typisch für *Chel.* ist ein *Schmerz unter dem Winkel des rechten Schulterblattes.*

- Zunge dick gelb belegt, mit rotem Rand; Zahneindrücke.

Apis

- Schwindel *beim Schließen der Augen.* Im Sitzen < als beim Gehen; besonders stark beim Liegen mit geschlossenen Augen *(Chel.).*
- Typisch für *Apis* ist die Unverträglichkeit von Wärme; ist durstlos; Kälte >.
- Beschwerden durch Eifersucht, Schreck, Zorn.

Silicea

- Schwindel: bis hin zur Ohnmachtsschwäche, mit Übelkeit.
- Der Schwindel *kriecht die Wirbelsäule hoch in den Kopf.*
- Neigt dazu, vorwärts zu fallen; < durch Bewegung; Aufsehen. Taumeln.
- < *beim Augenschließen (Chel., Apis)*; Liegen auf der rechten Seite. (*Phos.*: < beim Liegen auf der linken Seite.)
- Schwindel *während des Schlafs.*
- Beim Augenschließen dreht sich alles, hört beim Öffnen der Augen auf.
- Schwindel mit dem Gefühl im Kopf, er bewege sich vor und zurück.
- Schwindel mit Brechwürgen: Wasser steigt in den Mund.
- > durch Fahren in der frischen Luft; < wenn wieder im Zimmer.
- Als wimmle es im Kopf, von Lebewesen, die darin herumschwirren.
- *Sil.*-Patienten fehlt es an „Mumm“, Durchsetzungskraft.
- < durch Kälte. Kopf- und Fußschweiß; Beschwerden durch unterdrückten Fußschweiß.

Sulfur

- Viele Unannehmlichkeiten durch Schwindel. *Wenn er an die frische Luft geht oder wenn er eine Weile steht,* wird ihm schwindelig.
- Morgens beim Aufstehen fühlt sich der Kopf wie betäubt an, und während er sich hinstellt wird ihm schwindelig.
- Ist nicht ausgeruht durch den Schlaf: „Die Dinge drehen sich.“ „Braucht Zeit, bis er wieder hergestellt und im Gleich-

gewicht ist."
- < *durch Schlaf und durch Stehen.*
- Schwindel beim Liegen auf dem Rücken.
- Nachdem er eine Viertelstunde gelegen hat, setzt drehender Schwindel ein, als würde er ohnmächtig werden.
- Ein typisches Bild für den *Sulf.*-Patienten ist der Begriff des „zerlumpten Philosophen"; unordentlich, debattierfreudig.

Agaricus

- „Schwindel und Verwirrung des Geistes mischen sich."
- Schwindel beim Gehen in der frischen Luft *(Sulf.)*.; Taumeln; sehr empfindlich gegen kalte Luft.
- Gegenstände drehen sich; Neigung, vorwärts zu fallen.
- Schnelle Bewegung des Kopfes > (Gegenteil von *Con.*).

Cannabis indica

- Schwindel beim Aufrichten, *mit betäubendem Schmerz am Hinterkopf,* so daß er fällt.
- Starker Druck auf das Gehirn, muß sich vorneigen.
- Typisch für *Cann-i.* sind erhebende Empfindungen mit der Ausdehung von Zeit und Raum.
- Empfindung, der Schädel würde sich öffnen und schließen; als ob das Gehirn überkochen würde und das Schädeldach wie den Deckel einer Teekanne anheben würde (vergl. *Cocc.*).

Cocculus

- Schwindel: *die Dinge drehen sich; drehen sich von rechts nach links;* mit Verwirrung; mit Übelkeit.
- Drehschwindel, < *beim Aufstehen vom Liegen.*
- Übelkeit bis hin zur Ohnmachtsschwäche und heftigem Schwindel.
- Migräne mit Übelkeit und Schwindel: durch das *Fahren* im Wagen, im Zug, mit dem Schiff etc.
- Seekrankheit (*Tab.*).
- Kopf, Bauch und Brust sind „leer und hohl".
- Heißes, gerötetes Gesicht.
- Äußerster Widerwille gegen Nahrung; Übelkeit durch den Geruch von Speisen *(Colch., Sep., Ars.)*, doch mit Hunger.

- Inkoordination, Zittern, Erschöpfung.
- Der Hinterkopf öffnet und schließt sich (vergl. *Cann-i.*).

Petroleum

- Schwindel: *im Hinterkopf;* wie berauscht; wie bei Seekrankheit.
- *Zwingt ihn, sich vorzubeugen;* im Stehen < als im Sitzen (vergl. *Puls.*). Ergreift ihn überall, macht ihn starr und steif.

Digitalis

- Schwindel aufgrund von Herzschwäche *(Ars., Hydr-ac., Camph., Verat.).*
- Heftiger Schwindel *mit sehr langsamem Puls.*
- Befürchtet, ohnmächtig zu werden.
- Beim Aufstehen vom Sitzen; schwache Glieder.
- Beständiger Schwindel mit Klingeln in den Ohren.
- „Gefühl, das Herz würde stehenbleiben, wenn sie sich bewegen würde." (*Gels.* muß sich bewegen, damit es weiterschlägt.)
- Puls voll, ungleichmäßig, langsam und schwach; unterbrochen.

Cyclamen

- Ein eigentümlicher „paradoxer Schwindel" – um einen Begriff zu prägen. Beim Erwachen vormittags sieht er jeden Gegenstand, wenn er nach vorn blickt – etwa einen Schrank – unruhig herumwirbeln und zur Seite (nach rechts?) zukken; wogegen derselbe Gegenstand fest und unbeweglich dasteht, wenn ihm schwindelig ist. *Cycl. hat prompt geheilt.*
- Empfindung, das Gehirn würde sich im Schädel bewegen.
- Schwindel: *Gegenstände drehen sich im Kreis* oder um den Patienten herum, oder machen schaukelnde Bewegungen, beim Gehen im Freien.
- „Flimmern vor den Augen oder Schwindel."

Baptisia

- Ein *schnell* eintretender septischer Zustand.
- Benommen, erschöpft; sieht aus wie betrunken.
- Empfindung von Schwimmen, < beim Bücken, durch Geräusche.

- Verwirrung, wie betrunken.
- Schwindel mit Lähmung der Augenlider.
- Fühlt sich körperlich wie zerstreut: „bekommt die einzelnen Körperteile nicht wieder zusammen“ *(Pyrog., Petr.)*.

Ailanthus

- Schwindelig: kann sich nicht aufsetzen; Gesicht rot.
- Schläfrig, doch ruhelos und ängstlich.
- Bei bösartigem Scharlachfieber, Diphterie etc., mit Betäubung und marmorierter Haut.

Anmerkung: Eine Behandlung des Nackens, des Atlas, heilt oft von Schwindel.

Kopfschmerzen

Natrium muriaticum

- „Eines unserer besten Arzneimittel für chronische Kopfschmerzen."
- Schreckliche Kopfschmerzen: Berstende Schmerzen; zusammendrückende Schmerzen, wie in einen Schraubstock gespannt; als ob der Schädel zusammengedrückt würde.
- „Kleine Hämmer im Kopf, sobald er sich bewegt, morgens beim Erwachen."
- Der Kopfscherz kann um 10 oder 11 Uhr beginnen und dauert bis 15 Uhr oder bis abends.
- Periodisch; jeden Tag oder jeden dritten oder vierten Tag.
- > durch Schlaf: Muß sich ins Bett legen und sich absolut still verhalten *(Bry.)*.
- Kopfschmerzen bei intermittierendem Fieber; *nach Malaria oder Chiningaben.*
- Schwitzen >; oder > aller Beschwerden durch das Schwitzen, außer den Kopfschmerzen. (Bei *Gels.* finden wir > durch reichliches Urinieren.)
- Kann mit feurigen Zickzacklinien vor den Augen einsetzen.
- Vorsicht bei akuten und heftigen Zuständen, das Mittel kann die Beschwerden unnötig verschlimmern. Geben Sie erst *Bry.*, das akute Ergänzungsmittel, und nach dem Anfall dann *Nat-m.*
- Der *Nat-m.*-Patient ist weinerlich *(Puls.)*, aber das soll niemand sehen. Pathetische Dinge sprechen ihn emotional an; liest gerne. Durch Trost wird sein Zustand <, oder er wird sogar zornig dadurch.
- Abneigung gegen Brot, Fettes. Verlangen nach Salz.
- Riß in der Mitte der Unterlippe *(Sep.)*.

Sepia

- Kopfschmerzen: nervöse, biliöse, periodisch, heftig.
- Ruhig liegen >. Häufig zeigt sich die vollkommene Wiederherstellung durch Schlaf, sogar durch kurzen Schlaf *(Phos.)*.
- > durch Hinlegen oder durch *heftige Bewegung* (durch langsame Bewegung: *Puls.*). > durch ausgedehnten Spazier-

gang an der frischen Luft, der sie erwärmt.
- < durch Bücken, Husten, Erschütterung, Licht, Denken.
- > *durch angestrengte Tätigkeit*; eine enge Bandage; Wärmeanwendung; aber < im warmen Zimmer.
- Kopfschmerz des Hinterkopfes.
- Abneigung gegen Speisen, die Übelkeit und Erbrechen verursachen. Durch Schlafen geht es ihr dann wieder gut.
- Kopfschmerz mit Übelkeit, < durch den Geruch von Nahrung.
- Feurige Zickzacklinien vor den Augen *(Nat.-m.)*.
- Die *Sep.*-Patientin ist blaß-gelb und hat braune Flecke auf der Haut. Es findet sich Teilnahmslosigkeit; sie möchte am liebsten weggehen und ihre Ruhe haben. Haßt jegliche Störung.

Aconitum

- Die Kopfschmerzen können kaum beschrieben werden, da sie mit solcher Heftigkeit einsetzen.
- Reißen, Brennen im Gehirn, im Schädel. Dabei *qualvolle Angst und Fieber.*
- Vollheit und Schwere in der Stirn, als würde ein Gewicht nach außen drücken, als ob alles zur Stirn hinaus wollte (vergl. *Sulf.*, *Bell.*; hinunter zu den Nasenlöchern: *Bor.*).
- Pochen in der linken Stirn; heftige Schläge in der rechten Seite, kommen anfallsweise.
- Schädel wie durch ein Band zusammengeschnürt *(Sulf.)*.
- *Die Acon.-Symptomatik setzt plötzlich ein, wie ein Sturm; mit großer Ruhelosikeit und qualvoller Angst.*
- < *durch kalten Wind.*

Belladonna

- Kopfschmerzen großer Heftigkeit.
  Blutandrang zum Kopf: rotes, heißes Gesicht; erweiterte Pupillen. Heftiges Klopfen im Kopf, Klopfen der Karotiden.
- Heftiges Schießen und schneidendes Bohren.
- Ruckendes Kopfweh: < durch Gehen, Treppensteigen. Bei jedem Schritt ruckt der Kopf nach hinten, wie durch ein Gewicht am Hinterkopf.
- Schießen, Schneiden und Bohren wie durch Messer.

- Berstender Kopfschmerz; als ob das Gehirn herausgedrückt würde. < durch Bücken; als ob das Gehirn herausfallen wollte, nach vorne gedrückt würde; als ob die Augen herausfallen wollten.
- < durch Geräusche, Erschütterung, Bewegung, Licht, Liegen.
- > durch Druck.
- Heftige Kopfschmerzen, die sich >, wenn der Kopf nach hinten gezogen wird.
- Kopfschmerz mit Schwindeligsein, < durch Bücken.
- *Bell.-Kopfschmerzen kommen plötzlich, dauern eine unbestimmte Zeit an und verschwinden plötzlich wieder.*

Ein Fall: Ein kleines Mädchen kam nachts mit rasenden Kopfschmerzen aus ihrem Zimmer. „Oh, mein Kopf, mein Kopf." Sie hält ihre Hände zitternd vor ihren Körper.
Nach einer Gabe *Bell.* war der Schmerz nach ein paar Minuten plötzlich verschwunden. „Er ist weg!" Und sie konnte glücklich zu Bett gegen. (Es handelte sich um den Fall eines ausbrechenden Hirntumors, der die wundervolle palliative Wirkung von *Bell.* zeigt.)

Ein anderer Fall: Ein Junge bekam schreckliche Kopfschmerzen, nachdem er sehr heißer Sonneneinwirkung ausgesetzt war. Dabei hohes Fieber. Nach *Bell.* war er am nächsten Tag wieder gesund (vergl. *Glon.*).

Glonoinum

- Ist sehr wie *Bell.*, vielleicht „mehr als *Bell.* selbst".
- Das Blut drängt nach oben *(Bell.)*.
- Wellen von schrecklichen, berstenden, pulsierenden Kopfschmerzen.
- „Ein sehr stürmisches Arzneimittel."
- < durch Zurückbiegen des Kopfes (Gegenteil von *Bell.*).
- Ein großartiges Arzneimittel bei Sonnenstich *(Bell.)*.
- < durch Haareschneiden (*Bell.*: durch Waschen des Kopfes).
- Kann keine Hitze am Kopf vertragen.
- Pochender Kopfschmerz: Hält den Kopf mit beiden Händen.
- Das Gehirn erscheint zu groß. Völle, Bersten. Es klopft bei

jeder Erschütterung, bei jedem Schritt, jedem Pulsschlag *(Bell.)*.
- Heißer Kopf: Gesicht rot – purpurfarben oder hellrot.
- „Der Schädel ist wie zu klein: Das Gehirn scheint zu bersten."
- *Wellenartige Schmerzen*: Das Gehirn scheint sich in Wellen zu bewegen.

Fallbeispiel: Schädelbruch eines Jugendlichen nach einem schrecklichen Motorradunfall. Die Kopfschmerzen waren so schrecklich und unerträglich, daß er um Morphium flehte. Er bekam statt dessen *Glon.*, die Wirkung war geradezu magisch. Er fragte nie mehr nach Morphium.

Mclilotus

- Blutandrang zum Gehirn, wie bei *Bell.* und *Glon.*
- *Intensive Röte des Gesichts*, klopfende Karotiden.
- > durch reichliches Nasenbluten.

Lachesis

- Heftiger Blutandrang zum Kopf mit Erbrechen und Verlust des Sehvermögens. Fast delirös durch den Kopfschmerz.
- Pochen und berstende Schmerzen im Kopf *(Bell., Glon.)*, als ob das gesamte Körperblut im Kopf wäre.
- Kopfschmerzen durch Sonne: Mehr die chronische Form, (*Bell., Glon.* für den akuten, heftigen Kopfschmerz bei Sonnenstich). Chronische Kopfschmerzen, immer dann, wenn er der Sonne ausgesetzt ist.
- < durch Wärme.
- Druck auf dem Scheitel, > durch Drücken; erstreckt sich oft zur Nasenwurzel.
- *Schläft* in den Kopfschmerz hinein. Fürchtet den Schlaf, da er mit solch elenden Kopfschmerzen erwacht. (Gegenteil von *Phos., Sep.*)
- Kopfschmerzen durch unterdrückte Absonderungen: der Nase, des Uterus etc., > durch dessen Wiedererscheinen.
- Charakteristisch für *Lach.* ist *große Schwatzhaftigkeit; oder große Langsamkeit.*
- Unverträglichkeit von Druck, besonders an Hals und Abdomen.

- *Linksseitige* Beschwerden, können sich nach rechts erstrekken.

Cocculus

- Kopfschmerz, als ob der Schädel bersten wollte; oder Gefühl von Öffnen und Schließen des Schädels wie durch eine große Klappe.
- Migräne mit Schwindel.
- Der Geruch oder der Gedanke an Nahrung erregt Übelkeit *(Ars., Sep., Colch.)*, Brechreiz.
- Übelkeit durch Fahren im Zug etc., mit Übelkeit und Schwindel.
- Auswirkungen von Nachtwachen und Schlafentzug.
- Bei Bewegung das Gefühl, als ob die Augen aus der Augenhöhle gezogen würden; oder leeres und hohles Gefühl im Kopf; oder Zusammenschnürung.
- Pulsierende Schmerzen: am Scheitel oder den Schläfen.
- Schmerzen im Hinterkopf, im Nacken: als ob sich eine Tür öffnen und schließen würde.
- > durch Essen, Trinken, Schlafen. > im Hause.
- Antwortet nur langsam.
- Die geringste Erschütterung ist unerträglich (Bell. etc.).

Crotalus cascavella

- Kompression des Gehirns wie durch einen eisernen Helm.
- Etwas Lebendiges läuft im Kopf im Kreis umher.
- Kopf und Brust *zusammengedrückt wie durch eine Rüstung.*
- Als ob ein rotglühendes Eisen im Scheitel stecken würde.
- Heftiges Lanzinieren in der rechten Schläfe (viele der Schmerzen sind lanzinierend).
- Schläge im Kopf, bringen sie fast aus dem Gleichgewicht.
- Kopfschmerzen nach Schlaf *(Lach.).*
- Kopfschmerzen, Nasenbluten und große Erregung, ausgelöst durch Aufschrecken aus dem Schlaf.
- Große Kälte, eiskalte Füße.
- *Crot-c.* hat eigentümliche Sinnestäuschungen. „Diese Schlange, deren Gift mit schrecklicher Intensität wirkt."

Gelsemium

- Kongestiver Kopfschmerz, am heftigsten im Hinterkopf.
- Spürt jede Pulsation wie ein „Hämmern an der Hirnbasis".
- Liegt hoch mit dem Kopf. Erschöpft und wie gelähmt bei den Schmerzen. Später Kongestion des gesamten Kopfes.
- Ein mächtiger Kopfschmerz, zu schrecklich, um ihn beschreiben zu können; liegt mit dem Kopf erhöht, Augen glasig, Pupillen erweitert, Gesicht marmoriert, Extremitäten kalt.
- Oder neuralgischer Kopfschmerz der Schläfen und über den Augen, mit Übelkeit und < durch Erbrechen.
- > *durch reichliches Urinieren;* der Urin ist erst spärlich, geht dann reichlich und leicht ab und der Kopfschmerz verschwindet.
- Ein großes Grippemittel.

Phosphorus

- Kongestiver und klopfender Kopfschmerz.
- > durch Kälte, < durch Wärme. < durch Bewegung, > durch Ruhe, aber < durch Hinlegen.
- *Phos.* ist ansonsten kalt und < sich durch Kälte, benötigt aber Kälteanwendungen für den Magen und den Kopf.
- Verlangen nach Eiscreme oder großen Mengen kalten Wassers.
- Die Kopfschmerzen sind äußerst heftig; mit Hunger, oder es geht Hunger voraus. Dabei rotes Gesicht; spärlicher Urin.
- Auch heftige neuralgische Schmerzen: schießend, reißend.
- Periodische Kopfschmerzen; durch geistige Anstrengung, mit Steifheit des Gesichts und der Kiefer.
- < durch Geräusch; Licht; Überhitzung.

Pulsatilla

- Pochende, kongestive Kopfschmerzen.
- Kopf heiß, > durch kalte Anwendungen.
- > durch langsames Gehen in der frischen Luft.
- Kopfschmerzen in Verbindung mit den Menses oder durch unterdrückte Menses.
- Periodische Migräne; saures Erbrechen.
- Kopfschmerz durch Überessen; durch Eiscreme.

- *Puls.* ist durstlos, weint leicht, ist wechselhaft.
- Braucht frische Luft; Bewegung >. < durch Wärme.

Apis

- Schmerz im Hinterkopf mit gelegentlichem schrillen Aufschreien.
- Schmerz wie bei Bienenstich, mit nachfolgendem Stechen und Brennen.
- Hirnaffektionen bei Kindern mit plötzlichen gellenden Schreien *(Cri encephalique)*. Biegt den Kopf nach hinten und bohrt ihn ins Kissen.
- Durstlosigkeit; Schwitzen, ohne durstig zu sein; spärlicher Urin. Durchbohrende Schreie im Schlaf oder beim Wachsein.
- Fühlt sich überall wie zerschlagen; empfindlich gegen Berührung.
- < *durch Wärme; im warmen Zimmer; durch heißes Baden.*
- > *im kühlen Zimmer, in kühler Luft; durch kalte Anwendungen.*
- Abwechselnd trocken und heiß, dann Schweiß.

Chamomilla

- Ein nur geringer Kopfschmerz erscheint dem Patienten wie eine riesige Angelegenheit.
- Kongestive Kopfschmerzen.
- Drückender, berstender Schmerz, < beim Denken an den Schmerz.
- Reizbar, launisch, überempfindlich gegen Schmerz. *„Kann es nicht aushalten."*
- Eine Seite des Gesichts rot, die andere blaß.

Mercurius

- Kongestion: der Kopf scheint bersten zu wollen; Völle des Gehirns; oder wie durch ein Band zusammengeschnürt; wie in einen Schraubstock gespannt. < nachts.
- Brennen im Kopf, besonders die linke Schläfe, < nachts.
- Kopfschmerz über der Nase und um die Augen, wie durch ein Band zusammengeschnürt oder wie der Druck eines zu engen Hutes.

- Empfindlich gegen Luft; < durch Kälte, Feuchtigkeit. Sehr viel < durch Luftzug.
- > im Zimmer; < im kalten oder warmen Zimmer.
- Möchte zugedeckt sein, doch < durch Wärme.
- Schmutzige Zunge, übler Mundgeruch; übelriechender Schweiß.
- Katarrhalische, rheumatische oder syphilitische Kopfschmerzen.

China

- Kongestive Kopfschmerzen; die Extremitäten sind mit kaltem Schweiß bedeckt.
- Stiche von Schläfe zu Schläfe. Schmerz von einer Schläfe zur anderen; vom Hinterkopf zum gesamten Kopf.
- Intensiv klopfender Kopfschmerz.
- Das Gehirn schlägt in Wellen gegen den Schädel (vergl. *Glon.*).
- „Als ob der Schädel bersten wollte“ *(Glon.).*
- *Nach Verlust von Körperflüssigkeiten, Blutungen* etc.
- Klingeln in den Ohren
- < durch Zugluft; im Freien; durch Sonne; durch Berührung.
- > durch starken Druck.

Nux vomica

- Kopfschmerzen in Verbindung mit gastrischen, hepatischen, Hämorrhoidal- oder Abdominalbeschwerden.
- Kongestion und abdominaler Kopfschmerz.
- Als ob ein Nagel ins Gehirn getrieben würde *(Thuj., Ruta).*
- Stechende Schmerzen mit Übelkeit und saurem Erbrechen.
- Als ob sich der Schädel spalten würde *(Cocc.).*
- Kopfschmerzen beim Erwachen; beim Aufstehen; nach dem Essen; in der frischen Luft; beim Bewegen der Augen.
- Kopfschmerzen bei Personen mit sitzender Lebensweise; nach Kaffee.
- Reizbare, heftige Gemütsart. Überempfindlich und leicht beleidigt.
- > durch warmes Einhüllen; Zudecken; Bettwärme; im Lie-

gen; durch Wärme, Hitze (vergl. *Sil.*); bei feucht-warmem Wetter.

Iris versicolor

- „Eines unserer besten Arzneimittel bei Migräne."
- Migräne gastrischen oder hepatischen Ursprungs: beginnt immer mit einem Schleier vor den Augen.
- Übelkeit und Erbrechen. Brennen der Zunge, des Rachens, der Speiseröhre, des Magens.
- Reichliche Absonderung fadenziehenden Schleims (vergl. *Kali-bi.*).
- Das Erbrochene ist fadenziehend, hängt wie lange Fäden aus dem Mund.
- Wässerige Stühle; der Anus brennt wie Feuer.
- Das Erbrechen tritt jeden Monat oder alle sechs Wochen auf.

Sanguinaria

- Migräne *(Iris).*
- Der Schmerz beginnt im Hinterkopf und erstreckt sich über den Kopf zum rechten Auge *(Sil.; Spig.:* linkes Auge), mit Übelkeit und Erbrechen.
- Periodische Migräne; *alle sieben Tage oder alle drei Tage.*
- Kopfschmerz durch Sonneneinwirkung, beginnt morgens, nimmt den Tag über zu und dauert bis abends.
- Mit Frösteln, Übelkeit, Erbrechen von Galle.
- Als ob der Kopf bersten würde *(Merc., Chin., Glon., Bell.).*
- > durch Liegen im Dunkeln; durch Schlaf.
- Erbricht Galle, Schleim, die Speisen des vorangegangenen Tages, danach Erleichterung und Schlaf.
- Die Handflächen und Fußsohlen brennen: Streckt die Füße aus dem Bett *(Sulf., Puls., Cham., Med.).*
- Umschriebene Röte der Wangen.

Sulfur

- Brennen: des Scheitels, der Handflächen, der Fußsohlen - überall.
- Schwere im Kopf, beim Bücken, Bewegen, sogar beim Sitzen und Liegen.

- Empfindung wie durch einen zu engen Hut. Auch Kopfschmerzen durch den Druck eines Hutes, > wenn der Kopf unbedeckt ist.
- Pulsieren, Schlagen, Hämmern: Blutandrang zum Kopf und Druck, als drückte es zu den Augen heraus.
- *Periodische* Migräne: Kongestion, Betäubung, Übelkeit und Erbrechen.
- Migräne einmal pro Woche oder alle zwei Wochen – die charakteristische < *alle sieben Tage.*
- „Sonntagskopfschmerzen arbeitender Personen."
- < durch Bewegung, Essen, Trinken.
- Rotes Gesicht, rote Augen: Blutandrang.
- Der typische *Sulf.*-Patient ist oft hungrig; Heißhunger um 10 Uhr vormittags, mag gerne Fett.
- Der Patient kann nicht lange stehen, ist unsauber, debattierfreudig.

Cedron

- Die Kopfschmerzanfälle kehren mit *uhrwerkartiger Regelmäßigkeit* wieder.
- Empfindung, der Kopf sei geschwollen.
- Migräne jeden zweiten Tag um 11 Uhr vormittags.

Arsenicum album

- *Periodische Kopfschmerzen:* jeden zweiten Tag, jeden vierten, siebten Tag, alle vierzehn Tage.
- Malariakopfschmerzen
- Der *Ars.*-Patient friert stark und braucht warme Kleidung.
- Bei den *kongestiven Kopfschmerzen* möchte er den Kopf jedoch in kaltem Wasser baden, wobei der Körper warmgehalten werden muß. Ist bis zum Kinn in die Bettdecke gehüllt und hält den Kopf aus dem Fenster (vergl. *Phos.*).
- *Der neuralgische Ars.*-Kopfschmerz benötigt jedoch warme Einhüllung und Wärme.
- Die Kopfsymptome wechseln sich mit anderen Körpersymptomen ab.
- Kongestive Kopfschmerzen, Pochen und Brennen, dabei Ruhelosigkeit und Angst, heißer Kopf und > durch Kälte.
- Kopfschmerzen mit Übelkeit und Erbrechen. Migräne der

schlimmsten Sorte, dabei *Durst nach kleinen Mengen*, aber oft.

- Schreckliche Hinterhauptschmerzen, überwältigend und betäubend: beginnen nach Mitternacht oder durch Aufregung.
- Ständige Bewegung des Kopfes bei Kopfsymptomen.
- Ars. ist *ruhelos, angstvoll, erschöpft* und, was ebenfalls charakteristisch ist, übergenau *(Nux-v.)*.

Argentum metallicum

- Viele der Beschwerden beginnen zur Mittagsstunde, die Kopfschmerzen etc.
- Heftige Neuralgie einer Seite, tief im Gehirn, nimmt den halben Kopf ein.
- Schmerzhafte Empfindung von Leere im Kopf.
- Drückender, brennender Schmerz im Schädel, *jeden Tag zur Mittagszeit.*
- Der Schmerz wird *allmählich* heftiger, verschwindet dann aber *plötzlich*. (*Bell.*: der Schmerz setzt plötzlich ein und verschwindet auch plötzlich.)
- Oft Beschwerden durch Sonnenhitze in der Vorgeschichte *(Nat-s.)*.
- „All die nervöse Erregung, die bei den verschiedenen Arzneimitteln möglich ist, zeigt sich bei diesem Mittel."

Spigelia

- „Sonnenkopfschmerzen", beginnen jeden Morgen bei Sonnenaufgang, werden bis Mittag allmählich <, nehmen bis zum Sonnenuntergang allmählich ab – sogar an bewölkten Tagen.
- Schmerzen vom Hinterkopf zu den Augen, besonders zum linken, das tränt; (*Sang.; Sil.* zum rechten Auge).
- < durch jede Bewegung *(Bry.)*, Geräusche, Erschütterung.
- Stechende, schießende, brennende Schmerzen, wie heiße Nadeln *(Ars.)*.
- Sehr heftige Neuralgie, gefolgt von Wundheit.
- Sehr heftige Herzaktion ist charakteristisch für *Spig.*
- Unerträgliche Schmerzen in den Augäpfeln; fühlen sich zu groß für die Augenhöhle an *(Lycpr.)*; empfindlich gegen

Berührung.
- Stechende Schmerzen.

Bryonia

- < *durch jegliche Bewegung.* Kann keine Störungen vertragen, weder geistig noch physisch.
- Kann sich nicht im Bett aufsetzen.
- Berstender, zertrümmernder, zerschmetternder Kopfschmerz,
- < durch jegliche Bewegung.
- Vorder-, Hinterhauptskopfschmerz.
- Übelkeit oder Schwäche beim Aufstehen oder Aufsetzen, > *wenn er still liegt.*
- Reizbarkeit; Durst, trockener Mund, trockene Lippen.
- Heftig und streitsüchtig.
- Schmerz im Kopf durch Husten: Faßt sich an den Kopf, wenn er zu Husten beginnt. < beim Pressen zum Stuhl.
- Kopfschmerz nach Waschen des verschwitzten Gesichts (durch Bügeln) mit kaltem Wasser.
- Blutandrang zum Kopf. Nasenbluten.
- < durch die leichtetste Bewegung; nach dem Essen.

Eupatorium perfoliatum

- Migräne; beim Erwachen; dauert den ganzen Tag an.
- Schmerz und Schwere im Hinterkopf; muß mit der Hand nachhelfen, um den Kopf heben zu können.
- Schreckliche Migräne.
- Pulsierende, schießende Schmerzen.
- Schmerzhafte Wundheit der Augäpfel.
- Malaria- und Grippekopfschmerzen mit Schmerzen in den Gelenken und Knochen, als seien diese gebrochen.

Eup-per. heilte prompt einen Grippefall mit Knochenschmerzen und einem Kopfschmerz, der durch Bewegung so unerträglich wurde *(Bry.)*, daß die Patientin sich nicht einmal traute, auch nur die Hand zu bewegen.

Silicea

- Chronische Migräne, sogar mit Erbrechen.
- Beginnt im Nacken, erstreckt sich über den Scheitel zu den

Augen, besonders zum rechten (*Spig.*: linkes Auge).
- > durch Druck, Liegen, *warmes Einhüllen des Kopfes* - wikkelt den Kopf fest ein.
- > *durch Wärmeanwendung.* (Durch reichliches Urinieren: *Gels.*)
- *Sil.* ist frostig, schwitzt aber dennoch viel, besonders im Gesicht und an den Füßen. Übelriechender Fußschweiß.

Calcarea carbonica

- *Eisige Kälte des Kopfes, auch innerlich;* auf dem Scheitel.
- Schwere in der Stirn.
- Betäubender, drückender Schmerz in der Stirn.
- Reißender Kopfschmerz, von oberhalb der Augen hinunter zur Nase.
- Halbseitenkopfschmerz mit leerem Aufstoßen.
- Kopf taub, als würde er eine Kappe tragen *(Sulf.).*
- Der typische *Calc.*-Patient ist fettleibig; blond; schwitzt leicht, besonders am Kopf, im Nacken, an der Brust, im Schlaf.
- Kalte, feuchte Füße *(Sep.).*
- Friert; schlaffe Muskeln.
- Reichlicher Kopfschweiß während des Schlafs *(Sil.).*
- < durch Milch.

Veratrum album

- *Der Kopf fühlt sich, als sei er in Eis gepackt. Empfindung, es würde Eis auf dem Scheitel und Hinterkopf liegen.*
- Neuralgische Kopfschmerzen großer Heftigkeit.
- Die heftigen Schmerzen treiben ihn zur Verzweiflung; starke Erschöpfung, Ohnmachtsschwäche, kalter Schweiß und großer Durst.

Fallbeispiel: Eine ältere Frau mit heftigen, unerträglichen Kopfschmerzen. Fast außer sich, äußerst wechselhaftes Erscheinungsbild. Die Empfindung von *Eis auf dem Scheitel* legte *Verat.* nahe, das schnell linderte und heilte.

Heloderma

- Sehr heftige Kopfschmerzen; Druck, als sei der Schädel zu voll *(Bell., Glon., Chin., Merc., Sang.)*; als würde sich ein Tumor bilden und innen gegen den Schädel drücken.
- Brennen im Gehirn; oder die Empfindung eines kalten Bandes um den Kopf.
- Charakteristisch: *intensive, strenge Kälte. Innere Kälte, als sei man tödlich verfroren, von innen nach außen.*
- Kälte des Herzens, als sei es erfroren.
- Kalte Ringe um den Körper; Kältewellen.

Arnica

- Brennen im Kopf, im Gehirn; der Rest des Körpers ist kalt.
- Schmerz über den Augen zu den Schläfen, als seien die Häute spasmodisch zusammengezogen.
- Starke Stiche im Kopf, durch Husten, Niesen.
- Schneiden im Kopf, wie durch ein Messer, dann Kälte.
- Folgen von *Kopfverletzungen*, von Erschütterung.
- Hirnblutungen.
- *Arn.* fühlt sich *wie geprellt und zerschlagen.*
- Der Patient sagt, das Bett sei ihm zu hart.

Epiphegus virginiana

- Kopfschmerz durch Übermüdung, > durch Schlaf *(Phos., Sep.)*.
- Charakteristisch: möchte ständig *spucken.* Zäher Speichel.

Argentum nitricum

- Konstitutioneller Kopfschmerz durch geistige Ermüdung.
- Hemikranie. Gefühl von Ausdehnung, als sei der Kopf ungeheuer vergrößert.
- > durch enges Bandagieren des Kopfes.
- Verlangen nach kalter Luft, kalten Getränken, kalten Dingen.
- Verlangen nach Süßigkeiten, Zucker, was ihm nicht bekommt.
- Seltsame Vorstellungen und Impulse.

Psorinum

- Immer *hungrig bei den Kopfschmerzen* (vergl. *Phos.*), aber das Gegenteil von *Phos.*, was die Erscheinung betrifft.
- *„Hungerkopfschmerz“* kann sich mit Husten abwechseln.
- Wenn er das Essen ausläßt, bekommt er Kopfschmerzen.
- Völle des Scheitels, als ob das Gehirn bersten wolle.
- In der Stirn scheint nicht genug Platz für das Gehirn zu sein, vormittags; > nach Waschen und Essen.
- Die frierende Version von *Sulf.* Sieht schmutzig aus, übel für Auge und Nase. Kein noch so häufiges Waschen kann bewirken, daß er sauber aussieht.

Anthracinum

- Kopfschmerz, als ob *heißer Rauch* mit einem *Hitzeschmerz* durch den Kopf ziehen würde.
- Der Kopf ist auf unbeschreibliche Weise in Mitleidenschaft gezogen.
- Dumpfheit, Verwirrung, Schwindeligkeit, Verlust des Bewußtseins.
- Wenn er bei Bewußtsein ist, klagt er über starken Schmerz im Kopf.

Rhus toxicodendron

- Kopfschmerz wie betäubt, wie berauscht.
- Als sei das Gehirn lose und würde gegen den Schädel fallen.
- Wie ein Gewicht im Kopf: Beim Vorbeugen fällt ein Gewicht nach vorne zur Stirn und zieht den Kopf nach unten. Muß den Kopf aufrecht halten, um Erleichterung zu finden.
- Beim Erwachen und Öffnen der Augen setzt heftiger Kopfschmerz ein: erst am Hinterkopf, dann Hinterkopf-Schläfen-Kopfschmerz.
- Gehirn wie lose, schwer, schwankend; als ob viel Blut beim Vorbeugen hineinschießen würde.
- *< durch Naßwerden des Kopfes (Bell.); durch Kälte, Feuchtigkeit; Naßwerden beim Schwitzen (Dulc.).*

Thuja

- Als ob ein Nagel in den Scheitel getrieben würde; ins rechte

Scheitelbein; ins linke Stirnbein *(Rumx.)*.
- Heftige Stiche in der linken Schläfengegend.
- Bohrendes Pressen im Kopf.
- Pulsieren in den Schläfen.
- Schwere im Kopf: Mürrisch und abgeneigt zu sprechen.
- Dumpfer, dumm machender Kopfschmerz, < durch Vorbeugen, > durch Zurückbiegen des Kopfes.
- < durch Tee, durch Zwiebeln.
- Hat die heftigsten chronischen Kopfschmerzen infolge von Pockenimpfung geheilt.

Man sollte immer auch an die *Nosoden* der vorangegangenen akuten Erkrankungen denken und auch an die der familiären Erkrankungen. Denken Sie auch an die Behandlung der Halswirbelsäule.

Apoplexie

Arnica

- „Das Hauptmittel, wegen seiner großen Fähigkeit, ausgetretenes Blut zu absorbieren."
- Stupor mit unwillkürlichem Abgang von Stuhl und Urin.
- Lähmung, besonders der linken Seite.
- Puls voll und kräftig.
- *Kopf und Gesicht heiß, Körper kalt.*
- Fällt in tiefen Stupor, während er antwortet.
- Wund, wie zerschunden. Ruhelos, da sich das Bett so hart anfühlt. Schnelles Wundliegen.
- Chrakteristisches Symptom: Angst vor bevorstehendem Tod, besonders in der Nacht *(Acon.)*.
- *Sagt, er sei gesund, obwohl er in Wirklichkeit schwer krank ist (Op.).*
- Furcht, berührt zu werden.

Aconitum

- Blutandrang zum Kopf, oft apoplektischer Art.
- Apoplexie.
- Kopf heiß. Pulsieren der Karotiden. Puls voll, hart, kräftig *(Arn.)*.
- Besonders nach Schreck oder Ärgernis; oder bei kaltem, trockenem Wetter.
- Trockene, heiße Haut. Gespannte, angefüllte Arterien.
- Eine Wange ist oft rot und heiß, die andere blaß und kalt.
- Sieht erschreckt aus *(Stram.)*.
- Brennender Kopfschmerz, als ob das Gehirn wie durch kochendes Wasser bewegt würde. Völle, als ob alles zur Stirn herausgedrückt würde.
- Wenn der Patient bei Bewußtsein ist: Schrecken, *qualvolle Angst.*

Glonoinum

- „Pochender Kopfschmerz, der vom Nacken aufzusteigen scheint, ist charakteristisch. Es ist nicht nur ein Gefühl, sondern an den Karotiden sogar sichtbar. Die Gefäße sind zum Bersten voll, und wenn sie nicht gesund sind, besteht die

Gefahr eines Schlaganfalles.“ *(Nash).*
- „Heftiges Pulsieren, Blutandrang nach oben; Wellen von schrecklichen berstenden, pulsierenden Schmerzen im Kopf.“ *(Boger).*
- < durch Hitze; Schütteln, Erschütterung *(Bell.).*
- Pochen in der Vorderseite des Kopfes.
- Drücken und Pochen in den Schläfen.
- „Der Schädel ist zu klein, das Gehirn scheint herauszuplatzen.“

Belladonna

- Apoplexie: Gerötetes, heißes, gedunsenes Gesicht; erweiterte Pupillen; starrender, bedrohlicher Blick.
- Übelkeit.
- Drohender Schlaganfall: Blutandrang zum Kopf *(Glon.).*
- Pulsieren der Hirnarterien.
- Pochen innerhalb des Kopfes.
- Der Schmerz < sich durch Vorbeugen, > durch Rückwärtsbeugen. < durch Bücken, Licht, Erschütterung.
- „Der Kopf platzt.“
- Drücken, besonders in der Stirn: als ob die Augen aus ihren Höhlen kämen.
- Der Schmerz kommt plötzlich, dauert eine unbestimmte Zeit und verschwindet auch wieder plötzlich.
- Erstes Stadium der Apoplexie, in dem heftige Symptome von Blutandrang vorliegen; oder später, wenn der Blutaustritt entzündliche Reaktionen hervorruft.
- Heftiges Delirium mit intensiver Röte, Brennen.
- Besonders bei plethorischen, kräftigen, intellektuellen Personen.
- „Je stärker die Kongestion bei *Bell.* ist, desto stärker ist auch die Erregung; je stärker die Kongestion bei *Op.* ist, desto geringer ist die Erregbarkeit.“ *(Kent).*
- *Bell.* verlangt nach Zitronen (*Stram.*: > durch Essig).

Opium

- Komatöser Schlaf: Röcheln, stertoröse Atmung.
- Rotes aufgedunsenes Gesicht.
- Augen blutunterlaufen und halb geöffnet. Die Kinnlade

fällt herab.
- Haut mit heißem Schweiß bedeckt.
- Die Wangen blasen sich bei jeder Exspiration auf.
- „Keine Reaktion auf Licht, Berührung, Geräusch oder sonst etwas, außer auf das angezeigte Arzneimittel, das *Op.* ist." *(Nash).*
- Chrakteristisch: Es liegt eine völlig unnormale Schmerzlosigkeit vor (vergl. *Arn., Stram.*).
- Das Bett fühlt sich zu heiß an, kann nicht darauf liegen. (*Arn.:* das Bett ist zu hart.)

Veratrum viride

- *Kongestive* Apoplexie, zerebrale Hyperämie.
- Plötzliche Kongestion des Gehirns. Heftiger, kongestiver Kopfschmerz.
- Wie betäubt: undeutliche Sprache; langsamer, voller, harter Puls.
- Konvulsionen durch übermäßige *Kongestion* des Gehirns.
- Klingeln in den Ohren, blutunterlaufene Augen, Trübsichtigkeit, mit Übelkeit und Erbrechen.

Millefolium

- Alles Blut scheint zum Kopf zu steigen.
- Nasenbluten; extreme Kongestion zur Brust und zum Kopf.
- Verwirrt: besonders abends, weiß nicht, wie ihm geschieht.
- Nachts ein Strom von der Brust zum Kopf, wie ein Windschwall, mit Nasenbluten.
- Apoplexie.
- Heftigster Kopfschmerz: schlägt den Kopf gegen die Wand.
- < durch Vorbeugen (vergl. *Bell.).*
- Gesicht rot; ohne Hitze (?).

Bryonia

- Blutandrang zum Kopf; Hitze im Kopf.
- Völle, Schwere in der Stirn, als ob das Gehirn herausgedrückt würde.
- < *durch Bewegen* des Kopfes oder der Augen. > durch

Schließen der Augen; *durch starken Druck.*
- Schwindel und Verwirrung bei der leichtesten Bewegung.
- Nasenbluten
- Apoplexie.

Natrium sulfuricum
- Als ob die Stirn bersten würde.
- Das Gehirn ist wie locker, beim Bücken; als würde es zur linken Schläfe fallen.
- Die Hirnbasis fühlt sich wie in einen Schraubstock gepreßt; etwas bohrt dort.
- *Besonders nach Verletzungen des Kopfes* (Suizidneigung).
- Unbeschreiblicher Schmerz des Scheitels, als ob er zerspringen würde.
- < durch Feuchtigkeit.

Natrium carbonicum
- Der Kopf fühlt sich wie zu groß; als ob die Stirn bersten wolle *(Nat-s.).*
- Kopfschmerzen durch die leichteste geistige Anstrengung.
- < durch Sonneneinwirkung, Hitze.
- Chronische Auswirkungen von Sonnenstich.

Strontium carbonicum
- Drohende Apoplexie mit heftiger *Kongestion* des Kopfes. Verdickte Arterien.
- Heißes, rotes Gesicht, jedesmal wenn er geht.
- *Anstrengung verstärkt die Blutzirkulation in Richtung Kopf.*
- Gefühl von erstickendem Rauch, von Ersticken am Herzen.
- Kann nicht ruhen.
- > durch Einhüllen des Kopfes; kann den geringsten Luftzug nicht vertragen.
- Kopfschmerzen > durch warmes Einhüllen *(Sil.).*

Nux vomica
- Apoplexie bei Trinkern, bei Lebemenschen.
- Fällt bewußtlos hin; neigt dazu, nach hinten zu fallen.
- Gesicht blaß, Kopf heiß; automatische Bewegungen der rechten Hand zum Mund.

- Die ganze linke Seite gelähmt und bewegungslos *(Lach., Arn.).*
- Mund verzerrt; Verlust der Sprache; Schnarchen.
- Die Kinnlade hängt herab. Füße kalt, ohne Empfindung.
- Dem Anfall geht Schwindel voraus; Summen in den Ohren; Übelkeit, Brechreiz.
- Anfall nach einem kräftigen Essen; Alkohol- oder Kaffeemißbrauch. Bei Lebemenschen, die sich ein leichtes Leben machen.
- Lähmung, besonders der unteren Extremitäten.
- Wenn er angesprochen wird, öffnet er die Augen, stottert und fällt wieder in den Schlaf zurück.
- Augen trübe, mit eitriger Absonderung in den Canthi.
- Puls schnell, hart; oder voll, träge.
- Schluckorgane und untere Extremitäten vollständig gelähmt.
- Kinnlade rechts vollkommen schlaff.

Crotalus horridus

- Apoplektische Konvulsionen.
- Apoplexie bei Patienten mit Hämorrhagien; bei zusammengebrochenen Patienten oder Trinkern.
- Gehirnerweichung etc., oder der Schlaganfall folgt Zuständen von Blutvergiftung.
- Fieber durch septische Zustände.
- *Blutungen aus jedem Teil des Körpers.*
- Gelbfärbung des ganzen Körpers.
- Zusammengebrochene Patienten.
- Hinterhauptkopfschmerzen; in Wellen von der Wirbelsäule kommend (vergl. *Glon.*).
- Rechtsseitig und < durch Liegen auf der rechten Seite.

Lachesis

- *Purpurnes, aufgeblähtes Gesicht,* konvulsivische Bewegungen.
- Blasende Exspiration *(Op.).*
- Lähmung, besonders der *linken Seite.*
- Dem Anfall geht Geistesabwesenheit voraus; Blutfluß zum Kopf; Pochen, Brennen, < am Scheitel.

- Gesicht fleckig und purpurn. Augen blutunterlaufen; blickt mißtrauisch *(Hyos.)*.
- Erstickung und Würgen: Erträgt keine Berührung des Halses oder in der Nähe des Mundes.
- Erwacht heftig aus dem Schlaf: mit Atemnot; Erstickung, heftigem Schmerz an der Hinterseite des Kopfes.
- < durch Wärme; *Schlaf*.
- Schwatzhaftigkeit und Mißtrauen gehören zu den Charakteristika von *Lach*.

Cocculus

- Kopfschmerz, als würde der Schädel bersten, oder als würde sich eine große Klappe im Schädel öffnen und schließen (vergl. *Cimic.*).
- Schmerz, als würde sich im Hinterkopf und Nacken etwas öffnen und schließen.
- Apoplexie: Heftiger Kopfschmerz vom Scheitel zur linken Stirnseite und Nase.
- Mit Übelkeit und Neigung zum Erbrechen.
- Drehschwindel.
- Inkoordination; Starrheit.
- Abneigung gegen Speisen; beim Darandenken; gegen den Geruch.
- „Dem Anfall geht Schwindel voraus; Übelkeit; konvulsivische Bewegungen der Augen; Lähmung, besonders der unteren Extremitäten, mit Gefühllosigkeit."

Cimicifuga

- Gehirn ist wie zu groß: Druck von innen nach außen.
- Blutandrang zum Kopf: Das Gehirn scheint zu groß für den Schädel zu sein.
- Empfindung von *Öffnen und Schließen* des Kopfes, beim Bewegen des Kopfes und der Augen (vergl. *Cocc.*).
- Als ob die Spitze des Kopfes wegfliegen wollte, < beim Treppensteigen.
- „Der Scheitel öffnet sich und läßt kalte Luft herein" (vergl. *Cocc.*).

Aurum

- Blutandrang zum Kopf mit heftigem Herzklopfen.
- Funken vor den Augen; glänzendes, aufgeblähtes Gesicht.
- Intensiver Schmerz im Kopf, besonders bei syphilitischen Patienten.
- Der *Aur.*-Patient sieht alles von der schwarzen Seite, ist lebensmüde, hat eine Abneigung gegen das Leben – Suizidneigung.
- Absoluter Verlust der Freude an allem.

Ipecacuanha

- Apoplexie nervöser Art mit serösem Erguß; Schwindel; herunterhängende Lippen; Sprache beeinträchtigt; Herauströpfeln von Speichel; Lähmung der Extremitäten.
- Kopfschmerz, als würde alles durch die Knochen des Schädels gequetscht, hinunter zur Nasenwurzel und zu den Zahnwurzeln, mit Übelkeit und Erbrechen.
- „Beständige elendige *Übelkeit, nicht > durch Erbrechen.*
- Loses Rasseln in der Brust.
- Kein Durst.
- „*Ip.* ist ein großes Mittel, um Blutung zum Stillstand zu bringen." *(Kent).*

Phosphorus

- Apoplexie: fällt plötzlich bewußtlos hin. Das Leben scheint erloschen zu sein – Puls und Atmung fehlen.
- Gesicht rot, doch kühl anzufühlen, wie auch der Körper.
- Reagiert auf keinen Reiz.
- Apoplexie: greift zum Kopf; Mund nach links gezogen.
- Schwere des Kopfes, Dumpfheit, Verwirrung.
- Hyperämie des Gehirns: Hitze des Scheitels; Summen und Pochen im Kopf; Schwellung unter den Augen.
- Kongestion, die Wirbelsäule hoch zum Kopf; Brennen, Stechen, Pulsieren; beginnt im Hinterkopf.
- Durst auf kalte Getränke.
- < beim Liegen auf der linken Seite; beim Alleinsein; in der Dämmerung und in der Dunkelheit.
- Sieht „Dinge aus den Ecken kommen".

Stramonium

- Apoplektische Anfälle; Anfälle von Synkopen mit Stertor.
- Blutiger Schaum am Mund. Dunkelbraunes Gesicht.
- Liegt mit offenen, starrenden Augen auf dem Rücken.
- Bekommt nur mit großer Mühe Luft.
- Lähmung nach Apoplexie. Spasmodisches Ziehen des Kopfes zur einen oder anderen Seite. Eine Seite zuckt, die andere ist gelähmt (vergl. *Hell.*).
- „Ein absolut zuverlässiges Arzneimittel bei renal bedingten Konvulsionen."
- *Stram.* hat ein mehr heftiges Delirium, *Hell.* ist mehr betäubt.

Helleborus

- Vollständiger oder teilweiser Stupor. Bewußtlosigkeit.
- Liegt auf dem Rücken, die Augen teilweise offen; oder weit offen und unempfindlich gegen Licht.
- Rollt den Kopf, bohrt ihn ins Kissen.
- *Automatische Bewegung eines Armes und Beines* (vergl. *Stram.*).
- Antwortet langsam, wenn überhaupt; erscheint wie dumm.
- Schluckt gierig Wasser; beißt in den Löffel.
- Kaubewegungen des Mundes.
- Apoplexie, gefolgt von Geistesschwäche.

Gelsemium

- Drohende oder tatsächliche Apoplexie mit Stupor, Koma und fast genereller Lähmung.
- Intensive passive Kongestion des Kopfes.
- Kopfschmerzen mit Übelkeit, Schwindel, Taumeln.
- Gehirn überfüllt, Schwere der Augenlider und Glieder.
- Große Schwere und Müdigkeit des Körpers und der Glieder.
- Gesicht purpurfarben, marmoriert.
- *„Das Zittermittel."*
- Zusammenhanglose Sprache; dümmlich; vergeßlich.

Pulsatilla

- Pochen; drückender Kopfschmerz, < durch Druck; (>

durch Druck: *Bry.*).
- Blutandrang zum Kopf; stechendes Pulsieren im Gehirn, besonders beim Bücken *(Bell.)*.
- *Puls.* < sich durch Wärme, hat ein Verlangen nach frischer, kühler Luft.
- Weinerlich; mag Zuspruch.

Sulfur

- Ein alter homöopathischer Arzt, der sich von mehreren Hirnblutungen erholt hat, sagte: „Denke daran, erst *Arnica* und dann *Sulfur* bei Apoplexie!"
- Der *Sulf.*-Patient ist mager, schlaff, hungrig, dyspeptisch.
- Blutandrang zum Kopf: brennender Scheitel und *kalte Füße*.

Nux moschata

- Stupor und Unempfindlichkeit. Komatöser Zustand.
- Apoplexie.
- Ein Fallbeispiel: Eine 80jährige Frau. Komatöser Zustand über neun Wochen, nach einer Thrombose. Das Koma nahm mehr und mehr zu, so daß es fast unmöglich war, sie noch zu füttern. *Nux-m.* 200 brachte prompt das Bewußtsein zurück; sie wurde vollständig gesund und lebte noch weitere fünf Jahre im Vollbesitz ihrer Sinne.

Zincum

- Folgte *Nux-m.* im oben genannten Fall und schien das Wiederherstellen der Reflexe zu beschleunigen und die Beweglichkeit der gelähmten Glieder wiederherzustellen. *Kent* sagt: „Wenn die Reflexe aufgehoben sind, kommt *Zinc.* in Betracht."

Causticum

- „Lähmung durch Apoplexie. Nicht für die unmittelbaren Folgen, sondern für entfernter liegende Symptome; wenn nach der Absorption die Lähmung auf der gegenüberliegenden Seite weiter bestehenbleibt."

Baryta carbonia

- Beschwerden zu Anfang und Ende des Lebens.
- Besonders bei Apoplexie *alter* Menschen oder Neigung dazu.
- Geistige und körperliche Schwäche, bei Personen, die sich dem Alkohol hingeben.
- Seröse Apoplexie: Verlust der Sprache; zitternde Glieder; Geistesabwesenheit.
- Hat kein klares Wahrnehmungsvermögen.

Ein Hinweis: Es gibt einen Arzt, der *Diphterinum* bei allen paralytischen Fällen gibt.

Schlaflosigkeit

Aconitum

- Ruhelosigkeit, Erregung, Unherwerfen, qualvolle Angst, Furcht vor dem Tod.
- Plötzliches Schaudern bei kaltem, trockenen Wetter.
- Besonders nach Kälteeinwirkung; Schock; Schreck; Operation.
- Der *Acon.*-Zustand kann bei jeder Erkrankung *in der Nacht* beginnen.

Chamomilla

- Schläfrig, aber kann nicht schlafen *(Bell.)*. Ruhelos.
- Wenn er sich tagsüber hinsetzt, möchte er schlafen, doch wenn er sich hinlegt, kann er es nicht.
- Schmerzen, die in der Nacht auftreten, so heftig, daß er nicht stillbleiben kann. Wenn es sich um ein Kind handelt, möchte es getragen werden; Erwachsene stehen auf und gehen umher.
- Schmerzen, die nachts aus dem Bett treiben, mit Zuckungen der Glieder.
- Sobald die Schlafenszeit kommt, ist er hellwach. Schlaflosigkeit und Ruhelosigkeit, besonders früh in der Nacht.
- *Cham.* ist reizbar, launisch, unhöflich.
- Rasend, weil „es nicht auszuhalten ist"! – bei Erwachsenen und zahnenden Kleinkindern.

Staphisagria

- „Immer wenn ich eine Auseinandersetzung mit meinem Man habe, geht's mir schlecht, und nervöse Erregung, Schlaflosigkeit und Kopfschmerzen sind die Folge."
- Das Kind erwacht, stößt alles von sich und will, daß alle weggehen sollen.
- Ruhelos, wie durch schreckliche Träume; ruft oft nach der Mutter.

Calcarea carbonica

- Schlaflos, weil sich viele Gedanken aufdrängen oder weil der Geist sich ständig um einen Gedanken dreht; durch Ver-

letzung oder Demütigung, durch eine Kleinigkeit.
- Derselbe unangenehme Gedanke weckt den Patienten, sobald er in leichten Schlaf gefallen ist.
- Nachts im Bett kalte Füße.
- *Der Kopf schwitzt* während des Schlafes, das Kopfkissen wird naß.
- „Wirkt besonders bei echten leukophlegmatischen Konstitutionen, mit großem Kopf, großem Gesicht, blaßer fahler Haut und – bei Kleinkindern – offenen Fontanellen und verzögerter Zahnung."

Coffea

- Die Art von lebhafter Schlaflosigkeit, die durch Trinken von Kaffee eintritt.
- Daher auch Schlaflosigkeit nach Kaffegenuß.
- Einfach hellwach. Außergewöhnliche Lebhaftigkeit von Geist und Körper. Voller Ideen, kann einfach nicht schlafen.
- Durch plötzliche Gemütsbewegungen, *freudige Überraschungen*, erregende oder schlechte Nachrichten (vergl. *Cypr.).*

Cypripedium

- Schlaflosigkeit mit dem Verlangen, sich zu unterhalten, oder mit Andrang angenehmer Gedanken.
- Kinder erwachen und sind ungewöhnlich wach und scherzhaft; kein Verlangen, wieder zu schlafen.

Pulsatilla

- Der Schlaf vor Mitternacht wird durch eine fixe Idee verhindert, z. B. durch eine immer wiederkehrende Melodie.
- Hellwach am Abend, möchte gar nicht zu Bett gehen. Der erste Schlaf ist ruhelos, wenn es dann Zeit ist aufzustehen, ist der Schlaf fest (vergl. *Nux-v.).*
- Schlaflosigkeit durch rege Blutfülle eines Organs; nach spätem Essen oder Magenüberfüllung; durch Gedanken, die sich aufdrängen.
- Weint, weil sie nicht einschlafen kann.
- Charakteristisch: Schläft mit den Händen über dem Kopf.
- Die *Puls.*-Patientin ist wechselhaft, weinerlich, von sanfter

Gemütsart, nachgiebig (Gegenteil von *Nux-v.*).

Nux vomica

- Schlaflosigkeit nach geistiger Anstrengung, Kaffemißbrauch, Wein, Alkohol, Opium oder Tabak.
- Schlaflosigkeit durch übermäßiges Studieren bis in die Nacht.
- Abends schläfrig, in den Stunden vor dem Zubettgehen. Erwacht um 3 oder 4 Uhr und es drängen sich Gedanken auf; fällt dann bei Tagesanbruch in einen traumvollen Schlaf, aus dem er schwer zu wecken ist. Erwacht müde.
- Alle Beschwerden sind < durch den Morgenschlaf.
- *Nux-v.* ist *reizbar und überempfindlich.*

Sulfur

- Unwiderstehlich schläfrig am Tag, wach in der Nacht.
- Abends schläfrig, doch nachts unruhig.
- Wälzt sich umher, ist nervös, aufgeregt, rege Blutfülle von Organen.
- Kann aufgrund des starken Gedankenzuflusses nicht schlafen, dabei Neigung zu schwitzen.
- Erwacht um 3, 4 oder 5 Uhr und kann nicht wieder einschlafen. Wenn er dann später doch noch schläft, ist er nicht zu wecken. Hat den besten und gesündesten Schlaf in den späten Morgenstunden.
- Die Fußsohlen brennen des Nachts, streckt die Füße aus dem Bett *(Cham., Puls., Med.)*. < durch Bettwärme *(Merc.)*.

Arnica

- Zu müde, um zu schlafen.
- Das Bett fühlt sich hart an, und die aufliegenden Körperpartien sind wund. Muß sich bewegen, um Erleichterung zu erlangen.
- *Nach Anstrengungen* oder Anspannung, geistig oder körperlich.

Cocculus

- Durch Ärgernis, Kummer, Angst oder längeren Schlafentzug.

- Ist verbraucht und erschöpft, doch wenn die Schlafenszeit kommt, kann er nicht schlafen.
- Als Folge von langdauernder Krankenpflege und Nachtwachen. Der leichteste Schlafentzug nimmt ihn mit.
- Äußerste Reizbarkeit des Nervensystems.

Rhus toxicodendron

- Ruhelos in der Nacht, muß häufig die Lage wechseln (vergl. *Arn.*).
- Schlaflos, kann nicht im Bett bleiben.
- Schlaflosigkeit *durch Schmerzen*; muß sich oft umdrehen, um Erleichterung zu finden.

Arsenicum album

- Schlaflosigkeit nach Mitternacht.
- Schlaflosigkeit mit Ruhelosigkeit und Stöhnen.
- *Umherwerfen, Ruhelosigkeit, qualvolle Angst (Acon.).*
- Die *Angstanfälle* treiben ihn aus dem Bett.
- Verzweifelt; Furcht vor dem Tod, denkt, er sei nah.
- Schlaflosigkeit duch quälende Angst, Ruhelosigkeit, Umherwerfen, < nach Mitternacht.
- Durch das Ersteigen von Bergen oder durch andere Muskelanstrengungen: Atemnot, Erschöpfung, kann nicht schlafen.
- *Ars.* ist ängstlich, ruhelos, normalerweise kalt, übergenau.
- Beständiger *Durst nach kleinen Schlucken.*

Thuja

- Hartnäckige Schlaflosigkeit.
- Ruheloser Schlaf, steht häufig aus dem Bett auf und redet viel.
- < bei Mondschein *(Sil.).*
- Wenn er einen Moment einschläft, träumt er von Toten.
- Sieht Gespenster, wenn er die Augen schließt. Sie verschwinden, wenn er die Augen wieder öffnet und erscheinen erneut, sobald er sie wieder schließt *(Spong.).*
- Nach Pockenimpfung oder Erneuerung dieser.

Spongia

- Sehr kurzer Schlaf mit vielen Träumen. Erwacht um Mitternacht und kann aufgrund von Ruhelosigkeit nicht wieder einschlafen.
- Wann immer er die Augen schließt, erscheinen sofort lebensechte Bilder während des Wachseins: Eine ganze Batterie Gewehre feuert Schüsse ab, oder es steht alles in Flammen; wissenschaftliche Themen drängen sich seinem Geist auf. Eine Menge verschiedener Themen drängen sich seiner Vorstellung auf, verschwinden aber sofort, sobald er die Augen öffnet.
- Erwacht mit einem Schreck und hat das Gefühl zu ersticken *(Lach.)*.

Lachesis

- Einige der charakteristischsten Symptome dieses Arzneimittels betreffen den Schlaf.
- Alle Symptome sind < nach Schlaf.
- Angst, schlafen zu gehen; oder die Mutter hat Angst, das Kind schlafen zu legen: Krupp, Konvulsionen etc. treten dann auf.
- Sobald er einschläft, hört die Atmung auf.
- Kann nicht einfach einschlafen, da er an der Schwelle zum Schlaf atemringend erwacht *(Spong.)*.
- Schläft in die < hinein.
- Erwacht in der Nacht und kann nicht wieder einschlafen.
- Konnte wegen Zusammenschnürungsgefühl nicht schlafen.
- Harnäckige Schlaflosigkeit; schlaflos aus Angst.
- Angst, schlafen zu gehen, weil er fürchtet, zu sterben, bevor er wieder erwacht.
- Erwacht mit einem Schrecken, < nach Schlaf.
- Nichts darf seinen Hals berühren; die Bettdecke muß angehoben werden, damit sie nicht auf seinem Bauch, Hals liegt.

„Ich hatte einmal einen sehr hartnäckigen Fall von Obstipation zu behandeln. Der Patient hatte schließlich mit sehr heftigen Kolikanfällen zu tun. Die Schmerzen schienen sich über das gesamte Abdomen auszubreiten und kamen immer des Nachts. Nachdem ich verschiedene Arzneimittel ausprobiert hatte und bereits entmutigt war, äußerte der Patient folgendes: „Herr Doktor, wenn ich nur die ganze Zeit über wachbleiben könnte, bekäme ich keinen Anfall." Ich sah ihn von der Seite an. „Ich meine damit, daß ich in den Anfall *hineinschlafe* und damit erwache." Ich gab ihm eine Dosis *Lach.* 200. Er hatte nie wieder einen Anfall und seine Därme normalisierten sich völlig und blieben auch so. Ich könnte noch mehr Fälle anführen, bei denen mich dieses Symptom leitete, Beschwerden der verschiedensten Art zu heilen." *(Nash).*

Silicea

- Schlaflosigkeit durch Blutwallung.
- Nachtschweiße.
- Schlafwandeln, besonders bei Neu- und Vollmond.

Argentum nitricum

- Merkwürdige Einbildungen und Vorstellungen verhindern, daß er einschläft.
- Weckt seine Frau oder sein Kind, damit er jemanden hat, mit dem er reden kann.
- *Arg-n.* hat ein unwiderstehliches Verlangen nach Süßigkeiten und Zucker, was ihm aber nicht bekommt.
- Wärme >. Voller eigenartiger Befürchtungen.

Belladonna

- Schläfrig, aber kann dennoch nicht schlafen.
- Unruhiger Schlaf vor Mitternacht. Das Kind wirft sich umher, schlägt und zankt im Schlaf.
- Zuckungen.
- Ruheloser Schlaf mit schrecklichen Träumen.
- Haut trocken, fühlt sich heiß an; Gesicht rot. Erweiterte Pupillen.
- Schnelle Empfindungen und Bewegungen.
- Furcht vor eingebildeten Dingen: Sieht Geister, Tiere, scheußliche Gesichter (vergl. *Thuj., Spong.).*

Stramonium

- Der Schlaf ist voller Aufruhr und Träume.
- Schläfrig, aber kann nicht schlafen *(Bell., Cham., Op.).*
- *Verlangen nach Licht und Gesellschaft.* Erträgt es nicht, allein

zu sein. < im Dunkeln und beim Alleinsein.
- *Kann im Dunkeln nicht schlafen*, schläft aber bald ein, wenn der Raum beleuchtet ist.

Hyoscyamus

- Intensive Schlaflosigkeit reizbarer Personen durch geschäftliche Schwierigkeiten, die oft nur eingebildet sind.
- Durch nächtlichen, spasmodischen Husten: < im Liegen, > beim Aufsitzen.
- Krankheiten mit gesteigerter Hirnaktivität, jedoch nicht entzündlicher Art.
- Die Schlaflosigkeit stellt ein großes Leiden für diese nervösen Patienten dar. Zeiten mit Schlaflosigkeit, dann wieder tiefer Schlaf.
- *Hyos.* ist *eifersüchtig und mißtrauisch (Lach.)* und neigt oft zu Delirium.

Opium

- Schläfrig, doch kann nicht schlafen *(Bell., Cham.)*.
- Schlaflosigkeit mit *verschärftem Hörvermögen*. Entfernt schlagende Uhren und entfernt krähende Hähne halten ihn wach.
- Das Bett ist so heiß, daß sie nicht darauf liegen kann: bewegt sich und sucht eine kühle Stelle *(Sulf.)*. (Das Bett ist zu hart und sie bewegt sich, um Erleichterung für die wunden Körperpartien zu finden: *Arn.*)
- Schlaflos und voller unerfreulicher Phantasien und Vorstellungen... wie im Delirium.

Capsicum

- Schlaflos aufgrund von Gefühlsregungen. *Heimweh*, Husten.
- Große Schläfrigkeit nach dem Essen.
- Chrakteristisch: Heimweh mit roten Wangen und Schlaflosigkeit.

Bryonia

- Ruhelos: konnte kaum eine halbe Stunde schlafen. Im Schlummer ständig mit dem beschäftigt, was er den vorangegangenen Abend gelesen hat.
- Schlaflosigkeit vor Mitternacht, mit Durst; Hitze; Wallungen, mit häufigen Empfindungen von Schaudern eines Armes und Fußes; dann folgt Schweiß.
- Hat die Vorstellung, fern von zu Haus zu sein und möchte nach Hause.

Cactus

- Schlaflosigkeit durch erstickende Zusammenschnürung *(Lach.)* und Herzklopfen.

Ignatia

- Schlaflosigkeit durch Kummer, Sorgen, Traurigkeit.

Baptisia

- Ab 3 Uhr nachts ruhelos, wirft sich umher.
- Als ob Kopf und Körperteile im Bett zerstreut seien.

Abies nigra

- Tagsüber schläfrig, nachts schlaflos.
- Verdauungsstörung mit der Empfindung eines unverdauten hartgekochten Eies im Magen.

Allium sativum

- Verhinderung des Schlafes durch Durst.

Selenium

- Katzenschlaf *(Sulf.)*, erwacht häufig; erwacht durch die leichteste Störung.
- *Hungrig* in der Nacht.

Plumbum

- Tagsüber schläfrig, nachts schlaflos; durch Kolik.
- *Neigung, die seltsamsten Stellungen und Haltungen im Bett einzunehmen.*

Phosphorus

- Den ganzen Tag schläfrig, die ganze Nacht ruhelos.
- Erwacht durch lebhafte Träume.
- Schlaflosigkeit vor Mitternacht.
- Schlaflosigkeit mit Schläfrigkeit.
- *Phos.* hat Furcht beim Alleinsein; in der Dunkelheit; davor, daß etwas aus den Ecken kriecht.

Sepia

- Ein großes Arzneimittel bei Schlaflosigkeit des *Sep.*-Typus.
- Dumpf und teilnahmslos. Friert, verlangt dennoch nach frischer Luft. Haßt Mitgefühl und Störungen. Oft mit Müdigkeit und dem Herabdrängen innerer Organe verbunden.

Mercurius

- Schlaflosigkeit in der Nacht, aufgrund von Ängstlichkeit, Wallungen und Kongestionen; durch Hautjucken; durch das Sehen schrecklicher Gesichter.
- Häufiges Erwachen.
- Schläft spät ein; bis 3 Uhr schlaflos.
- Sobald er zu Bett geht, setzen die Schmerzen wieder ein und verhindern den Schlaf.
- Nachtschweiße.

Syphilinum

- Nachts schlaflos; schreckliche Nächte; alle Beschwerden sind *nachts* $<$.

Denken Sie auch an die *Nosoden* vorangegangener akuter Erkrankungen, wenn diese heftig oder wiederholt auftraten; berücksichtigen Sie auch die Vorgeschichte der Familie.

Kollaps

Carbo vegetabilis

- „Erweckt fast Tote."
- Reaktionsmangel nach einem heftigen Schock, einem heftigen Anfall, durch heftiges Leiden.
- Operationsschock; Kollaps; Lebensgefahr.
- *Verlangt nach frischer Luft, möchte angefächelt werden.*
- Kälte. Kalter Atem, kalte Zunge, kalte Nase, kalte Knie. Kalter Schweiß
- Gesicht: eingefallen, sehr blaß; grau-gelblich; grünlich; leichenartiges Aussehen.
- Der Bauch kann aufgetrieben sein *(Colch.)*.

Veratrum album

- Extreme Kälte. Kälte des Körpers; Kälte der Absonderungen.
- *Reichlicher kalter Schweiß; kalter Schweiß auf der Stirn.*
- Sondert Körperflüssigkeiten ab, Erbrechen, Durchfall; die Absonderungen sind *wässerig.*
- Liegt da, geschwächt, erschöpft; ist kalt bis in die Fingerspitzen.
- Gesicht: Eingefallen; bläulich, purpurfarben.
- Empfindung von Eiswasser in den Blutgefäßen *(Ars.)*; als ob der Kopf in Eis gepackt sei; Eiseskälte des Kopfes.
- Eines von *Hahnemanns* großen Choleramitteln.

Opium

- Kollaps durch *Schreck.* Schock durch Verletzung *(Arn.)*; schwere Fälle.
- Schnelle Atmung; jeder Atemzug ein lautes Stöhnen.
- Gesicht livid oder blaß; Lippen livid.
- Kalte, feuchte Haut.
- Unterschiedlich blickende Augen.
- Langgezogene, langsame Ausatmung; aufgeblasene Wangen oder Mund weit offen.
- Kälte der Glieder oder brennende Hitze des schwitzenden Körpers.
- Chrakteristisch: Schmerzlosigkeit, Reaktionsmangel, Gefühllosigkeit.

- Gesteigerte Erregbarkeit der willkürlichen Muskulatur, bei verminderter Erregbarkeit der unwillkürlichen Muskulatur.

Arnica

- Kollaps *durch mechanische Verletzungen (Op.)*; Kopfverletzungen; Erschütterungen; mit Bewußtlosigkeit; Blässe, Schläfrigkeit.
- Kalte Haut. Geschwächte Vitalität durch Schock.
- Stupor mit unwillkürlichen Absonderungen.
- Charakteristisch: Fällt in Stupor während er noch antwortet, bringt den Satz nicht mehr zu Ende.

Camphora

- Ist kalt, blau, *wenig* Schweiß. Spärliche Absonderungen (Gegenteil von *Verat.*).
- „*Camph.* ist kalt und trocken. *Verat.* ist kalt mit reichlichen Absonderungen."
- „*Camph.* möchte sich bei Hitze zudecken; die Kälte > sich durch Kälte. Ein lästiger Patient für das Pflegepersonal. Je heftiger das Leiden, desto eher wird er kalt, und dann möchte er aufgedeckt werden und in einen kühlen Raum; dann eine Hitzewelle, und er möchte eine Wärmflasche und wieder zugedeckt werden; daraufhin wird er wieder kalt, möchte die Fenster geöffnet haben und verlangt nach Kälte. Hier kommt die *Campher*-Flasche zu Ruhm und Ehren, wobei *Campher* in potenzierter Form weitaus mehr bewirken wird und den Patienten in einen erfrischenden Schlaf fallen läßt." *(Kent).*

Arsenicum album

- Der Kollaps von *Ars.* ist durch *Ruhelosigkeit und Angst* gekennzeichnet. *Erschöpfung* und schreckliche Angst.
- „Die hevorstechenden Merkmale von *Ars.* sind *Angst, Ruhelosigkeit, Erschöpfung, Brennen* und kadaverartiger Geruch.
- Der im Bett liegende Patient bewegt den ganzen Körper unruhig hin und her, wenn die Erschöpfung zunimmt, kann er nur noch die Glieder bewegen. Schließlich ist er so schwach, daß er nur noch still daliegt – wie eine Leiche.

- Der Mund ist schwarz, ausgedörrt, trocken. *Durst auf kleine Mengen*; trinkt häufig. Er friert stark; hat auch Schüttelfrost. Das Blut in den Gefäßen erscheint ihm so kalt wie Eiswasser *(Verat.)*. Dann stellt sich Fieber ein, und er hat die Empfindung von kochendem Wasser in den Blutgefäßen." *(Kent)*.

Aconitum

- *Qualvolles Hin- und Herwerfen. Extreme Ruhelosigkeit, extreme Angst (Ars.)*.
- Angst und Furcht, besonders vor dem Tod.
- Der Zustand stellt sich *plötzlich* ein und ist sehr heftig.
- Durch trockene, kalte Winde hervorgerufene Zustände.
- Sitzt ganz gerade und kann nur mühsam atmen; schnappt nach Luft.
- Qualvolle Atemnot.
- Empfindung, als ob kochendes Wasser in die Brust strömt; warmes Blut strömt in Körperteile (vergl. *Ars.)*.
- Der *Ars.*-Zustand stellt sich langsam ein, mit fürchterlicher Erschöpfung; der *Acon.*-Zustand setzt mit plötzlicher Heftigkeit ein.

Antimonium tartaricum

- Asphyxie; durch mechanische Ursachen, etwa durch Ertrinken - der Patient wirkt wie tot; durch Pneumonie, Bronchitis, durch *Ansammlung von Schleim*, der nicht herausgebracht werden kann.
- *Drohende Lähmung der Lungen.*
- Schläfrigkeit oder Koma. Gesicht blaß oder dunkelrot; blaue Lippen.
- Delirium, Zuckungen. Fadenförmiger Puls.

Ammonium carbonicum

- Haut marmoriert, mit starker Blässe. Gesicht dunkel, aufgebläht.
- Reaktionsmangel; livid, schwach und schläfrig.
- Zunehmende Kurzatmigkeit; > durch kühle Luft.
- Rasseln in der Brust, kann nur wenig auswerfen.
- Herz schwach, Stasis, Atemnot etc.

- Kalter Schweiß. Neigung zu Synkopen.
- „Eines der besten Arzneimittel bei Emphysem."
- Lungenödem mit Somnolenz, durch Vergiftung des Blutes mit Kohlendioxid.
- Sputum dünn, schaumig; grobblasiges Rasseln in der Brust.
- Heftiges Herzklopfen; Beschwerden in der Präkordialregion, gefolgt von einer Synkope.
- Sichtbares Herzklopfen; große Angst, als würde er sterben.
- Kalter Schweiß. Unwillkürliches Fließen von Tränen. Laute, erschwerte Atmung und Zittern der Hände.
- Angina pectoris (*Lat.-m.* etc.).
- Erschöpfung, mangelnde Reaktionsfähigkeit.
- Hysterie; die Symptome „täuschen" eine organische Krankheit vor.

Carboneum sulfuratum

- *Carb-s.* findet sich bei *Kent* in Fettdruck, in der Rubrik „Kollaps".
- Häufige Ohnmachtsanfälle; Asphyxie.
- Heftige Kopfschmerzen, so daß der Geist in Mitleidenschaft gezogen wird.
- Eingesunkene, starrende Augen. Verwirrter Ausdruck, wie geistesgestört.
- Schiebt den Unterkiefer nach vorn und knirscht mit den Zähnen.
- Großer Durst; starkes Verlangen nach Bier.
- Kolik in der Nabelgegend, eingezogener Nabel· *(Plb.)*.
- Asphyxie durch Alkohol oder Kohlenoxyd.
- Gefühl einer schweren Last im Rücken, zwischen den Schulterblättern.
- Empfindung von Vibration und Zittern des ganzen Körpers.
- Hört Stimmen; glaubt einen Raub begangen zu haben.
- Glaubt sich in der Nähe eines Lochs zu befinden, wähnt sich in der Gefahr, hineinfallen zu können.

Colchicum

- Sinken der Kräfte, als ob durch Bewegung oder Anstregung Lebenskraft abfließen würde.

- Wenn er versucht, den Kopf zu heben, fällt er zurück, Mund weit offen.
- Zunge schwer, steif (bläulich bes. an der Basis?).
- *Übelkeit durch den Geruch oder den Gedanken an Nahrung.*
- Erbrechen. Reichliche Diarrhoe mit Abgang von Blut. Unwillkürliche Stühle.
- Starke Auftreibung des Abdomens; Tympanie.
- Ruhelosigkeit; Krämpfe in den Beinen.
- Starke Erschöpfung, kalte Haut, mit Schweiß bedeckt. Kalter Stirnschweiß *(Verat.)*.
- Langsame Atmung.
- Es fehlt die Angst und die Furcht vor dem Tode, die wir bei anderen Mitteln finden.

Crotalus horridus

- Schnelle Hinfälligkeit, Benommenheit, halb bewußtlos.
- Die Erschöpfung hat fast paralytischen Charakter.
- Haut gelb, blaß, blutlos, mit blauen Punkten.
- Schnelles Erschlaffen aller Blutgefäße.

Sonnenstich

Glonoinum

- Üble Folgen außergewöhnlicher Belastung durch Sonneneinwirkung.
- „Bei Überhitzung durch die Sonne oder bei Sonnenstich."
- „Plötzlicher, lokal begrenzter Blutandrang, besonders zum Kopf und zur Brust.
- Berstender Kopfschmerz, steigt vom Nacken auf.
- Starkes Pochen. Empfindungen von Ausdehnung, als ob der Kopf platzen wollte.
- Kann die geringste Erschütterung nicht ertragen." *(Nash).*
- Wellenartige Empfindung im Kopf; aufwärtssteigende Hitzewellen.
- Der Kopf fühlt sich vergrößert.
- Kongestion; das Blut fließt nach oben.
- Die Gefäße (V. jugularis, A. temporalis) pulsieren.
- Die Temporal Arterien stehen hervor, wie eine Peitschenschnur.
- Pochen; Konstriktion des Nackens, als ob das Blut nicht aus dem Kopf abfließen kann.
- Empfindung von Zusammenschnürung des Halses *(Lach.).*
- Der gesamte Kopf fühlt sich wie mit Blut überfüllt.
- Der Schädel ist zu klein, als ob das Gehirn versucht, ihn zu sprengen.
- Übelkeit, gefolgt von Bewußtlosigkeit.
- „*Bell.* und *Glon.* haben beide Völle, Schmerz und Pochen, doch ist es bei *Glon.* intensiver und setzt plötzlicher ein; verschwindet auch schneller während der Besserung.
- Bei *Bell.* > das Zurückbeugen des Kopfes, bei *Glon.* < es." *(Nash).*
- *Glon.* hat aufwärtslaufende Schmerzwellen, das Blut fließt in Wellen aufwärts.
- Bei *Glon.* findet sich eine stärkere Störung der Herztätigkeit. Bei *Bell.* findet sich mehr intensives Brennen der Haut. Beide haben sehr rote Gesichter *(Meli.).*

Melilotus

- Fürchterliche Kopfschmerzen.

- Verwirrung des Denkens.
- Heftiger Blutandrang zum Kopf.
- Heftig *pochender* Kopfschmerz, > durch Nasenbluten.
- Äußerst *ausgeprägte Röte des Gesichts* mit klopfenden Karotiden.

Belladonna

- Plötzliches Einsetzen (wie *Glon.*).
- Rotes, blutüberfülltes Gesicht; klopfende Karotiden.
- Eventuell Delirium, Spasmen, Ruckungen und Zuckungen.
- Starrende, blutunterlaufene Augen. Pupillen erst verengt, dann stark erweitert.
- Haut sehr rot und heiß: „Wenn Sie die Hand auf einen *Bell.*-Patienten legen, möchten Sie sie sofort wieder wegziehen, so intensiv ist die Hitze.“ *(Kent).*
- Blutandrang zum Kopf; Pulsation der Hirnarterien; Klopfen im Kopf.
- Entzündung der Hirnbasis und des Rückenmarkes durch Sonneneinwirkung.
- *Bell.* deckt genau das Bild des Sonnstichs, so wie er beschrieben wird, ab – selbst die schlimmste Form: Ruhelosigkeit, Schwindel, Atemlosigkeit, Übelkeit und Erbrechen, mit häufigem Harnabgang (sogar dann, wenn sich nur einige Tropfen in der Blase angesammelt haben), hohe Temperatur.
- Unwillkürlicher Abgang von Urin und Stuhl.
- Stertor. Schneller Puls.
- Blutüberfülle des Gesichts; zyanotisch; Konvulsionen.

Die ersten Fälle sind diejenigen, die man sich am besten merkt. Ein Junge vom Lande, den ich vor langer Zeit behandelte, hatte in der brütenden Sonne gelesen. Um 16.30 Uhr brannte sein Kopf, er hatte einen heftigen Stirnkopfschmerz und 39,9 °C Temperatur. Er bekam *Bell.* CM und (zu jener unerfahrenen Zeit) *Acon.* CM – häufige Schlückchen. Am nächsten Morgen um 10.30 Uhr lag die Temperatur bei 36,7 °C, und die Haut war feucht und kühl, er hatte keine Kopfschmerzen mehr.

Aconitum

- Wenn *heftige Ruhelosigkeit und Angst* vorliegt.
- „Sonnenstich, besonders durch Schlafen in der Sonne."
- Kopf äußerst heiß *(Bell.)*, mit Brennen, als ob das Gehirn durch kochendes Wasser bewegt würde.
- Empfindung von Kochen und Sieden.
- Hohes Fieber. Schwindel.
- Gesicht sehr rot *(Bell., Stram., Meli.)*, fühlt sich, als sei er viel größer geworden *(Nat-c.)*.
- Kribbelnde Empfindungen sind besonders charakteristisch.
- Eines der Arzneimittel bei Apoplexie; durch Hitze.
- *Acon.* gehört zu den Arzneimitteln mit *plötzlich* einsetzenden, heftig akuten, schmerzhaften Zuständen.

Amylenum nitrosum

- Hitze und Pochen im Kopf. Starke Völle im Kopf.
- Heftiger Blutandrang zu Gesicht und Kopf *(Glon.)*, als ob das Blut durch die Haut hinaus wollte.
- Erträgt keine Wärme; muß sich abdecken und Fenster und Türen öffnen.
- *Erschwerte Atmung* ist ein sehr deutliches Symptom.

Eine Selbsterfahrung mit *Aml-ns.* wird man nicht mehr vergessen. Ich hatte seinerzeit ein Fläschchen für einen Epileptiker besorgt. Als das Fläschchen zerbrach und ich etwas davon eingeatmet hatte, war die unmittelbare Empfindung die, als würde das Gehirn platzen. Die Fenster wurden sofort aufgerissen und tiefe Atemzüge waren vonnöten. Es war schnell vorbei - glükklicherweise!
Glon. in potenzierter Form ist nützlich, um Hirnblutungen zu verhindern, in der groben Form kann es katastrophal wirken.

Camphora

- Sonnenstich, mit Ruhelosigkeit und Niedergeschlagenheit des Gemüts.
- Zusammenziehung, Enge im Kopf, *mit Kälte überall.*
- Klopfen (im Kopf) mit Schlägen wie von einem Hammer.
- Kopf heiß, Gesicht rot, Glieder kalt (vergl. *Arn.*).
- Blutandrang zum Kopf.
- „Je mehr der Patient leidet, desto schneller ist er kalt, und

wenn er kalt ist, muß er sich abdecken, sogar wenn er sich in einem kühlen Raum befindet. Dann, bei einer Hitzewelle, möchte er wieder zugedeckt sein und braucht Wärmflaschen." *(Kent).*

Veratrum viride

- Plötzliche Kongestion des Gehirns; Sonnenstich.
- Erschöpfung; beschleunigter Puls.
- Kopf voll und schwer.
- Heftige Hirnkongestion, als wollte der Kopf aufplatzen.
- Kongestive Apoplexie; intensiver Kopfschmerz; betäubt, Klingeln in den Ohren; blutunterlaufene Augen; behinderte Sprache; langsamer, voller Puls, hart wie Eisen.
- Übelkeit und Erbrechen (?), Konvulsionen (?).
- < durch warme Getränke.
- Gesicht: kalt, bläulich, mit kaltem Schweiß bedeckt; oder gerötetes Gesicht.
- Charakteristisch: Zunge (weiß oder gelb) mit einem roten Strich in der Mitte.

Cactus

- „*Zusammenschnürung*, Zusammenziehung, Kongestionen: das Blut ist überall an den falschen Stellen."
- Schwindel durch Blutandrang; Gesicht rot, aufgebläht.
- Unregelmäßigkeiten der Atmung; wenn er den Atem anhält, scheint es, als fliege das Herz in Stücke.
- Heftige Kopfschmerzen; intensive Hitze des Kopfes.
- Als ob die Spitze des Kopfes eingedrückt würde, > durch starken Druck.
- Geräusche scheinen durch den Kopf zu dringen.
- Drohende Apoplexie durch heftige Kongestion; Gesicht gerötet oder purpurfarben; oder sehr rot. Pulsation im Gehirn und überall im Körper. Würgen wie durch zu engen Kragen (vergl. *Lach.*).
- Das große Chrakteristikum von *Cact.: Zusammenschnürung des Herzens*, wie durch einen Schraubstock; wie durch einen Drahtkäfig oder durch Draht – wird enger und enger gezogen

Gelsemium

- Beschwerden durch Sonnenhitze im Sommer.
- Schwäche und *Zittern*, irgendeines Körperteiles oder des gesamten Körpers.
- Der Kopfschmerz beginnt in der Halswirbelsäule, mit berstender Empfindung in der Stirn und den Augäpfeln.
- < durch Sonnenhitze.
- Empfindung eines Bandes um den Kopf, oberhalb der Augen.
- Große Schwere der Augenlider.

Lachesis

- *Lach.* hat ebenfalls einen guten Ruf bei Sonnenstich oder Folgen von Sonnenstich.
- Lähmung durch Hirnschlag nach extremer Hitze oder Kälte.
- Gesicht: dunkelrot, *bläulich*, aufgebläht; wie bei Apoplexie.
- Das größte Chrakteristikum: < *durch Schlaf.* Schläft in die < hinein.
- Fürchtet, schlafen zu gehen, da sie mit einem solch starken Kopfschmerz erwacht.
- Blutandrang zum Kopf: Schwere und Druck auf dem Scheitel.
- Große *Empfindlichkeit gegen Berührung*, besonders am Hals und am Abdomen.

Stramonium

- Gesicht sehr rot: Blutandrang zum Gesicht.
- Blutüberfülle des Kopfes; Klopfen der Karotiden.
- Blutandrang zum Kopf mit heftigem, geschwätzigen Delirium.
- Nach Sonnenstich: quälende Hitze im Kopf; Schmerz im Nacken; sehr empfindlich gegen Geräusche, gegen Widerspruch.

Nash berichtet von einem geistigen *Stram.*-Fall einer 30jährigen Frau, die sich während eines Ausfluges in der Sonne überhitzt hatte. Sie sei „verloren, verloren, verloren, für die Ewigkeit verloren“. Sie bat Diener, Arzt und jedermann, mit ihr und für sie zu beten. Sie sprach Tag und Nach darüber.

Sie machte kein Auge zu und ließ auch die anderen nicht schlafen. Sie sagte, ihr Kopf sei so groß wie ein Scheffel... *Glon.*, *Lach.*, *Nat-c.* etc., aufgrund der Causa verschrieben, brachten nichts. *Stram.* deckte die vorhandenen Symptome ab und innerhalb von 24 Stunden war keine Spur der Manie mehr vorhanden. Sie wäre fast in die Anstalt eingeliefert worden.

Arnica

- *Arn.* kann notwendig sein. Apoplexie; Verlust des Bewußtseins.
- Das große Chrakteristikum von *Arn.* bei jeder Art von Erkrankung ist intensives *Wundheits- und Zerschlagenheitsgefühl* des Körpers.
- *Alles, worauf er liegt, fühlt sich zu hart an.*
- Muß sich bewegen, um eine Stelle zu finden, die sich nicht wund anfühlt.
- Wärme des oberen Teils des Körpers, Kälte des unteren Teils.
- Oder nur Kopf und Gesicht heiß, Körper kalt *(Camph.)*.

Carbo vegetabilis

- Beschwerden durch Überhitzung.
- Stumpfsinnigkeit; Schwindel, Schwere des Kopfes.
- Blasses, grünliches Gesicht; kalt, mit kaltem Schweiß.
- *Lebenskraft nahezu erschöpft.* Vollständiger Kollaps.
- Das Blut stagniert in den Kapillaren: Körperoberfläche kalt und blau.
- *Verlangen nach Luft*, die ihm zugefächelt werden soll.

Natrium carbonicum

- Chronische Auswirkungen von Sonnenstich.
- Kopfschmerz durch die geringste geistige Anstrengung; *durch die Sonne*; sogar durch Arbeiten unter Gaslicht.
- Unfähig zu denken. Fühlt sich ganz dumm, wie betäubt. Begriffsvermögen eingeschränkt, verlangsamt.
- Der Kopf fühlt sich zu groß, als würde er bersten *(Acon.)*.
- Große Schwäche durch sommerliche Hitze.
- Abneigung gegen *Milch* und < durch *Milch*.

Natrium muriaticum

- Sonnenstich. Hitze im Kopf, mit rotem Gesicht, Übelkeit und Erbrechen.
- Blutandrang zum Kopf: Kopfschmerzen, als würde der Kopf bersten (*Glon.*, etc.).
- Schwere des Hinterkopfes, zieht die Augen zusammen.
- Die Augen sind geblendet; feurige Zickzacklinien.
- < durch Sonne; am Meer; im Sommer

Pulsatilla

- Beschwerden durch Sonneneinwirkung.
- Extremer Schwindel. Kopfschmerzen mit Klopfen im Gehirn.
- Auch Apoplexie: bewußtlos; Gesicht purpurn; aufgeblasen; heftiges Schlagen des Herzens; Puls kollabiert.
- *Puls.* < sich durch Sitzen; Liegen. > durch Gehen in der frischen Luft.
- *Puls.* ist wahrscheinlich weinerlich.

Anmerkung: Es heißt, daß ein rotes oder orangefarbenes Tuch [Futterstoff] am Hut, das die Wirbelsäule abdeckt, vor Sonnenstich schützen soll. Ein Offizier, der in Indien viele Sonnenstiche erlitten hatte, schützte sich später erfolgreich durch Bedecken mit einem solchen roten Stoff. Seine Kollegen, die das für Einbildung hielten, entfernten die Stoffbedeckung heimlich, worauf er – der sich sicher wähnte – den schlimmsten Sonnenstich bekam, den er je hatte.

Hepatitis

Aconitum

- „*Plötzliche* Entzündung der Leber, der erste Anfall.
- Heftige, reißende Schmerzen; Brennen.
- *Ruhelosigkeit, qualvolle Angst,* bewegt sich ständig, Furcht vor dem Tod, großer Durst.“ *(Kent).*

Belladonna

- „Empfindlich gegen *Erschütterung* und noch empfindlicher gegen *Bewegung (Bry.)* als jedes andere Arzneimittel.“ *(Kent).*
- Heftiger Schmerz des rechten Hypochondriums an einer kleinen Stelle nahe bzw. um den Nabel. < durch Bewegung.
- Sehr empfindlich gegen *Berührung.*
- Akute Leberschmerzen, < beim Liegen auf der rechten Seite *(Merc., Mag-m.)*; die Schmerzen erstrecken sich zur Schulter *(Chel., Crot-h.)* und zum Nacken; oder zum Rükken *(Chel.)* und den Nieren. Wird *schnell* <.
- Verursacht Brechreiz und Erbrechen von Galle; muß sich zusammenkrümmen *(Kali-c.).*
- Erträgt keinen Druck oder Erschütterung.
- Durst auf kaltes Wasser, oder der Durst auf Wasser wechselt zu Durst auf Bier *(Nat-m., Merc.).*
- Verlangen nach Zitrone und Limonade, die Getränke erleichtern.
- *Bell.* ist rot und heiß.

Bryonia

- „Entzündung und viele Lebersymptome.
- Die Leber – besonders der rechte Leberlappen – liegt wie ein Gewicht im Hypochondrium.
- Jeder *Atemzug*, jede *Bewegung*, jede *Berührung* verursacht Schmerzen. Stiche und Brennen mit Übelkeit und Brechreiz. Spuckt Galle.
- Wenn er hustet, hat er das Gefühl, die Leber wird platzen“ *(Nat-s.). (Kent).*

Chamomilla

- „Äußerste Empfindlichkeit der Nerven; so ausgeprägt, daß dem nur wenige Arzneimittel gleichkommen“ *(Hep., Nux-v.)*.
- Heftige *Reizbarkeit* und deren Folgen.
- Hepatitis nach *Ärgernis* oder Kaltwerden.
- Stechende Schmerzen in der Leber, mit Erbrechen und Frost; nach Ärgernis.
- Gelbsucht nach einem Zornesausbruch *(Nux-v.)*.
- Erbrechen von Galle und Speisen.

Chelidonium

- *Eines unserer größten Lebermittel.*
- Kongestion; Völle; Entzündung; Vergrößerung.
- Bei halb-chronischen und akuten Fällen.
- Stechen; Schießen; reißende Schmerzen von der Leberregion zum Rücken hindurch *(Bell., Kali-c.)*.
- Charakteristischer *Schmerz unter dem Winkel des rechten Schulterblattes.*
- Bandartige Zusammenschnürung um die Hypochondrien *(Lyc.)*.
- Gelbsucht.
- Ist bei den Homöopathen für frühe Lugenentzündung altbekannt. „Leber- und Lungenbeschwerden.“
  > durch heiße Getränke *(Ars.)*; *heiße Milch*; Essen.

Podophyllum

- Kongestion und Vergrößerung der Leber, akute und chronische Hepatitis.
- Große Reizbarkeit der Leber; äußerst starke Gallensekretion.
- Leberschmerz: neigt dazu, mit der Hand zu reiben.
- Völlegefühl: Vergrößerung der Leber *(Ars.)*.
- < durch den Geruch von *Nahrung* oder den Gedanken daran *(Ars., Sep.)*.
- Schleimige Zunge: wie mit Senf bestrichen; Zahneindrücke.
- Alles läuft falsch; alles erscheint dunkel, ohne Lichtblick.
- Kann vor Unruhe des Körpers nicht stillsitzen; (*Zinc.*: Unruhe der Füße).

Mercurius

- Drückender Leberschmerz oder Stiche. Kann nicht auf der rechten Seite liegen *(Bell., Mag-m.)*. Leber berührungsempfindlich.
- Bitterer Mundgeschmack, Durst, wenig Appetit.
- Leber geschwollen, hart. Auftreibung. Gelbsucht.
- „Die Leber macht viele Beschwerden."
- Unsere Vorfahren bekamen in jedem Frühling Quecksilberpillen, die ihre Leber regulieren sollten – sie „zapften" ihre Leber dadurch an. Das heißt, ihre Leber wurde von den Ärzten in einen schlimmen Zustand versetzt.
- < im Frühling, nachts, in der *Bettwärme.*
- Verlangen nach Bier *(Bell., Nat-m.)*; eiskaltem Wasser; Milch, nach Süßigkeiten, die nicht bekommen; *Brot und Butter.*
- Abneigung gegen Fleisch; Wein; Branntwein; Kaffee.

Cornus circinata

- Chronische Hepatitis und Gallenbeschwerden.
- Gelbsucht.
- Ständiges Arbeiten der Gedärme, als seien sie alle in Bewegung.
- Empfindung, als würde sie *in der Taille entzweibrechen.*

Magnesium muriaticum

- Drückender Leberschmerz beim Gehen *(Hep., Ptel.)* oder bei Berührung, < beim Liegen auf der rechten Seite *(Bell., Merc.)*; *Leber hart und vergrößert.*
- Kann nur links liegen, wegen der Empfindung, es zerre etwas zu dieser Seite herüber.
- Chronische Verhärtung und drückender Schmerz, erstreckt sich zum Magen und zum Rücken.
- Wiederholte Anfälle von biliösen Verdauungsstörungen, Verstopfung; große, harte Stühle wie Bälle.
- Ißt häufig, um das Nagen im Magen zu lindern (vergl. *Chel., Graph.*).
- Ausgeprägte Vergrößerung der Leber, mit Aszites.

Nux vomica

- Zusammenziehender Schmerz im Hypochondrium.
- Leber geschwollen, verhärtet, empfindlich, mit Druck und Stechen: muß die Kleidung lösen.
- Wundheitsgefühl und Schmerz der rechten Schulter *(Bell., Chel., Crot-h.)*. Akute Kongestion der Leber.
- Gelbsucht durch Zorn *(Cham.)*; üppiges Leben.
- Beschwerden durch Sorgen; durch zu starke geistige und körperliche Beanspruchung.
- Verlangen nach Branntwein, Bier, Fettem, was ihm nicht bekommt.
- Abneigung gegen Fleisch, Tabak, Kaffee, Wasser, Ale.
- *Frostig, reizbar (Cham., Hep.)*, am Rand des Irrsinns. Überempfindlich gegen Luft, Licht, Geräusch.

China

- Geschwollene, harte Leber: empfindlich gegen den *leichtesten Druck oder Berührung.*
- Empfindung subkutaner Geschwürbildung.
- Verschluß der Gallenblase mit Kolik; periodisch wiederkehrend; Gelbsucht; Gallensteine.
- Nerven überreizt; schwach, empfindlich, anämisch, frostig.
- *Periodizität* der Schmerzen und Beschwerden.

Camphora

- Zusammenziehender Schmerz unterhalb der kurzen Rippen, erstreckt sich zur Lendenwirbelsäule.
- Schmerzen im vorderen Teil der Leber.
- „Bei einem akuten *Camph.*-Zustand findet sich Erschöpfung, Bläue, Kälte, und dennoch möchte der Patient abgedeckt sein. Während der Hitze und wenn die Schmerzen vorhanden sind, möchte er zugedeckt sein. Aber das Kältestadium wird durch Kälte gemildert, er möchte dann mehr Kühle.“ *(Kent)*.

Hepar sulfuris

- Hepatitis mit Gelbsucht; mit weißen oder grünlichen Stühlen.
- *Stechende Schmerzen* in der Leber beim Gehen *(Mag-m.)*.

- Leber vergrößert, bis auf 5 – 8 cm unterhalb der Rippen.
- Chronischer Blutandrang zur Leber.
- Nützlich während entzündlicher Prozesse bei Leberzirrhose.
- *Leberabszesse* (*Phos.*, *Lach.*, *Sil.* etc.).
- Der typische *Hep.*-Patient ist streitsüchtig: nichts stellt ihn zufrieden, alles stört ihn. Wird heftig, zornig, ist beleidigend, impulsiv; sogar heftige Zerstörungsimpulse (vergl. *Nux-v.*).
- Auch physisch *überempfindlich*: gegen Kälte, Luftzug.
- Verlangen nach Essig.

Hippozaeninum

- Hepatitis mit gangränöser und ulzeröser Entzündung der Gallengänge.
- Leber stark vergrößert, zeigt oft Zeichen fettiger Degeneration.
- Nützlich bei leichten Formen von Eiterung und Katarrh, malignen Ulzerationen und Geschwülsten.
- Abszesse.

Lachesis

- Akuter Leberschmerz, erstreckt sich zum Magen *(Ars.)*.
- Entzündung und chronische Obstruktion.
- *Erträgt keinerlei Druck um die Hypochondrien (Calc., Lyc., Nat-s., Nux-v., Crot-h., Ptel.).*
- Geschwürschmerz unter den Rippen, wie durch Eiterung.
- Leber geschwollen und im vorderen, oberen Bereich schmerzhaft.
- Abszesse der Leber *(Phos., Hep., Crot-h., Hipp., Sil.)*.
- Der typische *Lach.*-Patient ist warm, bläulich, schwatzhaft, eifersüchtig, mißtrauisch.

Crotalus horridus

- Unverträglichkeit von Kleidung um die Hypochondrien und im Bereich des Epigastriums *(Lach.)*.
- Schmerz, Stiche in der Leber und dem oberen Bereich der Schulter *(Bell., Chel., Nux-v.)*.
- Urin geleeartig und rot wie Blut.

- Passive Leberkongestion, akute Atrophie der Leber.
- Gelbsucht; bösartige Gelbsucht: *dunkle Blutungen* aus Nase, Mund etc., *schwarzes Erbrechen.*
- Bei bösartigen Malariafiebern. Spezifisch bei *Schwarzwasserfieber.*

Sulfur

- *Kent* sagt: „Die Leber ist hier ein sehr beschwerdevolles Organ, mit Vergrößerung, Blutandrang, Verhärtung, Schmerz, Druck.
- Sind Bauchsymptome vorhanden, so sind sie überdeutlich heftig.
- Er bekommt Gelbsucht, hat Gallensteine. Chronische Blässe, die mal zu- und mal abnimmt.
- Jeder Erkältung schlägt auf die Leber; jedes Bad, jeder Wetterwechsel < seine Lebersymptome, und wenn diese zunehmen, nehmen seine anderen Beschwerden ab.
- Es zeigt sich biliöses Erbrechen und biliöser Kopfschmerz.
- Stühle schwarz, dann grün, dann weiß; das wechselt sich mit dem Blutandrang zur Leber ab."
- Der *Sulf.*-Patient ist: warm, hungrig, mag gerne Fett etc.; möchte die Diagnose wissen.

Phosphorus

- Diffuse Hepatitis.
- Hyperämie und Vergrößerung der Leber.
- Leber hart, groß, mit nachfolgender Atrophie.
- Hepatitis; wenn Eiterung erfolgt, hektisches Fieber.
- Nachtschweiße, ausgeprägte Wundheit über der Leber *(Hep., Hipp., Lach., Crot-h., Sil.).*
- Gelbsucht, Stühle blaß. Tympanitisches Abdomen.
- Kongestion der Leber. Helles oder dunkles Blut geht mit dem Stuhl ab.
- Verlangen nach kalten Speisen und Getränken; Eiscreme; Wein.
- Für die Folgen exzessiven Salzgebrauchs.
- Ein charakteristisches Symptom: *sobald das Wasser im Magen warm geworden ist, wird es erbrochen.*

Arsenicum album

- Hepatitis. Spannung; drückender Schmerz in der Leber, die vergrößert ist.
- Schmerzhafte Aufblähung des rechten Hypochondriums mit Stichen, die sich zum Magen erstrecken *(Lach.)*.
- Heftiges *Brennen*, wie *glühende Kohlen* im Epigastrium.
- Brennender Durst, ohne Verlangen zu trinken; oder *Durst auf kleine Mengen*.
- Das Brennen von *Ars.* wird > *durch Hitze*, durch heiße Getränke.
- Immer verbunden mit der *Ruhelosigkeit* von *Ars.*, der *Angst*, der *Erschöpfung*.

Acidum nitricum

- Leber enorm vergrößert. Gelbsucht.
- Urin spärlich und *stark riechend*.
- Chronische Hepatitis. Vergrößerte, verhärtete Milz bei chronischer Malaria.
- *Stiche* in der Leberregion.

Natrium muriaticum

- Völle der Leber, mit Stichen und reißenden Schmerzen.
- Leber entzündet, geschwollen: Haut gelb, erdfahl.
- Leberschmerz nach dem Essen, > wenn die Verdauung fortschreitet.
- Gelbsucht mit Schläfrigkeit.
- Abneigung gegen Fleisch, Brot, Kaffee.
- > mit leerem Magen.
- Verlangen nach: *bitteren* Dingen, Bier *(Bell., Merc.)*, *mehlhaltigen* Dingen, sauren Sachen, *Salz*, Austern, *Fisch*, Milch.
- Heißhunger gegen Mittag.
- Besonders nützlich nach Malaria und Chiningaben.

Lycopodium

- Spannung wie durch eine Schnur oder einen Reifen in der Leberregion *(Chel.)*: kann sich nicht strecken oder aufrecht stehen *(Sil.)*.
- Wunder Schmerz wie durch einen Schlag in der Region des rechten Hypochondriums, < durch Berührung.

- Hepatitis, besonders bei Kindern (mit Pneumonie?).
- Gelbsucht mit *Flatulenz.*
- Charakteristika: < nachmittags; von 16-20 Uhr; starke Flatulenz, alles verwandelt sich in Blähungen.
- Aufblähung, muß die Kleidung lockern.
- „Ein Mund voll Nahrung füllt ihn bis zum Hals."
- > *durch warme Getränke (Ars.).*
- Verlangen nach *Süßigkeiten (Arg-n.).*

Ptela trifoliata

- Herabzerrendes Gewicht in beiden Hypochondrien beim Gehen *(Hep., Mag-m.).*
- Leber geschwollen, wund: die Kleidung ist zu eng.
- Kongestion der Leber; chronische Hepatitis.
- Gieriger (oder schwacher) Appetit.
- Abneigung gegen tierische Nahrung und fetten (englischen) Pudding, den er eigentlich sehr mag; gegen Butter, Fettes, was den Schmerz im Epigastrium <.
- Hepatische und gastrische Symptome, < durch Käse, Fleisch, Sülze etc.

Natrium sulfuricum

- Verträgt keine enge Kleidung um die Taille.
- Leber vergrößert, geschwollen und berührungsempfindlich.
- Bei tiefer Atmung: heftige Stiche, wie in der Leber, als ob sie dort aufplatzen würde *(Bry.).*
- < beim Liegen auf der linken Seite *(Card-m., Kali-c.).*
- Übelkeit; saures Erbrechen, dann Galle.
- < *bei nassem Wetter*; in *feuchten* Häusern; durch Seeluft.
- Suizidneigung; nach Kopfverletzungen.

Carduus marianus

- Kongestion der Leber: seitlich geschwollen.
- Druck; ziehender Schmerz; Stiche in der Leber.
- < *beim Liegen auf der linken Seite.*
- Empfindlichkeit und Verhärtung des linken Leberlappens, verursacht erschwerte Atmung und Husten.
- Die erkrankte Leber bezieht *die Lungen* mit ein, mit

Hämoptysis. Einfache Kongestion oder Entzündung von Leber und Lungen. Erbrechen von Blut.
- Eine Prüfung zeigte Übelkeit, Unbehaglichkeit, Schmerz, Erbrechen, mit Aufblähung des Abdomens.

Kalium carbonicum

- Hitze, Brennen, Klemmen in der Leber, zerrender Schmerz beim Bücken.
- Schmerzhafte *Stiche* der rechten Lende und Leber, < durch Bewegung; *sitzt vorgebeugt*, die Ellbogen auf den Knien und das Gesicht in den Händen.
- Muß *vorgebeugt* gehen, die Hände auf den Knien, um die Bewegungen abzustützen *(Bell.)*.
- Verrenkungsschmerz der Leber; kann nur auf der rechten Seite liegen *(Nat-s. etc.)*.

Calcarea carbonica

- „Ein eigentümliches Merkmal: Je größer die innerliche Kongestion, desto kälter ist die Körperoberfläche." *(Kent)*.
- Wundheitsschmerz von Leber und Milz.
- Druck in der Leberregion bei jedem Schritt.
- Vergrößerung der Leber.
- Enge Kleidung um die Hypochondrien ist unerträglich (*Lach.* etc.).
- Charakteristika: Verlangen nach Eiern; Eiscreme; Limonade *(Bell.)*.
- Kälte: allgemeine; oder einzelner Körperteile.
- Schweiß: allgemeiner; oder einzelner Körperpartien; des Kopfes, während des Schlafs.
- Neigung zur Fettleibigkeit.

Ikterus

Aconitum

- *„Acon.* allein wird oft die ganze Krankheit beseitigen, oder *Merc., vorausgesetzt, es liegt kein Mißbrauch dieses Mittels vor. In einem solchen Fall sollte Chin.* gegeben werden." *(Lilienthal).*
- Qualvolles Umherwerfen. Angst. Urin dunkel und heiß.
- Der Anfall kommt plötzlich und ist heftig.
- Unstillbarer Durst auf große Mengen, doch steigert Trinken den Durst noch.
- Alles außer Wasser schmeckt bitter.
- Empfindlichkeit der Magengrube.

Mercurius

- Haut gelb; starkes Jucken, < nachts, < in der Bettwärme.
- Heftiger Durst bei feuchter Zunge und *viel Speichel.*
- Mundgeschmack: bitter, süß, salzig, faulig.
- Zunge groß, schlaff, zeigt Zahneindrücke *(Chel.).*
- Reichlicher Schweiß, der keine Linderung bringt; kann die Wäsche gelb färben.
- „Man gibt selten *Merc.*, wenn die Zunge trocken ist."
- Charakteristik: < *beim Liegen auf der rechten Seite.*

Chelidonium

„Drückender Schmerz in der Leberregion. Bitterer Mundgeschmack.
- Zunge dick gelb belegt, mit roten Rändern; zeigt Zahneindrücke.
- Gelbfärbung der Augen, des Gesichts, der Hände, der gesamten Haut.
- Stühle grau und gelb wie Gold.
- Urin gelb oder dunkelbraun, hinterläßt eine gelbe Färbung im Gefäß.
- Verlust des Appetits, Abneigung gegen Nahrung und Übelkeit, oder Erbrechen von Galle.
- Der Patient behält nichts außer heißen Getränken bei sich.
- Ein charakteristisches Symptom: *Schmerz unter dem rechten Schulterblatt.*

- „Bei akuten und chronischen Fällen.“ *(Nash).*

Digitalis

- Starke Gelbsucht mit *langsamem, schwachem Herzen* und aschgrau-weißen Stühlen.

Nash berichtet einen interessanten Fall von *Dig.*-Gelbsucht. Ein junger Mann mit guter Verfassung bekam Übelkeit und Erbrechen. Er war schläfrig, und nach ein paar Tagen begann er überall sehr gelb zu werden. Die Skleren waren gelb wie Gold und so auch die Haut des ganzen Körpers, bis hin zu den Nägeln. Die Stühle waren von der Konsistenz her normal, aber vollkommen farblos, wogegen der Urin so braun wie Lagerbier war, vielleicht sogar noch dunkler. Am Rand des Gefäßes, wo man durch ihn hindurchsehen konnte, war er so gelb wie frische Galle. Der Puls lag bei lediglich 30 Schlägen pro Minute und oft setzte ein Schlag aus.
Dies war eine beispielhafte *Dig.*-Gelbsucht. Das Mittel heilte ihn innerhalb einiger Tage vollständig. Eine Besserung seines Empfindens stellte sich bereits nach kurzer Zeit ein; der Stuhl und Urin gewannen allmählich ihre normale Farbe zurück. Der charakteristische *langsame Puls* war das Leitsymptom bei der Verschreibung. Alle anderen Symptome finden sich in fast jedem Fall einer gut ausgeprägten Gelbsucht.

Nux vomica

- Mürrisch, ruppig: schimpft und ist zänkisch, wenn er angesprochen wird.
- Fröstelt, *wenn er sich bewegt* oder abdeckt; kann sich nicht im Bett umdrehen, denn wenn Luft unter die Bettdecke kommt, friert er.
- Bitterer Mundgeschmack; Brot schmeckt bitter.
- Gesicht gelb.
- Die Leber kann geschwollen sein, verhärtet, empfindlich, wund.
- *Überempfindlichkeit*, geistig und körperlich.
- *Gelbsucht nach Zorn (Cham.).*

Chamomilla

- Gelbsucht durch einen Anfall von *Zorn (Nux-v.).* „*Cham.* ist übelst gelaunt, *Nux-v.* ist bösartig.“
- Entzündete Leber durch Ärgernis oder Schmerz.

- Fast rasend: „Kann es nicht aushalten." – Vor Schmerz oder wegen der Gereiztheit.
- *Überempfindlich*, geistig und körperlich *(Nux-v.)*.

Natrium sulfuricum

- Schmutzig *grüner* Belag auf der Zunge; bitterer Zungenbelag.
- Ständiger Geschmack nach Galle.
- Gelbsucht nach Zorn *(Cham., Nux-v.)* mit Hepatitis.
- Kann keine stärkehaltige Nahrung verdauen.
- Die Speisen kommen wieder hoch.
- Auftreibung und Gefühl von Schwere; fast ständige Übelkeit *(Ip.)*.
- Erbricht Schleim, Saures, Bitteres.
- Kongestion der Leber, < beim Liegen auf der *linken* Seite.
- Schneidende Schmerzen in der blutüberfüllten Leber; Wundheit; heftige Fälle.

Myrica cerifera

- Die Prüfung zeigt „das genaue Bild einer heftigen katarrhalischen Gelbsucht".
- Dumpf, schläfrig, verzagt, schwindelig.
- Augen blutüberfüllt und gelb.
- Dicker, gelber, dunkler, trockener Zungenbelag macht die Zunge *fast unbeweglich*; Belag auch am Gaumen.
- Empfindung, als ob der Rachen zerbrechen würde.
- Mundgeschmack: übel, faul, bitter.
- Stühle täglich blasser, wegen fehlender Galle.
- *Gelbsucht bei Kindern.*

Bryonia

- *Gelbsucht mit Lebersymptomen.*
- Die Leber, besonders der rechte Lappen, ist wie ein Gewicht.
- Empfindlich gegen Druck; kann sich nicht bewegen.
- < durch *Bewegung*, Berührung, Atmung.
- Ein tiefer Atemzug verursacht Schmerzen in der Leber: es brennt und sticht. Wenn er hustet, fühlt es sich an, als würde die Leber platzen.

Chionanthus virginica

- Riesig vergrößerte Leber. Verstopfung; Stühle tonfarben. Haut und Urin wie in schweren Fällen von Gelbsucht.
- Starke Abmagerung.
- Hypertrophie der Leber. Obstruktion der Leber in Malariagebieten.
- Wunde Leber; unverdaute Stühle mit fehlender Galle. Urin fast schwarz.
- Chronische Gelbsucht.
- Gelbsucht, die seit Jahren *jeden Sommer wiederkehrt.*
- Empfindung, etwas *Lebendiges* würde sich im Magen bewegen *(Croc., Thuj.).*
- „Gelbsucht bei unterdrückten Menses." *(Clarke).*

Aurum muriaticum natronatum

- „Hartnäckige Fälle von Gelbsucht mit abwechselnd weißen und schwarzen Stühlen." *(Nash).*

Leptandra

- Hat einen guten Ruf bei Gelbsucht. Die typischen Stühle sind: schwarz, teerartig, biliös – mit gelber Haut.
- Brennen in der Leberregion.
- Berstender Wundheitsschmerz über der Gallenblase oder der Leber, erstreckt sich zum Nabel oder zum linken Schulterblatt.
- < durch kalte Getränke; Bewegung.
- > beim Liegen auf dem Magen oder der Seite.

Dolichos

- Gelbsucht; weiße Stühle.
- *Heftiges Jucken* über den ganzen Körper, ohne sichtbaren Ausschlag.

Sepia

- Entzündung der Leber: Vergrößerung mit Gelbsucht, Schmerz, Völle, Auftreibung. Quälendes Gefühl in der Leberregion.
- Typisch für *Sep.* ist der Verlust von Gemütsregungen; ist

teilnahmslos.
- Hinfälliges, leeres, hungriges Gefühl, nicht oder nur kurz durch Nahrung >.

"Wenn diese Symptome zusammentreffen: nagender Hunger, Verstopfung, Empfindung von Herabdrängen, bei dieser Gemütsart, dann ist es *Sep.* und nur *Sep.*" *(Kent).*

China

- Geschwollene, harte Leber: mit Schmerz, < *durch Berührung.*
- Obstruktion der Gallenblase mit Kolik und Gelbsucht.
- Bitterer Mundgeschmack.
- Abneigung gegen Brot, Bier, Butter, Fleisch, Fettes, warme Speisen, Kaffee.
- Heißhunger in der Nacht; oder Appetitverlust, besonders bei *nebeligem* Wetter.
- Abdomen aufgetrieben, tympanitisch, muß den Hosenbund lösen.
- < durch Fisch, Obst, Wein.
- *Flatulenz*, fast bis zum Bersten: lautes Aufstoßen *ohne* Erleichterung.
- Schwäche und Hinfälligkeit; < durch kalten Luftzug.

Acidum nitricum

- Gelbsucht: Schmerz in der Leberregion; Urin spärlich und *streng riechend*; sehr ruhelos nach Mitternacht.
- Chronische Leberbeschwerden; Gelbsucht.
- Leber enorm vergrößert; tonfarbene Stühle; vergrößerte, verhärtete Milz bei chronischer Malaria.
- Stiche in der Leberregion.
- Der typische *Nit-ac.*-Patient hat ein Verlangen nach Salz und Fett.
- Die Schmerzen sind *stechend*; *splitterartig*, durchdringend bei Berührung.
- Niedergeschlagen, reizbar, *Angst wegen seiner Krankheit.*

Berberis

- Gallenkolik, *gefolgt* von Gelbsucht.
- Stechende, bohrende Schmerzen in der Leber: muß sich vorbeugen.

Carduus marianus

- Bitterer Mundgeschmack.
- Zunge weiß, *Spitze und Ränder rot.*
- Übelkeit; erbricht eine scharfe, grüne Flüssigkeit.
- Völle der Leber: Spannung und Druck, < beim Liegen auf der *linken* Seite.
- „Leberbeschwerden mit Gelbsucht."
- Der übliche tonfarbene Stuhl und dunkle Urin.

Plumbum

- „*H. N. Guernsey* spricht dem Mittel große Kräfte bei Gelbsucht zu. Das Augenweiß, die Haut, der Stuhl und der Urin sind alle sehr gelb; ich habe es mit Erfolg verschrieben." *(Nash).*
  Nash's Indikation für *Plb.* ist: *starke Hyperästhesie bei Verlust von Kraft.*

Jodum

- „Chronische Gelbsucht, nicht auf Obstruktion zurückzuführen." *(Clarke).*
- Der typische *Jod.*-Patient ist abgemagert, obwohl er *sehr gut* ißt.
- Die gleiche *Ruhelosigkeit und Angst* von Körper und Geist wie bei *Ars.* Wenn der Patient jedoch *warmblütig* ist, würden wir nicht an *Ars.* denken; bei einem kaltblütigen, frierenden Patienten würden wir nicht an *Jod.* denken." *(Kent).*

Arsenicum album

- Gelbsucht: nach intermittierenden Fiebern, besonders nach Mißbrauch von Chinin; nach Quecksilber.
- Verhärtung der Leber.
- Schmerzhaft aufgeblähtes rechtes Hypochondrium.
- Der typische *Ars.*-Patient ist extrem *ruhelos und ängstlich*

(vergl. *Jod.*). Fröstelt, mit Brennen, das durch Hitze > wird. Die *Erschöpfung* steht in keinem Verhältnis zur Erkrankung. *Arsen* verursacht Gelbsucht. Ich erinnere mich an den Fall einer *akuten Arsenvergiftung.* Das Gesicht war tiefst gelb, fast schwarz. Dunkle, blutige Massen wurden mundvoll ausgeworfen; Bewußtlosigkeit; Zucken von Zeit zu Zeit. Es mußte zwischen *Phos.* und *Ars.* differenziert werden. Es war schließlich *Ars.*

Conium

- Gelbsucht mit heftigem *Schwindel*: beim Liegen, beim Drehen oder Bewegen des Kopfes oder der Augen.
- Muß den Kopf vollkommen still halten.
- Die Leber kann hart, geschwollen, empfindlich sein.
- Gegenstände können rot oder regenbogenfarben aussehen.
- Schwäche der Augen; sind wie geblendet, oder Schwindel.

Phosphorus

- Gelbsucht mit Lebersymptomen. *Phos.* verursacht und heilt Kongestion, Völle, Schmerz, Empfindlichkeit, Verhärtung der Leber.
- *Phos.* hat ein Verlangen nach kalten Speisen und Getränken, nach Eiscreme.
- < beim Liegen auf der *linken* Seite.
- > *nach Schlaf*, sogar nach kurzem Schlaf *(Sep.)*.
- Mag normalerweise *Salz* sehr gerne. Furcht vor Gewitter, vor Dunkelheit, *vor dem Alleinsein.*

Crotalus horridus

- „Gelbsucht, mehr hämatogen als hepatischen Ursprungs. Erntete seine größten Lorbeeren bei Leberbeschwerden in *heißem Klima.*“
- Gelbe Augen, gelbes Gesicht, der ganze Körper ist gelb.
- Leicht typhoider Zustand; *hämorrhagische Diathese.*
- Gelbfieber; Schwarzwasserfieber.
- Bösartige Gelbsucht (*Ars., Phos., Lach.* etc.).
- Bei septischem und bei Puerperalfieber.
- Kann Halluzinationen mit blauen Farben haben *(Con.)*.

Lachesis

- „Hat eine Reihe von Leberbeschwerden mit Gelbsucht: Entzündung, vergrößerte Leber und Muskatnußleber.
- Schneiden wie von einem Messer in der Leberregion.
- Erbrechen von Galle, von allem, was in den Magen gelangt.
- Äußerste Übelkeit; ständige Übelkeit mit Gelbsucht.
- Weißer Stuhl.
- Empfindlichkeit des Abdomens: Kann kaum zulassen, daß die Kleidung den Körper berührt.“ *(Kent).*
- Liegt flach auf dem Rücken, die Kleidung vom Abdomen gehoben.
- Äußerst *empfindlich* gegen Berührung, besonders an Hals und Abdomen.
  < *durch Schlaf*; < beim Erwachen.
- Der typische *Lach.*-Patient ist schwatzhaft, eifersüchtig, mißtrauisch. Macht Fehler in der Tageszeit.

Gallensteinkolik

Kent schreibt bei *Bell.*: „Krämpfe – allgemeine und lokale Krämpfe. Spasmen kleiner Gänge, der Ringfasern und von Hohlorganen. Der Ductus choledochus communis krampft sich zusammen, oder der Ductus cysticus, so daß die Ringfasern das Steinchen umschließen und nicht durchlassen. Eigentlich wären die Gallengänge weit genug, um den Durchgang zu gestatten, doch der Reiz verursacht Spasmen, die das Steinchen festhalten. Geben Sie dem Patienten eine Gabe *Bell.* auf die Zunge und der Krampf läßt nach, der Stein geht hindurch und die Beschwerden sind behoben - in 15 Minuten ist die Gallensteinkolik vorüber. Bei Gallensteinkolik versagt die homöopathische Behandlung so gut wie nie. Die Symptome erfordern nicht immer *Bell.*, aber in dem Fall, wo diese furchtbare Überempfindlichkeit vorliegt, ist es *Bell.*"

Belladonna

- Äußerste *Empfindlichkeit*, besonders gegen *Erschütterung.*
- Gesicht rot, heiß.
- Hyperästhesie; äußerste Reizbarkeit des gesamten Systems oder der Nervenzentren.
- Äußerste Reizbarkeit.

Chelidonium

- Schmerzen schießen aus der Leberregion zum Rücken und zur Schulter *(Hydr.).*
- Schmerz in der Leberregion, erstreckt sich schnell hinunter über den Nabel in die Därme.
- „Gallensteine; Frost; heftiger Schmerz in der Gallenblasenregion; Erbrechen; tonfarbene Stühle."
- Schneidende Schmerzen und Stiche; Zusammenschnürung wie durch eine Schnur.
- *Schmerz am inneren Winkel des rechten Schulterblattes, erstreckt sich in die Brust.*
- Gelbe Zunge mit Zahneindrücken am Rand.
- Leberregion gespannt und empfindlich.

Kent schreibt: „*Chel.* hat Gallensteinkoliken geheilt. Die Praktiker, die es verstehen, mit den Arzneimitteln umzugehen, wissen, diese bessern die Gallensteinkolik in wenigen Minuten. Wir haben Arzneimittel, die auf die

Ringfasern der kleinen Gänge wirken und so deren Entspannung bewirken; dem Stein ist es dann möglich, abzugehen, ohne Schmerzen zu verursachen.
Im Zustand echter Gesundheit finden sich natürlich keine Gallensteine, die in der Gallenblase festsitzen. Der Gallenblasengang dieser Patienten öffnet sich ein wenig und ein kleiner Gallenstein versucht, hindurchzugelangen. Sofort verursacht er eine Reizung durch sein Kratzen entlang der Schleimhäute dieses Ganges. Wenn dieser Schmerz schießend, stechend, schneidend, lanzinierend ist und sich *hindurch zum Rücken erstreckt*, wird *Chel.* ihn beseitigen. Der Patient sagt aufgrund der unmittelbaren Besserung: „Was für eine Erleichtung, der Schmerz ist verschwunden." Das Arzneimittel hat den Spasmus gemildert, der kleine Durchgang öffnet sich und der Stein kann hindurch. Jedes Arzneimittel, das aufgrund der Symptome indiziert ist, wird heilen."

China

- *Farrington* sagt: „*Bell.* ist bei Gallensteinleiden sehr hilfreich, doch das Arzneimitel, das den Zustand dauerhaft behebt, ist *Chin.* Wenn nicht aufgrund eines oder mehrerer Symptome ein anderes spezifisches Mittel angezeigt ist, dann geben Sie ihrem Patienten *Chin.*
- Schmerz in der Leberregion, < *durch Berührung.*
- Schießen in der Leberregion; Empfindlichkeit und Schmerz bei Berührung dieses Bereichs. Leberregion empfindlich gegen den *geringsten* Druck.
- Verschluß der Gallenblase mit Kolik; *periodisch* wiederkehrend; gelbe Haut und Konjunktivae; Verstopfung mit dunkel grünlichen Kotballen.
- Gallensteine.
- *Äußerst empfindlich gegen Berührung, Bewegung, kalte Luft.*
- Periodizität: Die Schmerzen treten regelmäßig jeden Tag zu einer bestimmten Zeit auf; oder jede Nacht um 24 Uhr. Durchnässende Nachtschweiße.

Aconitum

- *Ruddock* bezeichnet *Acon.* als eines der führenden Mittel bei Gallensteinkolik. Es hat:
- Heiße, gespannte Schwellung unter den rechten kurzen Rippen.

- Höchste Qual, *muß ganz aufrecht sitzen*; kann kaum atmen; Schweiß und *Angst*; Abdomen geschwollen, besonders unterhalb der kurzen Rippen.
- Qualvolles Umherwerfen. Furcht vor dem Tod.

Nux vomica

- Gallensteinkolik mit plötzlichen, heftigen Schmerzen der rechten Seite; Spasmen von Abdominalmuskeln mit stechendem Schmerz in der Leber.
- Gelbsucht; Abneigung gegen Speisen; *Ohnmachtsanfälle*; fast immer liegt *Verstopfung* vor.
- Leber geschwollen, verhärtet, empfindlich, mit Druck und Stechen. Erträgt keine enge Kleidung *(Lyc., Nat-s.)*.
- *Überempfindlich; reizbar.*
- Erfolgloser Stuhldrang, irreguläre Peristaltik.
- Fröstelt, wenn er sich *abdeckt* oder *sich bewegt.*
- *Kent* sagt: „Das richtige Arzneimittel entspannt die Ringfasern des Ganges und läßt den Stein abgehen. Das Arzneimittel, das Besserung verschafft, oder eines seiner Verwandten, wird die Neigung zur Steinbildung beseitigen. Gesunde Galle löst Gallensteine innerhalb der Gallenblase auf; gesunder Urin bewirkt das gleiche bei Steinen im Nierenbecken oder der Niere."

Berberis

„Ein außerordentliches Mittel bei Nierensteinen; auch bei Gallensteinen, die in Verbindung mit Nierensteinen auftreten."

- Schießende Schmerzen. Der Patient kann nicht die geringste Bewegung ertragen, sitzt zur schmerzhaften Seite geneigt, um den Schmerz zu verringern.
- Ein eigentümliches Symptom bei *Berb.* ist das Empfinden von *Glucksen*, als ob Wasser durch die Haut wollte.
- Stechende Schmerzen unter dem Rand der falschen Rippen der rechten Seite schießen von der Leberregion hinunter durch das Abdomen." *(Farrington).*
- „*Von einem Punkt ausstrahlende Schmerzen*; läßt fast allein an *Berb.* denken...
- Hat oft Nierenkoliken geheilt, wegen seiner wohlbekann-

ten Charakteristik, in jede Richtung auszustrahlen. Es heilt Gallensteinkolik, wenn die stechenden Schmerzen vom Ausgangspunkt *in jede Richtung ausstrahlen (Dios.).*
- Die Leber ist Sitz vieler Beschwerden.
- Plötzliches Bohren, wie durch ein Messer, das die Leber durchstößt. Schreckliches Leiden.
- *Berb.* wird, wenn es indiziert ist, die kleinen Gallensteine lösen und sie hindurchgehen lassen *(Bell.)* – und der Patient wird einen tiefen, befreienden Atemzug tun ... *alles, was spasmodischer Natur ist, kann unmittelbar gelindert werden.*" *(Kent).*

Dioscorea

- Harter dumpfer Schmerz der Gallenblase um 19 Uhr.
- Neuralgie und spasmodische Zustände der Leber und der Gallengänge. Schneidender, zusammendrückender, drehender Schmerz.
- Die Kolik beginnt am Nabel und strahlt zu allen Teilen des Körpers aus, sogar zu den Extremitäten (vergl. *Berb.*).
- Ein ständiger Schmerz, < in regelmäßigen Intervallen aufgrund von Anfällen heftigster Art. Unerträglich scharfe, schneidende, drehende, packende, mahlende Schmerzen, schießen umher und strahlen zu entfernt liegenden Körperpartien aus *(Berb.).*
- < durch Zusammenkrümmen (Gegenteil von *Coloc., Mag-p.*).
- > *durch Ausstrecken oder Zurückbeugen.*
- > durch starken Druck.
- Auch windende, zuckende und krampfartige Schmerzen mit Abgang von Nierensteinen.

Magnesium phosphoricum

- Scharf stechende Schmerzen am Rand der rechten unteren Rippen.
- Heftige, packende Kolikschmerzen, > durch heiße Anwendungen.
- Krampf des Magens; saubere Zunge; als ob ein Band eng um den Körper gewickelt sei.
- Krampfende Schmerzen um den Nabel und darüber, zum Magen hin, strahlen zu beiden Seiten, in Richtung des Rük-

kens aus. Heftig schneidende Schmerzen, muß aufschreien, dann Schießen und heftiges Zusammenziehen.
- > durch Zusammenkrümmen und den Druck der Hand (Coloc.). > durch äußerliche Wärme (Gegenteil von *Apis*).
- < durch die leichteste Bewegung.
- < durch kalte Luft, kaltes Wasser, Luftzug, abdecken.
- *Plötzliche Schmerzanfälle.*
- > durch Wärme, heißes Baden, Druck, Zusammenkrümmen.

Podophyllum

- Gallenkolik.
- Stuhlverstopfung; tonfarbene Stühle.
- Zunge gelb oder weiß, weist Zahneindrücke auf.
- Schmerz der Leber; Neigung, die Gegend mit der Hand zu reiben.
- Merkwürdiges Symptom: „Reichlicher Schweiß tropft von den Fingern des Prüfers."
- Kolik jeden Morgen bei Tagesanbruch.
- > *durch Vorbeugen; äußere Wärme.*

Lithium carbonicum

- Gallensteine.
- Heftiger Schmerz in der Leberregion, zwischen Darmbein und Rippen.
- Heftiger Schmerz über dem unterem Teil des Abdomens.
- Wundheit und Schmerz in der Gallenblase, scharf, stechend.
- Charakteristisch ist die *rote Nase.*

Kalium bichromicum

- Schmerz an einer *kleinen* Stelle im rechten Hypochondrium: ein starfer Stich bei plötzlicher Bewegung nach Sitzen.
- Spasmodische Anfälle, die denen ähneln, die bei Gallensteinen auftreten.
- *Schmerzen an kleinen Stellen,* die mit der Fingerspitze abzudecken sind.

  Abends Anfall heftig drückenden Schmerzes, im rechten

Hypochondrium, zerrt nach unten und erstreckt sich herum zur Schulter. Muß sich entkleiden, obwohl keine Schwellung wahrnehmbar ist. Starke Atembeklemmung. Dauert einige Stunden und verschwindet allmählich, ohne Abgang von Wind.

Carduus marianus

- Leber blutüberfüllt. Gallensteine.
- Zunge: weiß in der Mitte mit Zahneindrücken an den Rändern (Gegenteil von *Iris*).
- Kriechende Empfindung, wie beim Durchgang eines kleinen Körpers; wie eine Erbse, die sich durch einen engen Gang an der hinteren Seite der Leber zur Magengrube bewegt *(Nat-s.)*.

Iris versicolor

- Mildert ebenfalls Gallensteinkoliken.
- Schneidender Schmerz in der Leberregion, < durch Bewegung.
- Zunge trocken, an jeder *Seite* belegt, roter Streifen in der Mitte (Gegenteil von *Card-m.)*.
- Starkes Brennen im Epigastrium.

Baptisia

- Schmerz über der Gallenblase.
- Schmerz in der Leber, vom rechten seitlichen Ligament zur Gallenblase; kann kaum gehen, so sehr verstärkt das den Schmerz in der Gallenblase.
- Muß in Bewegung bleiben, obwohl Bewegung schmerzhaft für die Gallenblase ist; kann sich zur Wirbelsäule erstrekken.
- Gesicht dunkelrot, purpurn; *wie betrunken.*
- Schläfrigkeit; Erschöpfung.
- Schnelles Einsetzen der Beschwerden und *schnelle Erschöpfung.*

Leptandra

- Brennen der Leber, nahe der Gallenblase.
- Dumpfer Schmerz der Leber, < nahe der Gallenblase.
- Gelb belegte Zunge. Gelbsucht.
- > *beim Liegen auf dem Magen oder der Seite.*

Chionanthus

- Ein großes Arzneimittel für die Leber und Gallensteinkoliken.
- > *beim Liegen auf dem Abdomen.*
- Hitze mit Abneigung, sich freizudecken *(Nux-v.).*
- Sehr bitteres Aufstoßen. Heiß, bitter, sauer; macht die Zähne stumpf *(Lyc.).*
- Hypertrophie der Leber; Obstruktion; Gelbsucht; Schmerzhaftigkeit.
- *Übelkeit* und Brechreiz mit Stuhldrang.
- Empfindung von zwei verschiedenen Bewegungen im Magen während des Erbrechens: die eine versucht, etwas hochzubringen, die andere zieht es wieder zurück *(Nux-v. ?).*
- Kolik und kalter Schweiß auf der Stirn *(Verat.).*

Lycopodium

- „Schmerz in der Leber; wiederkehrende Anfälle mit Erbrechen von Galle.
- Gallensteinkoliken.
- Nach *Lyc.* kommen die Anfälle weniger häufig, der Gallenfluß wird normal, und die Gallensteine sehen porös aus, als ob sie aufgelöst würden.
- *Lyc.*-Patienten müssen ständig aufstoßen: saures Aufstoßen wie von scharfer Säure im Rachen." *(Chion.)*
- *Aufblähung*: Neigung, die Kleidung zu lockern *(Nat-s.).*
- < durch kalte Getränke, oft > *durch warme Getränke.*
- < nachmittags: 16 – 20 Uhr.
- Verlangen nach Süßigkeiten.

Natrium sulfuricum

- Findet sich bei *Kent* in Fettdruck.
- Wunde, schwere Leber; Stiche.

- Empfindung eines Klumpens unterhalb der Leber.
- Kriechen in der Gallenblase *(Card-m.).*
- Verträgt keine enge Kleidung um die Taille *(Lyc.).*
- Leber geschwollen; Berührung schmerzhaft. < beim Liegen auf der *linken* Seite.
- Kolik, < durch Reiben.
- Scharfe, heftige Stiche in der Leber, wenn er tief einatmet; als ob die Leber aufplatzen wollte (vergl. *Apis).*
- < *bei feuchtem Wetter*, Berührung, Druck.
- Viele Symptome sind < gegen 4 Uhr morgens.

Apis

- *Apis* ist auch ein Arzneimittel für Gallensteinkoliken.
- Heftiger brennender Schmerz unter den kurzen Rippen (doch besonders links).
- *Große Wundschmerzhaftigkeit und Empfindlichkeit gegen Berührung.*
- *Spannung, als ob etwas brechen wollte (Nat-s.).*
- Die Schmerzen sind stechend, lassen den Patienten aufschreien.
- *Apis* verträgt keine Wärme.
- Durstlosigkeit.

Cocculus

- Drückender Schmerz in der Leberregion: Zusammenkrümmen und Husten <.
- Schmerz im Bereich des rechten Hypochondriums erstreckt sich zum Magen: < durch Zusammenkrümmen, Husten, Atmen, die geringste Berührung.
- *Übelkeit durch den Geruch von Speisen oder den Gedanken daran.*

Ipecacuanha

- Schmerz im Epigastrium – Kolik – von links nach rechts sich erstreckend (Gegenteil von *Calc.*) Läßt ihn „erstarren". Durchbohrt ihn wie ein Messer. Kann sich nicht rühren oder atmen; mit Übelkeit.
- „Hat Fälle von Gallensteinkolik prompt und dauerhaft geheilt."

- *Andauernde, beständige angstvolle Übelkeit mit sauberer Zunge, nicht* > durch Erbrechen.
- Kalter Schweiß an der Stirn; kein Durst.
- Übelkeit und Jucken der Haut.

Hydrastis

- Haut gelb; häufig weiße Stühle; Völle und Empfindlichkeit über der Leberregion.
- Katarrhalische Entzündung der Schleimhaut, der Gallenblase und Gallengänge.
- Schneiden von der Leber zum rechten Schulterblatt *(Chel.)*, < beim Liegen auf dem Rücken oder der rechten Seite.
- *Burnett*: „Bei den Schmerzanfällen hat mir dieses Mittel am besten geholfen – etwa zehn Tropfen der Tinktur, alle halbe Stunde in sehr heißem Wasser. Ich habe erfahren, daß es nach ein paar Stunden wirkt, nachdem alles andere versagt hat. Nachdem der Anfall vorüber ist, ist es das Beste, wenn man nun die Leber selbst behandelt... Gallensteine stellen lediglich eine Auswirkung dar, verursacht durch eine vorangegangene Störung der Leber, der Galle, der Gallenblase oder der Gallengänge."

Bryonia

- *Bry.* gehört auch in die Liste der Arzneimittel für Gallensteinkolik.
- *Kent sagt: „Es beinhaltet Entzündung der Leber und viele andere Lebersymptome.*
- Die Leber ist wie ein Gewicht, mit Wundheit und Empfindlichkeit, so daß sich der Patient nicht bewegen kann.
- *Jede Bewegung, jede Berührung*, jeder tiefe Atemzug verursacht Schmerzen. Kurze und schnelle Atmung; es brennt und sticht. Stechende Schmerzen.
- Wenn er hustet, fühlt es sich an, als wolle die Leber oder das rechte Hypochondrium platzen *(Nat-s.)*."
- *Durst auf große Mengen*, auf Kaltes.
- Weiße Zunge; Verstopfung; *Reizbarkeit.*

Kalium carbonicum

- Stechende, schießende Schmerzen, < in Ruhe und beim Liegen auf der betroffenen Seite (Gegenteil von *Bry.*).
- Schneiden im Abdomen, als ob es in Stücke reißt.
- Heftiges Schneiden: muß vorgebeugt sitzen und mit beiden Händen drücken *(Coloc.)*; oder sich zurücklehnen *(Dios.)*. Kann nicht aufrecht sitzen.
- *Erträgt es nicht, berührt zu werden.*
- Schmerzhafte Stiche der rechten Lende und Leberregion. Stiche < bei Bewegung: muß vorgebeugt sitzen, die Ellbogen auf den Knien und den Kopf in die Handflächen gestützt. Geht vorgebeugt, die Hände auf die Knie gestützt.
- *Alles, Geräusche etc., wird im Magen gefühlt.*
- < zwischen 2 und 4 Uhr nachts.
- Leicht erschreckt, durch Geräusch oder Berührung.

Hepar sulfuris

- *Lilienthal* nennt *Hep.* unter den Arzneimitteln für Gallensteinkolik.
- *Stiche* im Bereich der Leber.
- Hepatitis; Stühle weiß oder grün.
- *Äußerst empfindlich*, geistig und körperlich.
- Erträgt nicht die leichteste Berührung, den leichtesten Schmerz.
- *Verträgt keine Zugluft.*
- Verlangen nach Essig.

Chamomilla

- Ein weiteres der sehr empfindlichen Arzneimittel, geistig und körperlich. *"Hält es einfach nicht aus."*
- Leberbeschwerden und Gelbsucht *nach Zorn oder Ärgernis (Cocc.)*.
- *Cham.* wirft sich vor Qual hin und her; krümmt sich *(Coloc.)*.
- Stiche in der Leberregion und heftige Kolik.

Veratrum album

- Steht bei *Kent* unter Gallensteinkolik.
- Hyperämie der Leber, Magenkatarrh, fauliger Mund-

geschmack, Abneigung gegen warme Speisen, starker Druck im Bereich der Leber mit Erbrechen und Diarrhoe.
- Bei *Verat.* finden wir reichliches Schwitzen: *kalter Schweiß auf der Stirn*; hippokratisches Aussehen.
- Die Schmerzen machen den Patienten verrückt, treiben ihn ins Delirium.
- Chrakteristisch: kalte Haut, kaltes Gesicht, kalter Rücken, kalte Hände und Füße, kalter Schweiß.

Calcarea carbonica

- Krampf in der Nabelgegend.
- Gallenkolik; Gallensteine.
- Schießende Schmerzen von rechts nach links, Gegenteil von *(Ip.)*, mit reichlichem Schweiß, muß die Hände zusammenpressen und windet sich vor Qual.
- Erträgt keine enge Kleidung um die Hypochondrien.
- Schweiß, besonders am Kopf, den Füßen und Händen; kalter Schweiß, wobei der Rest des Körpers warm ist.
- Hat die Empfindung, feuchte, kalte Strümpfe anzuhaben.
- Empfindlich gegen Kälte, nasses Wetter.
- Verlangen nach Eiern, gekochten Eiern.

Mercurius

- Drückende Schmerzen; Stechen in der Leber. *Kann nicht auf der rechten Seite liegen* (Gegenteil von *Phos.*).
- Gelbsucht; heftiger Blutandrang zum Kopf; schlechter Mundgeschmack; Zunge feucht und belegt. Empfindlichkeit der Leberregion aufgrund von Gallensteinen.
- Heftige Stiche in der Leberregion, kann nicht atmen oder aufstoßen.
- < nachts; *im warmen Bett*; *durch* den reichlichen Schweiß.
- Atem und Schweiß *übelriechend.*
- *Merc.* ißt sehr gerne *Brot und Butter.*

Phosphorus

- Wahrscheinlich wichtiger für die Behandlung der Leber, deren Störung zu Gallensteinen führt, als für den akuten Anfall.
- Große Empfindlichkeit der Leberregion.

- *Verlangen nach eiskalten Getränken*, die erbrochen werden, sobald sie im Magen warm geworden sind, dem folgt heftiger Durst.
- < *beim Liegen auf der linken Seite (Gegenteil von Merc.).*
- Ängstlich und ruhelos im Dunkeln.

Nitri spiritus dulcis

- *Hering* schreibt: „Inkarzerierte Gallensteine (mit Eigelb innerlich und äußerlich anzuwenden)... Hat die gleiche Wirkung wie die sogenannten Spasmolytika."
- *Hahnemann* sagt, es sollte (bei bestimmten Fiebern) gegeben werden, indem man einige Tropfen in einer Unze [28,35 g] Wasser auflöst und alle drei Stunden einen Teelöffel voll gibt.
- Verlangen nach Salz oder Beschwerden durch Genuß von zuviel Salz oder salzigen Speisen.
- < durch Käse.

Äther

- *Farrington*: „Beim Abgang von Gallensteinen, wenn andere Arzneimittel nicht helfen, wirkt er meiner Erfahrung nach – innerlich und äußerlich angewendet – sehr gut, und besser als Chloroform."

Chloroform

- „Gallensteine und Gallenkolik."
- *Clarke* schreibt: „Chloroform löst Gallensteine auf, und es gibt Fälle, die durch Injektion von Chloroform in die Gallenblase behandelt wurden."

Heiße feuchte Umschläge

- Den Umschlag in heißes Wasser tauchen, auswringen und anwenden. Eine heiße Wärmflasche darüberlegen, damit gewährleistet ist, daß die entspannende feuchte Hitze weiter wirken kann.

Carlsbader Wasser

- Laut *Ruddock* fast spezifisch bei Gallensteinkolik.

Beschwerden des Pankreas

Phosphorus

- *Phos.* gehört zu den wenigen Arzneimitteln, von denen wir wissen, daß sie auf das Pankreas wirken. Besonders hilfreich bei fettiger Degeneration dieses Organs, der Leber etc.
- „Ölige Stühle; manchmal wie Froschlaich oder gekochtes Sago. Bei Diabetes und Bright'scher Krankheit, wenn dem eine Erkrankung des Pankreas vorausging oder damit einhergeht.“ *(Farrington).*
- *Phos.* ist außerdem ein Blutungsmittel: häufige kleine Blutungen (helles Blut).
- Charakteristika: Durst auf *kalte* Getränke – auf Eiskaltes. Große schlanke Personen mit feinen Haaren. Sensitiv, mit *Furcht vor Dunkelheit, Gewitter* etc. Eines der großen Arzneimittel bei Diabetes.

Jodum

- Hat eine sehr einzigartige Diarrhoe.
- „Milz vergrößert und sehr empfindlich. Die Leber ist beteiligt, weiße Stühle, machmal molkeartig – das findet man bei krankhaften Zuständen des Pankreas. *Jod.* hat einen so starken Drüsenbezug, daß es auch das Pankreas affiziert.“ *(Farrington).*
- Stühle weißlich, molkeartig, fettig.
- Schmerz der Magengrube, erstreckt sich zum Nabel und zum Rücken.
- Pankreas vergrößert; Pulsation des Abdomens.
- *Jod. verträgt keine Wärme.*
- Ißt oft und *ißt viel, magert dennoch ab.*
- Vergrößerung, *Verhärtung aller Drüsen,* außer den Mammae.

Spongia

- *Spong.* findet sich bei *Kent* in Fettdruck bei Erkankungen des Pankreas, dies gilt besonders für chronische Pankreatitis. Alle Drüsen sind betroffen, vergrößern sich *allmählich* und werden zunehmend härter.
- < bei *kaltem, trockenem Wind.*

- Erwacht (wie *Lach.*) mit großer Beunruhigung, Angst und erschwerter Atmung (ein großes Kruppmittel).

Iris versicolor

- Akute Erkrankungen des Pankreas, Entzündung oder Speichelfluß.
- Affiziert besonders den Verdauungstrakt, die Leber, das Pankreas.
- Charakteristisch sind *beißende, brennende Absonderungen.*
- „Ölige Nase, fettiger Geschmack und fettige Stühle."
- Oder süßer Geschmack.
- Reichlicher, fadenziehender Speichel ist charakteristisch.
- Gallige, beißende Stühle, die wie Feuer brennen.
- Merkwürdiges Symptom: Die Zunge fühlt sich *kalt.*
- Eines der Diabetesmittel.

Conium

- Akute Entzündung des Pankreas.
- „Plötzliches Erbrechen einer weißen Substanz, von Speichel, ohne jeglichen Mageninhalt."
- Schmerz in der Leber, mit Vergrößerung des Organs.
- Drückender, brennender, zwängender Schmerz von der Magengrube zu Rücken und Schultern.
- *Con.* ist eines unserer größten Arzneimittel für *Schwindel.*
- Affiziert die *Drüsen*, sie werden steinhart.
- Ein Charakteristikum: *Schweiß, sobald der Patient einschläft.*

Parotidinum

- „Die Pankreatitis kann mit Infektionskrankheiten beginnen – des Darms, Pyämie, Septikämie, auch mit *Mumps.* Das ist aufgrund der Ähnlichkeit der Struktur der Drüsen – der Bauchspeicheldrüse und der Speicheldrüse – von Interesse."
- „Affektion des Pankreas durch *Mumps*, worauf Diabetes folgt, was anzeigt, daß die Langerhans'Inseln affiziert sind."

Dr. X, der von seinen Resultaten durch die *Nosoden* vorangegangener akuter Erkrankungen bei der Behandlung schwieriger chronischer Zustände beeindruckt war, berichtet von zwei Diabetesfällen, die sich trotz sorgfältiger Verordnungen nicht besserten.

(1) „Der Patient litt seit mehreren Jahren an Neuritis und Rheumatismus der Oberschenkel. Nach drei Gaben *Parot.* 30 in sechsstündigen Abständen verschwand der Rheumatismus und kehrte fünf Monate lang nicht wieder. Der Blutzucker konnte aufgrund von Kriegszuständen nicht bestimmt werden. (2) Der andere Patient hatte eine heftige Verschlimmerung, worauf die Besserung folgte. Diese Fälle sollen als Anregung verstanden werden."

Lassen Sie uns die Sache weiter betrachten.
Wenn die Pankreatitis mit einer Infektionskrankheit beginnt – des Darms, einer Pyämie, Septikämie –, und Diabetes, einen Kropf etc. zur Folge hat, sollten wir außerdem berücksichtigen:

Typhinum etc.

- *Typhinum, Pyrogenium* (mit dem ein Fall von Diabetes geheilt wurde), *Staphylococcinum, Streptococcinum* oder *jede andere Nosode einer vorausgegangenen akuten Erkrankung.*

Mercurius jodatus ruber

- Schwere, schmerzhafte Empfindung in Leber, Bauchspeicheldrüse und Milz.

Beschwerden der Milz

Ceanothus americanus

- „Wenn die Milz aus irgendwelchen Gründen in Mitleidenschaft gezogen ist, mit Vergrößerung, tief stechenden Schmerzen, < durch Bewegung, mit der Unfähigkeit, auf der linken Seite liegen zu können, wird der Fall schnell durch *Cean.* gebessert werden."
- „Perniziöse Anämie mit Milzschmerzen." (*Burnett:* „Krankheiten der Milz.")

China

- Vegrößerte Milz.
- Dumpfer Schmerz, stechende Schmerzen in der Milz beim langsamen Gehen. Die Schmerzen erstrecken sich in die Längsachse der Milz.
- Schwellung und Verhärtung der Milz: Milzregion hart und empfindlich (intermittierendes Fieber).
- *China* < sich durch die *leichteste Berührung*, > durch starken Druck. < durch Zugluft; jeden zweiten Tag.
- Starke Flatulenz und Auftreibung.
- Schmerzlosigkeit, sehr schwächende Diarrhoe mit unverdauten Speisen.

Ich erinnere mich eines eindrücklichen Falles aus meiner Studentenzeit. Eine Frau mit einer enorm vergrößerten Milz etc. erfuhr starke Besserung durch die Verschreibung von Chinin und Arsen. Es ist hier keine Frage, welche dieser beiden Substanzen ihr half, denn Chinin ist ja als Milzgift wohlbekannt und häufig Ursache einer verhärteten, vergrößerten Milz bei Malaria.

Urtica urens

- Mit der Tinktur von *Urt-u.* heilte *Burnett* brillant den Fall eines jungen Offiziers mit vergrößerter und verhärteter Milz bei Malariafieber, der aus Burma gekommen war. *Burnett:* „Die stechende Nessel stellt eine Milz höherer Ordnung dar." Er gab zehn Tropfen der Urtinktur in Wasser, abends und morgens.

Ignatia

- Schwellung und Verhärtung der Milz.
- Schmerzhafter Druck der Milz, der Magengrube.
- Schmerz im linken Hypochondium, < durch Druck.
- *Ign.* ist sehr gefühlsbetont: < durch Kummer, durch Sorgen.
- Liegen auf der schmerzhaften Seite ist *angenehmer.*
- „Das Arzneimittel der *Widersprüche*: schlimmer durch Dinge, die eigentlich bessern müßten; besser durch Dinge, die eigentlich verschlimmern müßten.
- „Das Seufzer-Mittel."

Aranea diadema

- Schwellung der Milz nach Unterdrückung von intermittierendem Fieber durch Chinin (vergl. *Nat-m.*).
  < *bei nassem Wetter*, durch *feuchte* Wände.
- Vergrößerte Milz bei Patienten mit Malaria, ständig fröstelnd, < bei Regen.
- Abspannung und Mattigkeit.
- < jeden zweiten Tag zur selben Stunde *(Chin.).*

Natrium muriaticum

- Stiche und Druck in der Milzregion; Milz geschwollen.
- Viel Schmerz und Empfindlichkeit des linken Hypochondriums, erstreckt sich zur unteren Kante des rechten Schulterblattes hindurch, < beim Liegen auf der linken Seite.
- Leber und Milz geschwollen (intermittierendes Fieber).
- < um 10 oder 11 Uhr vormittags; an der Meeresküste; durch Sonnenhitze; Ofenhitze; geistige Anstrengung; Hinlegen.
- > an der Luft; durch kaltes Baden. *„Hält keine regelmäßigen Mahlzeiten ein." (Allen).*
- Ein großes Arzneimittel nach Malaria und Chininmißbrauch.
- Reizbar: wird wegen Kleinigkeiten zornig, besonders wenn er getröstet wird.

Arnica

- Druck im Bereich der linken Rippen unterhalb des Herzens, Tag und Nacht.

- Milzentzündung bei intermittierendem Fieber (*Apis* etc.).
- Stiche in der Milzregion: empfindlich gegen Druck.
- Stiche unter den linken falschen Rippen, unterbrochene Atmung im Stehen.
- Leitsymptom von *Arn.*: wie geprellt oder *zerschlagen.*
- Das Bett erscheint *zu hart*: bewegt sich, um eine angenehme Lage zu finden, was nicht gelingt – ruhelos.
- Ein anderes Leitsymptom: Er sagt, er habe nichts, obwohl er schwer krank ist.

Bryonia

- Häufige *Stiche* in Leber und Milz.
- Stechende Schmerzen in der Milz während des Frostes (bei intermittierendem Fieber).
- Harte Schwellung der Milz.
- Leitsymptom von *Bry.*: < durch die *leichteste* Bewegung oder Gefühlsregung. > durch Ruhe von Körper und Geist.
- Normalerweise > durch Liegen auf der *schmerzhaften* Seite, durch Stilliegen.

Aconitum

- Entzündung der Milz mit Entzündungsfieber.
- *Acon.* ist ruhelos: *große Furcht und Beängstigung.*
- Das Gesicht drückt Furcht aus: „Die Krankheit wird tödlich enden!"
- Angstvolle Qual von Körper und Geist: Ruhelosigkeit; die Besorgnis ist nicht zu beschwichtigen.
- < durch trockene, kalte Winde. Plötzliches Einsetzen der Beschwerden.

Citrus vulgaris

- Beschwerden der Milz; schmerzhafte Vergrößerung.
- Steifheit der Gelenke, besonders der Finger; die Füße sind wie zerschlagen.
- Atemnot bei Milzentzündung, schnappt nach Luft.

Apis

- Entzündung der Milz.
  Beträchtliche Schwellung der Milz.

- Schmerz im linken Abdomen, unter den kurzen Rippen.
- Wundheitsgefühl und Zerschlagenheitsgefühl im Bereich der letzten Rippen, links.
- Heftig brennender Schmerz unter den kurzen Rippen beider Seiten, links heftiger; raubt ihr den Schlaf.
- Muß sich vorbeugen, aufgrund des Zusammenziehungsgefühls im Hypochondrium; (mit Aszites ?).
- *Apis verträgt keine Wärme*, ist normalerweise *durstlos.*
- < durch Schlaf; durch Wärme und geheizte Räume; durch Naßwerden; aber > durch Waschen oder Befeuchten der Teile mit kaltem Wasser.
- > in der frischen Luft; durch kaltes Wasser und kaltes Baden.

  Eifersucht (der *Apis*-Patient ist eifersüchtig), Schreck, Ärgernis < den Zustand.
- Die Schmerzen sind brennend und *stechend.*

Asa foetida

- *Hitze in Milz und Abdomen.*
- *Asaf.* ist *überempfindlich*, hat viel Flatulenz und lautes ranziges oder knallartiges *Aufstoßen.*
- Alles drückt in Richtung Hals.
- > durch Bewegung; durch frische Luft.
- < nachts; im Sitzen; durch warmes Einhüllen.
- Anfälle von heftigem, hartem Pulsieren *(Ran-b.).*
- Eines der Arzneimittel für *Hysterie.*

Helianthus

- Milz vergrößert und schmerzhaft.
- *Burnett* betrachtet *Helia.* als ein großes Milzmittel (wird in Rußland als Arzneimittel bei Malaria verwendet).

Arsenicum album

- Spannender, drückender Schmerz in der Milz (intermittierendes Fieber).
- Ziehender, stechender Schmerz unter dem linken Hypochondrium.
- *Brennen* im Magen, gefolgt von Bluterbrechen.
- Stiche in der Milz gehen dem Bluterbrechen voraus. Blut

dunkel, teilweise geronnen.
- Verhärtung und Vergrößerung der Milz.
- Leber und Milz geschwollen; Wassersucht. Empfindlichkeit der Milzregion gegen Berührung: < während der Hitze (intermittierendes Fieber).
- Milz ausgedehnt, angeschwollen.
- *Ars.* < sich *nach Mitternacht*; um 14 Uhr und um 2 Uhr nachts; *durch Kälte*; kalte Getränke; kalte Nahrung; Liegen auf der betroffenen Seite.
- > durch Wärme. *Brennende Schmerzen,* > durch Hitze.
- Die großen Charakteristika: *starke Erschöpfung, Ruhelosigkeit, Angst.*
- „Je größer das Leiden, desto größer ist die Qual, die Ruhelosigkeit, die Furcht vor dem Tod."

Anthracinum

- Vergrößerung der Milz; *Anthr.* ist besonders ein Milzmittel.
- „Epidemische Milzerkrankungen stellen den Hauptwirkungsbereich von *Anthr.* dar.
- Die Schmerzen von *Anthr.* sind: „furchtbar brennende Schmerzen."
- Plötzliche Erschöpfung mit großer Wundschmerzhaftigkeit des Abdomens, < im Bereich des Epigastriums, mit Erbrechen und kalten Gliedern.
- Große Ruhelosigkeit; Zittern, Spasmen.
- Zyanose; Ecchymosen.
- Der Kopfschmerz wird beschrieben: „als ob Rauch mit einem Hitzeschmerz durch den Kopf ziehen würde."
- Ein großes Arzneimittel für septische Zustände – sehr wie *Ars.*, aber noch ausgeprägter.

Jodum

- Linkes Hypochondrium hart und äußerst schmerzhaft bei Druck: vergrößerte Milz nach intermittierendem Fieber.
- Charakteristika: unendliche Schwäche mit starker *Abmagerung.* Heißhunger, ißt sehr gut. *Es geht ihm* > wenn er ißt, er nimmt aber dennoch ständig ab.
- Äußerste Nervosität.

Acidum nitricum

– Milzvergrößerung nach Gelbfieber.
– Leber ungeheuer vergrößert; Milzvergrößerung und Verhärtung bei Malaria.
Kent zählt es zu den bedeutenden Milzmitteln.
– Verlangen nach Fett, Hering, Kreide, Limonade, Erde. Doch verursacht fette Nahrung Säurebildung und Übelkeit.
– Abneigung gegen Fleisch, Brot. < durch Milch.
– Merkwürdiges Symptom: *streng riechender Urin*, wie Pferdeurin; der Urin ist kalt, während er abgeht.
– „Splittergefühl" in den leidenden Teilen.

Nux vomica

– Schmerz in der Milzregion; deutlich wahrnehmbare Milzvergrößerung.
(Ist ein großes Lebermittel, mit Anfällen von Gallenbeschwerden, Gelbsucht.)
– < um 4 Uhr nachts; durch geistige Anstrengung; Überhitzung; Berührung; Geräusche; Zorn; Alkohol; trockene Kälte.
– > bei feuchtem, naßem Wetter.
– *Nux-v.* ist wählerisch, gründlich, jähzornig.
– Geistig und körperlich *überempfindlich.*
– Streitsüchtig; jedes harmlose Wort trifft ihn.

Nux moschata

– Stiche in der Milz: muß sich zusammenkrümmen.
– Vergrößerte Milz, Diarrhoe.
– Kolik nach Essen und Trinken, *mit trockenem Mund und Durstlosigkeit.*
– Entzündung des Zwerchfells.
– *Schläfrig,* Ohnmachtsneigung. *Große Teilnahmslosigkeit gegen alles.*
– < durch Kälte; Nässe; Wind; Wetterwechsel; kalte Speisen; Fahren im Wagen.
– > durch warmes, trockenes Wetter; im warmen Zimmer; durch warmes Einhüllen.

Secale

- Brennen in der Milz; Thrombose von Abdominalgefäßen.
- „Ähnlich wie *Ars.*, doch umgekehrt in bezug auf Hitze und Kälte."
- Die Haut fühlt sich kalt an, aber dennoch erträgt er es *nicht*, zugedeckt zu sein.
- *Bei allen Erkrankungen:* < durch Hitze.
- > durch kalte Luft; Kaltwerden; Unbedecktsein.
- Schwellung der Milz nach mit Chinin unterdrücktem intermittierendem Fieber. < durch feuchtes Wetter.

Appendizitis

Der „akute Appendix" gehört zu den Fallgruben für den Unvorsichtigen. Die Erkrankung kann gering ausgeprägt sein und sogar ohne Behandlung vergehen, oder sie läßt sich mit dem passenden homöopathischen Arzneimittel leicht heilen, bevor sie in Eiterung übergeht. Eine Gefahr kann jedoch darin liegen, daß nach dem plötzlichen Aussetzen des Schmerzes der Übergang in eine Mortifikation droht – was die Erfahrung gezeigt hat. Arzt und Patient haben es dann mit einer gefährlichen Peritonitis zu tun. Wir fühlen uns verpflichtet, diese ernste Warnung den Vorschlägen für die geeigneten Arzneimittel voranzustellen. Die Appendizitis stellt bei unsauberer Arbeit und unvollständigem Wissen einen Gefahrenpunkt dar.

Belladonna

- Vor Jahren, als ich noch Diagramme anfertigte, um die Wirkung der Arzneimittel in bezug auf bestimmte Körperpartien darzustellen, zeigte sich, daß hier zwei Arzneimitteln besondere Ehre gebührt – *Bell.* und *Merc-c.* Und es ist bekannt, daß *Bell.* sich einen großen Ruf bei anfänglicher, einfacher Entzündung des Appendix erworben hat.
  Die Symptome sind:
- Starker Schmerz rechts in der Ileozökalregion.
  Erträgt *nicht die leichteste Berührung*, nicht einmal die des Bettzeugs. Empfindlichkeit, die *geringste Erschütterung* <. (*Kent* sagt: „Die Erschütterung durch das Knarren des Bettes wird Ihnen oft enthüllen, welches Arzneimittel hier angezeigt ist.")
- Starke Schwellung. Die Entzündung pocht; berstendes Gefühl.
  Kent sagt weiterhin: „Es gibt Beispiele, die zeigen, das *Bell.* das Arzneimittel bei Appendizitis ist."

Mercurius

- Schmerzhafte, harte, heiße Schwellung, beweglich, nahe dem rechten Ilium, verhindert das Ausstrecken des Oberschenkels.
- Harte, heiße, rote Schwellung zwischen Nabel und Darmbeinstachel.
  Muß auf dem Rücken liegen, das Bein angezogen.

Fieber, Durst; rote, trockene Zunge.
- Verstopfung; roter Urin. (Typhlitis.)
- Charakteristika von *Merc.* sind: übelriechender Atem, Mund, Schweiß. < *durch die Bettwärme*, doch *empfindlich gegen Luftzug* und feuchte Kälte. Durst bei *Speichelfluß*. Typisch ist die große, schmutzige, Zahneindrücke zeigende Zunge.

Mercurius corrosivus
- *Kent* führt das Arzneimittel in Fettdruck an.
- *Merc-c.* ist heftig und aktiv. Hat sehr starke Aktivität, Erregung und Brennen.
- Zoekalregion und Colon transversum schmerzhaft.
- Aufgeblähtes Abdomen.
- Chrakteristisch: Starker *Tenesmus* des Rektums, das Gefühl, „nie fertig zu sein".
- Abdomen wie zerschlagen, aufgebläht, *empfindlich gegen die leichteste Berührung*. Auch Tenesmus der Blase. Heißer Urin geht Tropfen für Tropfen ab.

Opium
- *Opium, Morphium, Aspirin* und andere Schmerztöter in Dosierungen der alten Schule sind bei akuten Intestinalbeschwerden absolut kontraindiziert.
  Sie maskieren Symptome, so daß deren Schwere nicht erkannt wird.
  Sie verhindern außerdem die Möglichkeit der Findung des homöopathischen Arzneimittels.
- *Opium* in homöopathischer Dosierung ist jedoch eines unserer hilfreichsten Mittel in solchen Fällen.
- Das typische Gesicht des *Op.*-Patienten ist rot, bläulich, aufgebläht.
- „Bei anhaltender *schnarchender Atmung* gibt man *Op.*"
- *Op.* ist *schmerzlos*, untätig, schlaff – oder es entwickelt eine extreme nervöse Reizbarkeit, besonders gegen Geräusch: „Hört die Fliegen an der Wand krabbeln."
- *Lähmungszustände* der Därme und der Blase: unfähig, zur Entleerung zu pressen.
- Ein merkwürdiges, bestätigendes Symptom, wenn vorhan-

den: *Sagt, er sei nicht krank, obwohl er tatsächlich schwer krank ist (Arn.).*
- Pupillen verengt; bei tödlichen Fällen erweitern sie sich.

Plumbum

- Große, harte Schwellung in der Ileozökalregion.
- Empfindlich gegen Berührung und Bewegung *(Bell., Lach.).*
- *Plb.* entwickelt eine schreckliche Kolik: > durch Zusammenkrümmen und starken Druck. Typisch ist die *Einziehung des Abdomens (Plat.).*
- Nabel und Anus sind stark eingezogen, als würde das Abdomen zum Rücken gezogen.
- Plötzliche Verstopfung.
- Unempfindlichkeit oder äußerste Überempfindlichkeit.
- Kalter Schweiß oder völliges Fehlen von Schweiß.

Lachesis

- Liegt mit angezogenen Beinen auf dem Rücken. Empfindlichkeit, Schmerz und Schwellung im Bereich des Zökums.
- Große *Empfindlichkeit gegen Berührung*, besonders der Kleidung *(Bell., Hep., Lyc.)*; auch des Halses, was typisch ist.
- < *nach Schlaf*; durch heißes Baden *(Op.).*
- Hitzewellen; heißer Schweiß.
- Purpurne Aufblähung des Gesichts ist charakteristisch.
- „Der akute *Lach.*-Zustand ist von Übelkeit und zunehmendem Erstickungsgefühl durch warme Getränke begleitet. Der chronische *Lach.*-Zustand zeigt Übelkeit durch kalte Getränke."

Lycopodium

- Wird zu den Arzneimitteln mit Entzündung des Kolons und Zökums gezählt.
- Kolikartige Schmerzen der *rechten* Seite des Abdomens, erstrecken sich in die Blase, mit häufigem Harndrang.
- Ballonartige *Auftreibung* des Abdomens (Gegenteil von *Plb.*).
- Abdomen empfindlich gegen Druck, auch gegen den Druck der Kleidung *(Lach.).*
- Verlangen nach süßen Dingen und *warmen* Getränken.

- < *nachmittags.*

Bryonia

- Appendizitis; Peritonitis.
- Muß sich sehr *still* verhalten; Stühle hart, trocken, wie verbrannt.
- Schmerz an kleinen, umschriebenen Stellen; dumpf, pochend oder stechend.
- > beim Liegen auf der *schmerzhaften* Seite; *bei Druck*; bei *Einschränkung* von Bewegung.
- Liegt mit angezogenen Knien. Der entzündete Bereich ist > durch lokale Hitzeanwendung.

Phosphorus

- Schwäche und Leeregefühl im Abdomen, mit Brennen zwischen den Schulterblättern.
- Lautes Rumpeln im Abdomen; Auftreibung, obwohl viel Flatus abgeht.
- Tympanites, besonders um Zökum und Colon transversum.
- Übelkeit und Erbrechen: > durch kalte Getränke, bis sie im Magen warm werden, dann werden sie erbrochen.
- Mundvolles Aufschwulken der Speisen.
- < bei Gewitter, in der Dunkelheit, durch Kälte.

Hepar sulfuris

- Starke, umschriebene Schwellung in der Ileozökalregion. Liegt auf dem Rücken mit angezogenem rechten Knie.
- Verminderte Peristaltik.
- < durch *kalte*, trockene Luft, Wind; durch Abdecken; Berührung.
- > durch feuchtes Wetter; warme Umhüllung.
- Friert; ist körperlich und geistig *überempfindlich.*
- Schwitzt leicht, wagt es aber nicht, sich abzudecken.
- Hastig, *reizbar*, unzufrieden.

Crotalus horridus

- Typhlitis und Perityphlitis geringen Grades.
- Rote Zunge.

- Erschöpfung. Kein Stuhl oder sehr übelriechende Absonderungen.
- *Erschöpfung* der Lebenskräfte.
- Plötzliche *purpura Hämorrhagica.*
- *Lach.* ist kalt und feucht, *Crot-h.* kalt und trocken.
- *Lach.* ist bläulich, *Crot-h.* ist gelblich (oder bläulich); *gelbes* Aussehen der Haut, des Augenweißes.
- Ein tiefwirkendes Sepsismittel.
- Charakteristisch: geschwollene Zunge.

Crotalus cascavella

- Hat sich einen Ruf bei Appendizitis erworben. Es hat sehr eigenartige geistige Symptome, die für sich sprechen.

Apis

- Abdomen gebläht: fühlt sich aufgeblasen.
- Empfindlichkeit der Ileozökalregion.
- Die Schmerzen sind brennend, stechend, wie wund.
- Äußerst *empfindlich gegen Berührung.*
- < nach Schlaf *(Lach.)*; in *warmen* Räumen.
- > in der frischen Luft; durch kaltes Wasser, kaltes Baden.

Arsenicum album

- *Brennen* wie durch Feuer, nur durch Hitze gemildert, verlangt nach *Ars.* Dabei *Ruhelosigkeit, Angst* und Qual.
- *Ars.* ist äußerlich kalt, mit innerlicher, brennender Hitze.
- Zunge bläulich, braun, schwärzlich, trocken.

Colchicum

- Auftreibung durch Gase; kann die Beine nicht ausstrecken.
- Zoekum und Colon ascendens stark betroffen.
- Charaktistika: *Geruchsinn schmerzhaft gesteigert; Übelkeit und Ohnmachtsschwäche durch den Geruch gekochter Speisen.*
- Abneigung gegen Nahrung, doch mehr noch gegen den Geruch.
- Abdomen riesig aufgebläht; Gefühl, es wird platzen.

Rhus toxicodendron

- Entzündung von Zökum und Appendix.

- Schmerzen wie von einem Messer im rechten Abdomen.
- Geht gebeugt, aufgrund des Schmerzes und der Zusammenziehung im Abdomen.
- Beschwerden durch *Naßwerden*, besonders, nachdem man überhitzt war.
- Zunge trocken, wund, rot, rissig; großer Durst.
- Starke *Ruhelosigkeit*, Besorgnis, Angst.
- Kann nicht im Bett liegen, muß die Lage ständig wechseln.
- Angst in der Nacht; Angst vor Vergiftung.
- Verlangen nach Austern, Bier, Süßigkeiten, *kalter Milch.*
- Oder Abneigung gegen Bier, alkoholische Getränke, Fleisch.

Caladium

- Brennen im Abdomen (bei Typhlitis).
- Abdomen geschwollen und berührungsempfindlich.
- Fürchtet, sich zu bewegen *(Bry.).*
- Roter, trockener Streifen in der Mitte der Zunge, an der Spitze breiter.
- Empfindung, *ein langer Wurm windet sich* im Colon transversum oder im Duodenum.
- Charakteristik: der süße Schweiß zieht die Fliegen an.

Iris versicolor

- „Hat sich als nützlich erwiesen." *(Clarke).*
- Charakteristik: *beißende, brennende Absonderungen.* Das Erbrochene ist beißend scharf. Biliöse, wässerige, beißende Stühle, brennen wie Feuer.

Cocculus

- Anhaltender Schmerz in der Ileozökalregion nahe dem Zoekum, < durch die geringste Berührung.
- Der Schmerz läßt nach, kehrt dann aber schlimmer wieder zurück.
- Während der Schmerzen Ziehen durch das gesamte Abdomen, was sie veranlaßt, die Beine ständig zu bewegen. Findet in keiner Lage Erleichterung.

Echinacea

– Steht im *Repertorium unter Appendizitis*

Boericke schreibt: „Es wirkt auf den Appendix und fand Anwendung bei Appendizitis. Aber denken Sie daran, es fördert Eiterung, und ein vernachlässigter Appendix mit Eiterbildung würde unter seiner Anwendung wahrscheinlich schneller durchbrechen."

China

Chin. hat sich ebenfalls als nützlich erwiesen.

- Abdomen aufgetrieben (vgl. *Lyc., Colch. etc.), möchte aufstoßen,* doch bringt Aufstoßen *keine* Erleichterung.
- *Periodizität:* Kolik jeden Tag zu einer bestimmten Stunde.
- > durch *festen Druck* und Lösen der Kleidung.

Nachträge

Nachträge

Nachträge

Uschi Depner

Kila – Bardenheuer 54.19

Bremen

28213